现代综合医院
门诊管理

牟雁东　王钧慷　何述萍　主编

Modern General Hospital
Outpatient Management

化学工业出版社

·北京·

内 容 简 介

本书共五篇，分为十六章。详细阐述了现代综合性医院门诊文化及品牌建设、现代医院门诊构架、门诊管理、门诊精细化服务与实践、智慧门诊。本书根据国家"十四五"规划对医疗机构提出的高质量发展与精细化管理的要求，结合国家卫生健康委员会 2020 版等级医院评审标准与现代门诊管理特点及智慧门诊建设的特色，重大公共卫生事件下门诊管理要求进行了综合阐述，体现了"科学、规范、实用、信息化"。

本书对医院管理人员及从事门诊工作的医护人员具有较强指导性。

图书在版编目（CIP）数据

现代综合医院门诊管理/牟雁东，王钧慷，何述萍
主编．—北京：化学工业出版社，2022.1（2024.1 重印）
ISBN 978-7-122-42128-9

Ⅰ.①现⋯　Ⅱ.①牟⋯②王⋯③何⋯　Ⅲ.①医院-
门诊-业务管理　Ⅳ.①R197.323

中国版本图书馆 CIP 数据核字（2022）第 164436 号

责任编辑：杨燕玲　　　　　　　　文字编辑：李　平
责任校对：田睿涵　　　　　　　　装帧设计：史利平

出版发行：化学工业出版社（北京市东城区青年湖南街 13 号　邮政编码 100011）
印　　装：北京建宏印刷有限公司
710mm×1000mm　1/16　印张 18¼　字数 324 千字
2024 年 1 月北京第 1 版第 2 次印刷

购书咨询：010-64518888　　　　　售后服务：010-64518899
网　　址：http://www.cip.com.cn
凡购买本书，如有缺损质量问题，本社销售中心负责调换。

定　　价：79.00 元　　　　　　　　　　　　版权所有　违者必究

编写人员名单

主　　编　牟雁东　王钧慷　何述萍

副 主 编　唐　睿　徐泽俊　雷舜东

编　　委（以姓氏拼音为序）

蔡敏泓　陈　庆　何　平　何述萍　何晓娟

黄诗琴　雷舜东　李忻宇　林　波　牟雁东

唐　睿　王钧慷　王新月　徐泽俊　于海燕

朱　艳

前言

随着患者对医疗服务要求不断提高，以及医疗信息技术的飞速发展和快速普及，民众的就医习惯也随之发生了改变，对门诊的管理提出了新的挑战。如何提升门诊管理与服务水平，让患者在就医过程中感受到门诊优质服务，需要门诊管理者对现行就诊流程、门诊空间布局、门诊应急体系、功能职责进行深层次的改革与创新。

本书紧紧围绕门诊高质量发展的主题，系统阐述了现代综合医院门诊文化及品牌建设、门诊组织构架、门诊管理、门诊精细化服务与实践、智慧门诊，体现了"科学、规范、实用、信息化"四大优势，在中华人民共和国国家卫生健康委员会2020版等级医院评审标准的基础上，结合了现代门诊管理的特点及智慧门诊建设的特色，尤其是重大公共卫生事件下门诊管理的要求，进行了综合阐述。

本书主题突出、内容翔实、通俗易懂、简明顺畅、结构严谨，具有广泛的实用性和指导价值，对提高医院管理人员及从事门诊工作的医护人员的管理水平具有现实指导意义。

本书为首次出版，编写过程中难免有疏漏和不足，真诚期待充实和修正，欢迎广大读者指正。

牟雁东

2022 年 8 月　于成都

目录

第一篇　门诊文化及品牌建设

第二篇　现代医院门诊构架

第三篇　门诊管理

第四篇　门诊精细化服务与实践

第五篇　智慧门诊

第一篇

门诊文化及品牌建设

第一章

受害昆虫人文介门

第一章

门诊文化

第一节　门诊文化的概述

一、文化的概念

文化是一个复杂的体系，由物质要素、制度要素、行为要素及精神要素构成，各部分在功能上互相依存，在结构上互相联结，共同发挥社会整合及社会导向功能。不仅如此，文化也是一个不断积累的过程，我们不仅继承了传统文化，同时，也在根据自己的经验和需求对继承的传统文化进行改造和发展。

汉语"文化"与英语"culture"相对应，"culture"来源于拉丁语"cultura"，原意为耕耘、培育。十九世纪下半叶，英国文化人类学家、现代文化学开创者泰勒（E. B. Tyler）在《原始文化》一书中，将文化界定为："包括知识、信仰、艺术、道德、法律、习俗和任何人作为一名社会成员而获得的能力与习惯在内的复杂整体。"1935年，《文化模式》（鲁思·本尼迪克特著）一书出版，该书中也提出了"文化"的概念，即文化是拥有同等价值的生活模式，这与人文主义文化观念有很大不同。人文主义的文化观念认为文化只是生活的某一个方面，譬如音乐、诗歌、文学等；并认为文化具有普遍性或共通之处，能够通过彼此交流促进相互理解。

我国古代"文化"一词最早出现在汉朝刘向的《说苑·指武》中，文曰："圣人之治天下也，先文德而后武力。凡武之兴，为不服也。文化不改，然后加诛。"但这里的"文化"指"文德教化"，与现代"文化"的含义相差甚远。现代文化学的观点认为，广义的文化应指人类创造的所有物质财富和精神财富的总和，它包括人的所有思维模式、情感模式和行为模式。文化是人类进化过程中衍生或创造出来的，是后天习得的经验和知识，是一个群体共同创造的社会性产物，一旦形成，就会为这个群体的全体成员共同接受和遵循。

二、医院文化的概述

组织文化是指组织中所有成员行为规则、价值观念、工作作风、实践特征等。组织文化是组织发展的精神内核，是打造竞争优势的重要手段，在组织管理中具有长效约束力与驱动力。组织文化管理的重点在于组织成员的思想和观念，强调人的能动作用，好的组织文化可以在潜移默化中影响人、改变人，让成员能够团结起来，为实现组织目标而努力。

医院文化作为一种特殊的组织文化，在医院的日常运行和管理中具有重要的意义，是指处于一定经济社会背景下的医院，在长期医疗服务过程中逐步形成和发展起来的日趋稳定的、独特的价值观和医院精神；以此为核心而生成的道德规范、行为准则、理想信念、医院传统等，以及在此基础上形成的医院服务意识、服务理念、经营战略等。医院文化是在长期医疗活动中集体创造的、逐渐形成的、为员工认同的群体意识及社会公众对医院的整体认知。

医院文化分为显性部分和隐性部分，显性部分即管理的对策、手段、结果等；隐性部分即隐藏在管理手段背后的管理思想及意识，包括医院的哲学、价值观、道德规范等。医院文化是医院的软实力，有利于提升医院的管理和服务水平，进而提高医院的整体发展水平，要想在激烈的竞争中赢得更广阔的发展空间，医院必须形成自己独特的文化，增加管理中的文化含量，提升品牌竞争力。

三、门诊文化的概念

门诊是医院医疗工作的重要组成部分，是医院的"窗口"单位，集防、控、治疾病，医疗保健、科研教学、心理咨询、卫生宣教、计划免疫等为一体的重要场所，其医疗质量和服务水平直接影响所在医院的信誉和地位。门诊文化，是医院文化的"窗口"外显，包括门诊组织结构与管理模式的确定、员工责任意识和集体荣誉感等价值体系的培养等，是在医院文化基础上发展形成的具有门诊自身特征的一种群体文化，它是文化与医疗活动相结合的产物，是门诊全体工作人员在长期的工作、生活中创造出来的物质成果和精神成果的集中反映。

第二节　门诊文化的内涵

广义的门诊文化是指门诊存在方式的总和，即门诊物质文化、制度文化、行为文化和精神文化。狭义的门诊文化，是指门诊组织系统在长期的医疗活动中逐渐形成，并为门诊全体成员共同遵守和奉行的价值观念、基本观念、行为方式和行为准则。门诊文化是在传统的医疗行为规范基础上，依托医疗服务而适当扩张的综合服务形态，它不仅仅是挂号、就诊、看病、治疗这样目的单一的医疗过程，而是拥有一定人文关怀，掌握一定的服务技巧，获得一定服务效益的综合行为方式。门诊是医院第一道窗口，在体现医院文化方面起着举足轻重的作用。

（1）**物质文化（基础文化）**　是"可触知的物质实体"，是塑造良好门诊形象的物质保证，是门诊医疗实力的具体体现，是门诊文化的基础，包括门诊环境、医疗设备、服务设施等。加快物质文化建设，为门诊患者提供整洁、温馨、舒适、便利的诊疗场所，也能够使员工在繁忙的工作中感受到更好的工作环境，进而激发工作积极性和创造性。

（2）**制度文化（保障文化）**　门诊制度的制定是为了维护门诊工作和生活秩序，包括管理体制、政策法规、规章制度、工作守则及管理目标等。制度文化作为门诊文化的主体构架，是门诊价值观念、道德标准、行为准则和技术发展的具体要求，也是规范行医的重要保证。

（3）**行为文化（形象文化）**　包括员工的医疗水平、言行举止、穿着装束、精神风貌等。良好的员工行为能够使患者对医护人员产生亲切感、信任感，对医院产生信赖。

（4）**精神文化（核心文化）**　是门诊文化的核心和灵魂，是全体员工在长期实践中建立起来的群体意识，是发展的原动力，是形成物质文化、制度文化和行为文化的基础和原因，包括奋斗目标、价值取向、理想信念、服务理念等。塑造门诊精神文化是一个长期、系统、艰巨的过程，能够推动门诊文化基本理念的形成。精神文化一旦形成并被员工认同，就会产生规范和自律作用，凝聚士气，把员工的思想行为统一到门诊发展的轨道上来。

第三节　门诊文化的特征

门诊文化具有以下特征：

（1）**战略性**　文化建设是一个系统工程，需着眼全局和长远，根据门诊的实际情况、外部环境、时代需要，进行系统考虑与谋划。优秀的门诊文化应该具有科学合理性并兼具个性特色，不可因循守旧、盲目照搬，科学规划、系统推进、重点突出、兼顾各方，才能形成门诊文化的良性格局。

（2）实效性 医院文化是医院管理学科的最新成果，是时代精神的反映以及具体化、个性化的表现，具有强烈的时代特性。

（3）人文性 医学是自然科学，也是人文科学，具有强烈的人文性，医学存在的前提是对生命的敬畏与关爱。门诊的服务对象和主体都是具有社会属性的人，因此，门诊文化建设实质上是"人"的建设。人本理念是门诊文化建设的基石，既要树立以"职工"为主体的管理理念，又要体现以患者为本的服务理念。

（4）传承性 中华文化历史悠久，"医乃仁术""大医精诚""仁者爱人"等具有代表性的思想，更是体现了医学文化的深厚底蕴和博大精深，千百年来，代代传承，是医者共同的精神向往和追求。

（5）独特性 独特性是门诊文化的生命力，无法复制，难以替代，能够产生强大的竞争力，是其独特的管理模式、管理理念、价值观念、行为规范以及员工的责任感、荣誉感等。

第四节 门诊文化的发展及展望

一、门诊文化的发展

2017 年，国家卫生和计划生育委员会办公厅在《国家卫生计生委办公厅关于开展特色医院文化医院建设工作的通知》中表示，医院文化作为社会主义先进文化的重要组成部分，是医院发展的强劲引擎和提高医院核心竞争力的动力源泉。随着医疗卫生体制改革的不断深化，医院和谐发展已成为社会关注的焦点，医院文化以其潜在而巨大的精神动力对医院和谐发展起着至关重要的作用。

随着社会的进步和"生物-心理-社会"医学模式的建立，人们对健康的要求越来越高，患者的需求也越来越高，就医的软、硬环境在基本康复治疗和医院发展中的作用越来越受到重视。患者提出了包括诊断准确、治疗及时、服务热情、就医手续方便化、就医程序简约化、就医收费透明化、就医环境人文化及环节服务"一站式"等方面的需求。多方面多层次的需求要求门诊必须不断提升医疗技术水平，建设高质量的门诊文化。改善服务态度，规范服务行为，优化服务环境，提高服务质量，营造浓厚的文化氛围已成为医院在竞争中获胜的重要因素。门诊须以"竞争在市场，决胜在门诊"的理念，发展门诊文化，不断提高服务质量和患者满意度。

① 科学管理是根本。科学管理是提高门诊各种资源效益的重要手段，好的制度可以促进门诊的良性发展，形成正常运转的良好态势，提高整体市场竞争力。管理人员必须转变观念，尽快适应新形势、新要求。科学管理是可持续发展的保证，是门诊文化建设的基础，只有拥有了先进的管理手段，文化建设才有坚实而牢固的基础。

② 医院精神是核心。医院精神是门诊全体人员心理定式的主导意识，在门诊管理中，加强文化建设应立足实际并培育核心价值观和医院精神，鼓励医务人员为医院生存分忧、为医院发展出力，形成积极向上的追求和群体意识，从而使优秀的医院精神真正成为门诊文化建设的核心。

③ "以人为本"是关键。我国古代医学家提倡"仁爱济世，誓愿普救"的理念。古希腊医学家希波克拉底的誓言，更是把净化灵魂、陶冶情操、献身社会作为医务工作者执业的最高境界。门诊文化建设从更高层次来讲也是"人"的建设，人是文化的核心，门诊文化的发展应坚持"以人为本"。

④ 提高服务质量。以质量为核心、技术为根本，规范医疗行为，完善各项规章制度，建立患者意见表达机制，畅通医患沟通渠道，把医患之间不和谐诱因消灭在萌芽状态。

二、门诊文化的展望

随着医疗市场竞争的加剧和医院管理水平的提高，医院文化的地位和重要性日益突出。医院文化建设必须突出中国特色、突出医院特色，必须随着医院管理的创新而不断丰富和充实新的内涵，门诊文化亦然，应以长远的视野打造符合时代要求的品牌，为医院长期健康发展贡献力量。

建设门诊文化的过程中，要把文化理念很好地贯彻到门诊实际工作中去，坚持以人为本，体现时代性与创新性，多途径搞好文化建设，在创造经济效益的同时兼顾社会效益。良好的门诊文化建设对提高医务人员素质、提高技术水平、提升服务质量、创建医院文化、构建和谐门诊以及提高医院综合实力和市场竞争力具有重要意义。

习近平总书记在党的十九大报告中关于文化强国的精辟论述，使我们对文化建设作用的认识、对文化自信的内涵有了更深的理解。医院要持续发展，就要发展自己的文化。在中国特色社会主义思想引领下，医院文化的发展将迎来新的方向，在未来，卓越和成功的医院在于不断发展新技术、不断创造特色文化。医院是救死扶伤的地方，也是传递友善、传递爱心的地方，通过文化建设，以文化去影响每一位临床医务工作者，将全心全意为人民服务的宗旨落实到一切为患者服务的医疗实际行动中去，切实站在患者的立场谋划门诊工作，真心诚意地为患者办实事、解难事，使患者不仅能够得到有效治疗，还能体会到医务工作者对他们的友善、关心和帮助，从文化建设入手。发挥文化塑造人的重要作用，在充分调动医务人员积极性的同时，实行科学决策和民主管理，使公益、效率、质量、效益形成一个良性循环。新时代医院门诊文化建设是一个长期的发展过程，也是一个新的课题，要求每一位参与者正确理解其内涵，大胆创新方法，并不断为其注入新的内容和活力。

第二章

门诊品牌建设与维护

第一节　门诊品牌建设概述

早期统一观点认为，品牌由品牌名称和品牌标志组成，这是品牌最基本的概念。但随着品牌研究的深入，品牌的概念不再局限于有形的标志层面而是具备了无形的功能和价值。因此，品牌的内涵具体来说包含两个方面，一方面是有形的品牌资产，具有特定的形象和个性化"符号"；另一方面是无形的品牌资产，代表企业或产品的无形形象。

医院品牌代表了医院的形象，是社会大众对医院医疗服务的认同感，是口碑，是信誉，是医疗服务质量的内涵和市场价值的评估系数及识别徽记，是医院参与竞争的无形资本。医院品牌是医院核心价值的体现，是质量和信誉的保证。医院品牌一般通过医院名称来体现，由多因素组成，包含了医院核心价值、文化理念、医疗技术水平、医疗服务质量以及科研攻坚技术等。医院品牌创建是内在品质提升与外在形象树立相结合的过程，它反映了患者和社会对医院实力的认知印象，是医院、专科或者医护形象在人民群众心中的投影。

门诊作为医院的"窗口"科室，也是患者就医的第一站，门诊工作的优劣，直接影响医院形象。医院品牌是医院生存和发展的重要基础，门诊品牌则是医院品牌的重要组成部分。门诊品牌建设，是面对激烈的医疗市场竞争的必由之路，要想在激烈的医疗市场中求生存、谋发展，除了要有卓越的医学人才、先进的医疗设备、过硬的医疗技术、优质的服务水平和高尚的医德医风，还需要注重门诊品牌的建设，实施个性化的品牌定位，塑造良好的品牌形象。

第二节　门诊品牌建设

开放的医疗服务市场，伴随着诸多竞争压力，医院通过塑造差异化、个性化的医院品牌以体现自身竞争力，赢得有利医疗市场地位。在不断完善医院品牌建设中，医院自身也得到了进一步增强，以此循环可持续化地提升医院品牌，促进医院良性成长。门诊品牌建设是医院管理的一个重要领域，门诊文化是门诊品牌产生的基础和源泉，而门诊品牌的出现是门诊文化建设成功，进入新阶段的重要标志，门诊品牌是门诊文化建设的方向，管理者必须树立品牌观念，重视品牌建设。

一、以医疗技术品牌为核心，加大门诊品牌建设力度

在影响患者就医的诸多因素中，医疗技术是首要因素，医院之间的竞争，说到底是医疗技术的竞争，医疗技术是医院的灵魂，医疗技术品牌是医院品牌的基础和核心。作为以技术服务为主体的医疗机构，医疗技术不仅是医院管理的核心，也是竞争取胜的根本。在门诊品牌建设中，医疗技术既是核心内容，同时也是品牌建设的软件基础，还是形成门诊品牌的首要前提，没有雄厚的医疗技术力量和行业领先能力，门诊将无法顺利开展品牌塑造。

二、以服务品牌为关键，拓展门诊品牌建设广度

服务竞争是市场经济中一种新的竞争形式，随着社会经济的发展，医学模式的转变，人们对医疗保健提出了更高的要求。长期以来，患者"求医"的就医方式已经转变为患者"择医"的社会现状。医疗服务品牌不仅包含一定医疗技术含量的实质性服务，也包括与患者的情感交流、信息沟通。优质的医疗服务能使患者产生心理上的满足感及信任感。因此，提升门诊的医疗服务水平，提升患者对门诊医疗服务的满意度，是门诊品牌建设的重要法宝。

三、以人才品牌为支撑，延伸门诊品牌建设远度

市场竞争归根到底是人才的竞争。医疗行业是知识密集型行业，谁的人才引进适时、培养有方、使用得当，谁就能在竞争中拥有持续发展的动力和后劲，就能长久地占领医疗市场。因此，从某种意义上讲，人才品牌决定了门诊能走多远，能做多大，能有多强。

四、以文化品牌为灵魂，积累门诊品牌建设厚度

文化是门诊的发展底蕴，文化建设对提高医护人员整体素质，展示门诊良好形象，推动门诊发展具有重要作用。建立特色鲜明的门诊文化品牌，并充分利用各种

途径进行传播，能够树立患者对门诊品牌的认同力，内聚职工对门诊品牌的向心力，引发情感共鸣，从而形成强烈的品牌效应，为门诊的发展建设提供永不枯竭的动力源泉。

五、以公益品牌为保障，提升门诊品牌建设高度

面对激烈的市场竞争，医院要赢取的不仅仅是患者的数量，更重要的是患者的认同感，而增强社会责任感往往是医院赢得社会认同感的最好途径，也是医院展示品牌形象的最好方式。公立医院作为政府举办的医疗机构，公益性是其基本属性。因此，门诊也应以社会公益活动为载体，打造门诊公益品牌，不断提升门诊品牌建设的高度。

第三节　门诊品牌维护

维护门诊品牌形象，避免负面事件带来的品牌形象受损，已成为考验门诊管理者的一项重要挑战。那么，应该如何维护品牌形象呢？

一、严抓医疗安全，避免医疗事故

医疗活动中时有事故发生，从而导致纠纷，新媒体时代，信息传播迅速，影响极广，医疗事故容易导致品牌形象崩塌，因此，维护好门诊品牌形象，首先就要避免医疗事故，减少医疗纠纷。

门诊员工不仅要有精湛的专业技能，还要有高度的责任心，及时发现问题，准确应对。管理者也要从制度、流程上进行保障，做好预案，避免医疗事故的发生。

二、提升服务品质，提升患者满意度

在患者投诉，出现纠纷的原因中，对服务不满意占很大比例。因此，管理者要高度重视员工服务意识培养、服务标准与流程规范建立，并通过奖罚制度建设，保障医疗服务水准。

三、及时妥善处置医疗纠纷与投诉

虽尽心竭力地为患者提供高质量的诊疗与服务，但由于各种主、客观原因，患者难免出现不满情绪，这也从侧面反映了医疗服务存在某种瑕疵或不

足，应积极响应，及时和患者进行良好的沟通，不仅从工作流程上，同时也从自身工作中找不足，着眼大局，积极为患者提供满意的解决方案，使问题得到及时的解决。

四、维护好媒体关系，及时与媒体沟通

在公众心目中，患者是弱势一方，医院是强势一方，因此，公众和媒体心里的天平通常偏向于患者，媒体的报道基调往往也是偏向于同情患者一方，这就需要医院和媒体进行有效的沟通，使媒体记者建立客观的认识。当出现纠纷，媒体介入时，积极促进媒体保持客观公正的立场，不仅报道患者诉求，同时也报道院方解释，使公众对医疗纠纷趋于客观理性的解读，从而避免有失客观公正的媒体负面报道对品牌形象造成不良影响。

总之，抓好医疗安全与服务质量，诚信规范经营，及时有效解决患者投诉与纠纷，做好媒体沟通交流，是经营管理者维护好品牌形象的重点工作。

第四节 门诊品牌建设与维护实践

一、重视服务水平提升："三环节十举措"

(一) 院前服务

① 开通手机线上预约挂号、智能导诊、分诊、建卡、检验报告查询功能等智慧门诊医疗服务。患者可通过微信、支付宝等手机 app 或拨打 114 等形式挂号，彻底让"挂号排队"成为过去式，且实行分时段就诊，请患者根据挂号信息提示按预约时段来院候诊，避免长时间等待。

② 上线手机端院内导航系统，为不同需求患者提供精准导航服务。

③ 开设微信公众号线上新型冠状病毒核酸检测预约开单、线上缴费、线上报告查询等功能。

(二) 院中服务

① 门诊大厅设置"门诊一站式服务点"，让患者"少跑路"。为患者提供建卡、挂号、就诊咨询、检查预约、路线引导、协助缴费、检验检查报告查询、医保政策咨询等服务。

② 设置"关爱老人服务站"，解答并协助解决老人就诊环节中遇到的各种

问题。

③ 升级改造母婴室，增设沙发、婴儿床等设施，为母婴提供温馨服务。

④ 增设自助复印机、自助口罩机、自助取袋机，提供共享轮椅、共享充电宝等智慧便民服务。

⑤ 在门诊"健康小屋"免费开设"健康科普大讲堂"，不定期向广大患者及家属提供科普宣传讲座等健康服务。

⑥ 在室外空旷区域提供检验报告、病理报告、发票、影像报告自助集中打印区。

(三) 院后服务

门诊部与社区联动，不定期到社区开展"义诊进社区"活动，药物邮寄到家服务等。

二、加强质量管理，提高医疗技术水平

医疗质量、技术水平是门诊品牌的基础和生命。医疗服务的目的是为患者提供健康保障，医疗质量的高低直接关乎患者的生命和健康，是患者最为关切的敏感问题。四川省人民医院不断开发、引进新技术（如达芬奇机器人、5G 技术等一大批具有国内先进水平的高新技术）和引进高水平的人才，强化技术标准，提高医疗质量管理，为品牌的发展打下了良好的基础。

三、建设优秀门诊文化

建设门诊品牌离不开医院文化，医院文化是一个医院形象的体现，四川省人民医院以"厚德、至善、求精、图强"为院训。厚德，意在期望全体员工以高尚的道德立身，以高尚的道德承载为人民健康服务的重任。至善，不仅指道德的"至善"，更是追求一种尽善尽美的境界。医疗事业是非常神圣的事业，一定要有高度的责任感，竭尽全力，努力达到至善至美的理想境界。求精，指追求医疗技术上一丝不苟，精益求精；学科建设上创造名牌和精品；医学教育上培养医学精英。图强，指全院职工团结一致，努力拼搏，开拓创新，为把四川省人民医院建成全国一流临床研究型医院而努力奋斗。四川省人民医院门诊部以医院文化为精神引领，将门诊员工的思想观念和价值观统一到门诊发展目标上来，推动医疗技术的发展，提高医疗服务水平，增强门诊品牌的竞争力。

四、做好宣传营销

品牌从创建、逐步成熟到被社会所认识与接受，是一个积累的过程。四川省人民医院以社会和患者的满意为宗旨，牢固树立品牌意识，建立一套以品牌为先导的营销策略，实事求是、诚信为本地为患者服务，通过全方位的媒介大力宣传医院技术力量、服务特色等，宣传名医、重点学科等公众需求的热点，增强患者对医院的信任感，进一步提高广大患者的就医体验。

第三章

宣传与公共关系

第一节 门诊宣传的基本内容

一、宣传的概念

"宣传"的概念由来已久，英语中首次使用"宣传"是在 1718 年，英语中的"propaganda"一词起源于拉丁文，含有强行传播之意，而正式的宣传的概念产生于第一次世界大战，第一次世界大战期间所进行的宣传是近代以来规模最大并且是面对全社会公众的，使得宣传完成了从简单的一对一或一对多的说服传播到动员社会一切力量和方式的总体宣传的转变，社会大众也开始普遍使用"宣传"一词。

现在的宣传可以解释为："通过传播观念或通过实际行动影响人的思想和行动的一种精神交往的状态"，它的基本职能是传播一定的观念，将它引申到门诊宣传，是指门诊需要传播的信息到达希望接受的人群，它是门诊中人与人、门诊与人之间信息流动的过程。

二、门诊宣传的目的

① 向患者宣传挂号渠道、看诊注意事项、疾病科普等信息，让门诊患者就诊前提前熟悉就诊流程。

② 门诊管理的需要，优化的流程和出台的管理规定需要传达给内部职工。

③ 宣传医院的新技术、新业务。

④ 介绍出诊医师，让门诊患者了解医师具体擅长范围。

三、门诊宣传的受众

门诊宣传的受众，基本可以分为三类：门诊患者、院内职工和社会大众。为达到宣传效益最大化，通常从 4 个方面了解受众：

① 了解受众的切身利益，宣传的内容应与之相符。

② 了解受众接受宣传的态度，对赞成、中立、反对甚至带敌意的不同受众，

采用不同的宣传方式。

③ 了解受众所处的环境，一些对宣传持中立或反对态度的受众，在一定环境的社会压力下容易改变态度。

④ 了解受众接受宣传的能力和水平，如阅读能力、理解水平。

四、门诊宣传的内容

对于门诊患者，主要宣传医院的环境、就诊流程、各环节注意事项等（表3-1），提高门诊患者的就诊效率，增加门诊患者对医院的满意度。

表 3-1　患者就诊全流程需求点

就诊前		就诊中		就诊后
了解医院、医师		预约挂号		疗效对比
了解就诊流程		治疗方案		跟踪随访
查询疾病知识	→	检查报告	→	诊后咨询
查询医院、医师		用药指导		病友交流
寻求支持		营养指导		居家护理
健康知识		医保业务		康复知识

对于内部职工，促进信息流通，了解相互需求，提升门诊和各科室的合作效率。

社会大众，泛指潜在的患者、一般公众、同行等，是我们宣传最大的一个受众群体。针对这部分群体，不仅要宣传就诊流程，还要宣传健康科普，医院的新业务、新技术等，提升医院及门诊的影响力。

五、宣传的传播渠道

随着信息技术的发展，以信息技术为载体的新的媒体形式出现了。新媒体在我国经济建设发展良好的基础上迅猛发展，不断影响了人们的阅读习惯，也影响了医院宣传的方式。医院宣传已从线下宣传时代发展到了现在的融媒体宣传时代（表3-2）。

医院传播的渠道主要分为：医院的全媒体传播平台、社会大众媒体、医学专业媒体。

（1）医院的全媒体传播平台　主要包括医院官方网站、宣传栏、宣传手册、官方微博、医院微信服务号、企业号、短信平台等。一般都是由医院宣传部门负责的传播渠道。

（2）社会大众媒体　除了建立医院自己的信息传播平台，还必须与社会大众媒体合作。大众媒体具有及时、覆盖面宽、影响范围广等优势，特别是多年来在公众心目中树立起来的权威性和影响力，是其他传播渠道无法比拟的。

表 3-2　不同宣传时代宣传渠道的演变

线下宣传时代	主动宣传时代	新媒体宣传时代	融媒体宣传时代
报纸＋电视台＋电台 医院院报 院内标识	报纸＋电视台＋电台 医院官方网站 医院院报 院内标识	微博＋微信公众号 医院官方网站 报纸＋电视台＋电台 院内标识 医院院报	微博＋微信公众号＋抖音短视频平台 新媒体矩阵 第三方品牌服务 医院官方网站 报纸＋电视台＋电台 院内标识 医院院报

（3）医学专业媒体　医疗行业的专业性强，员工需要持续学习交流，医学专业媒体是必不可少的。医学专业媒体是行业内医务工作者相互学习、借鉴，提升医院、学科、个人影响力的有力平台。

门诊宣传主要传播渠道是医院的全媒体传播平台及门诊的全媒体传播平台。包括：宣传栏、宣传册、医院微信服务号、门诊微信订阅号、门诊微信视频号、门诊抖音号等。

六、门诊宣传团队的建设

宣传队伍的建设是门诊管理重要的一部分，是促进门诊工作流程优化和精神文明建设的重要手段。门诊部工作繁重且琐碎，人力资源有限，组建一支专业的宣传团队比较困难，组建一支门诊宣传联络小组相对比较容易且符合门诊的实际情况。宣传联络小组由专人负责，由门诊部各部门指派一名联络员组成。

第二节　传统宣传模式的管理

传统宣传模式是相对于近年来不断兴起的微博、微信公众号、抖音等新媒体而言的。医院的传统宣传模式一般包括：医院官方网站、医院院报、院区宣传栏、宣传册等。门诊部常用的传统宣传模式一般包括：宣传栏、标识标牌、宣传单、电子大屏幕等。

一、门诊宣传栏的管理

门诊宣传栏主要包括设在门诊各楼层的科普宣传栏、信息栏、医师简介栏等，是患者了解医院、了解门诊最直观的途径。宣传栏要根据门诊总体布局，科学设计，统一风格。宣传栏可由门诊办公室负责，临床科室需要使用时，需向负责人提出申请，负责人根据门诊的需求统一安排。

宣传栏宣传的内容：科普知识、就医流程、就诊注意事项、就诊问题答疑等。

二、标识标牌的管理

标识系统的设计应根据医院的结构特点，结合各部门的服务职能，实现在最短时间内有效的人员转移。门诊内的标识标牌一般包括：门牌、门号牌、楼层牌、楼层分布牌、室内指向牌、室内空间功能说明牌、室内宣传告示牌、室内警示牌、疏散图与疏散引导牌、背景墙标识牌等。标识标牌应具备以下特征：

（1）简明性 标识系统提供的信息要求完整、易懂；标识系统在标示方位时，要准确明显。

（2）连续性 在到达指示目标地之前，所有可能引起行走路线偏差的地方，均应有该目标地的引导指示。

（3）规律性 由大到小，由表及里，由近及远，由多到少。先指示大目标（如门诊部、医技科室、住院部等），再指示中目标（如内科门诊），最后由科室门牌标识来指示小目标（如具体诊室）。

（4）统一性 同区域引导标识应在颜色、字体、规格、位置、表现形式等方面统一规划，以便患者按系统线索寻找目标。

（5）可视性 文字颜色与背景色彩应有明显的对比，应选择没有衬线的文字。文字应有足够且合适的大小，无障碍通道的标识设计要符合国家有关行业标准。

三、宣传单的管理

宣传单的内容主要包括门诊各类就医流程：建卡流程、挂号流程、自助开单流程、微信公众号使用流程等，具体内容应由各部门领导严格把关。设计版面除了美观还一定要考虑患者的需求及阅读习惯，要做到版面整洁、图片清晰、文字工整、层次分明。宣传单要有专人管理，及时整理，避免浪费。

四、宣传屏幕的管理

大屏幕是展示医院及门诊形象，进行对外宣传最直接、最便捷的窗口，为了获得大画面、多彩色、高亮度、高分辨率的显示效果，门诊部一般会采用 LED 大屏幕进行宣传。

（一）主要发布内容

文明城市标语、疫情防控相关的温馨提示、宣传部下发的医院宣传标语、九项准则的具体内容及严禁违规转诊的告知、科室简介、科普知识、温馨提示、新技术及新业务宣传图片、消防宣传图片、物价公布、行风建设投诉电话公布、领导批准发布的内容或图片等。

（二）管理规定

① 各类电子显示屏由专人管理、专人对接。

② 除责任人外，未经领导许可，不得擅自更改大屏幕播放内容。

③ 各屏幕播放内容需相关领导审核后方可播放。

④ 对播放内容及播放期限做好登记，及时清理。

⑤ 每天定时巡视各楼层屏幕，发现异常及时通知厂家处理。

第三节　新媒体宣传的运营

一、新媒体的范畴

（一）新媒体的概念

新媒体的概念最早出现时间是 1967 年。美国《连线》杂志认为，新媒体是"所有人对所有人的传播"。我国清华大学的熊澄宇教授认为，新媒体的内涵和外延在不断延伸，在传统互联网和移动互联网之外还出现了其他新的媒体形态，凡是与计算机相关的都可以被视为新媒体。

狭义上，新媒体是继报纸、广播、电视等传统媒体之后，于最近几年发展起来的一种新的媒体形态，主要包括网络媒体、手机媒体、数字电视等，它是相对于传统媒体而言的。广义上，新媒体指的是在各种数字技术和网络技术的支持下，通过计算机、手机、数字电视机等各种网络终端，向用户提供信息和服务的传播形态，其特点是一种媒体形态的数字化。总之，相比传统媒体而言，新媒体更偏重为受众提供个性化的服务。在注重个性化的同时，它也为传播者和受众提供了一个可以交流的平台。

（二）新媒体的分类

由于划分标准不一，业界对新媒体的分类还没有做出完全硬性的规定。就目前行业发展来说，最具代表性的当属博客、手机媒体、IPTV（交互式网络电视）、移动电视、微博、微信、短视频平台等。

1. 博客

博客，是使用特定的软件，在网络上出版、发表和张贴个人文章的人，或者是一种通常由个人管理、不定期张贴新的文章的网站。它是一种网络交流方式，现已受到大家的欢迎，是网络时代的个人"读者文摘"，是以超级链接为入口的网络日记，它代表着新的生活、工作和学习方式。写博客就像写笔记一样，这两者的区别就是写笔记是给自己看的，写博客是给大家看的。

2. 手机媒体

对每一个手机用户而言，手机早已不是简单的通信工具，而是人们认识世界、了解世界的新工具，人称"第五媒介"。各类电子版书稿成为人们获取知识的重要来源。

3. IPTV（交互式网络电视）

IPTV 是互联网和传统电视的结合，是以宽带网络为载体，通过电视服务器将传统的卫星电视节目重新编码成流媒体的形式，经网络传输给用户收看的一种视讯服务。具有互动个性化、节目丰富多样、收视方便快捷等特点。

4. 移动电视（移动方式收看节目的技术）

移动电视主要出现在公交车或地铁等公共交通工具上，具有覆盖面广、移动性强、被动收视等特点。

5. 微博

微博是基于用户关系的社交媒体平台，主要以文字、视频、图片等形式实现信息的即时分享，传播互动。微博因其门槛低、随时随地、快速传播、实时搜索、分享等使用特点，深受用户喜爱。截至 2021 年，微博的月活跃用户量为 5.66 亿，平均日活跃用户量为 2.46 亿。

6. 微信

微信平台不仅可以快速发送免费文字、语音、图片、视频、文件，也可以使用通过共享流媒体内容的资料和基于位置的社交插件（如"摇一摇""朋友圈""公众平台""语音记事本"等服务插件），微信为广大用户提供了更多的信息传播渠道，同时也给广大用户带来了更全面、更好的服务体验。

7. 短视频平台

短视频具有生产流程简单、制作门槛低、参与性强等特点，在近几年发展非常迅速，短视频平台已成为手机应用市场上一道独特的风景线。短视频主要有以下几个类型：短纪录片、情景短剧、草根恶搞型视频、网红 IP 型视频、技能分享、街头采访、创意剪辑型视频。

（三）新媒体的特点

① 实现了信息的双向传播。新媒体的互动性很强，每个受众既是信息的接收者，也是信息的传播者。新媒体改变了传统媒体"传播单向，受众被动"的特点。

② 信息传播不再局限于固定场所。新媒体是在移动互联网的基础上发展而来的，因此，只要有智能设备在手，人们就可以接收各种信息。

③ 传播行为个性化。在新媒体时代，人人都可以传播观点、信息，而传统媒体具有很强的专业性和垄断性。

④ 传播速度及时化。在互联网技术的支持下，新媒体的信息发布更加迅速。

⑤ 传播内容多元化。新媒体可以将文字、图片、视频等同时传播。

二、新媒体的建设

对门诊而言，最常用的新媒体宣传方式有使用微信公众号、短视频、微博等。

（一）新媒体团队建设

① 团队成员必须充分认识新媒体、了解新媒体，知道新媒体的含义、特点、类型等。

② 团队人员需对网络信息、患者需求有较高的敏感度。

③ 团队成员一定要多写、多练、多学习，不断提高自己的写作能力，同时在实践中不断提高自己的策划编辑能力。

④ 团队成员一般分为以下几种角色：文案，负责内容制作；美编，负责图文排版；运营，负责实时查看反馈情况，回复留言；审核，一般由领导担任，对发布内容及形式把关。

⑤ 团队成员必须具备良好的心理素质，在做好本职工作的同时，才能做好新媒体的运行。

（二）新媒体宣传平台建设

1. 挖掘发布题材

根据艾媒咨询的调查数据显示，46.1%的自媒体人为怎样保证持续产出高质量的内容而焦虑。门诊团队的成员在做好本职工作的同时，还需保证产出，并不是轻而易举的事情，劳神苦思是常态。主要有以下几个方法，来寻找发布题材：在工作中收集患者的需求；广泛关注标杆性公众号，不断学习；分析同行业微博、微信、短视频的内容结构和话题热点，调研患者的阅读喜好；使用搜索引擎搜索健康知识热点；利用知识分享平台，了解更多有趣的科普。

2. 图文编辑基本工具

图文编辑基本工具见表 3-3。

表 3-3 图文编辑基本工具

工具名称	工具使用特点
秀米微信编辑器	提供多种模板，编辑功能简单易操作，受到众多微信运营者的青睐
135 微信编辑器	编辑功能强大，模板精美，可以在手机上操作
96 微信编辑器	除编辑功能外，设有吸粉素材、动图、设计神器等功能
微信截图	电脑登录微信，同时按住"Alt＋A"即可开始选择截取区域
QQ 截图	大家普遍使用的截图方式，同时按住"Ctrl＋Alt＋A"就会弹出截图编辑页面，然后选择截图区域
Windows 自带截图工具	用键盘最上排 F12 键右边的 Print Screen 键。缺点是截屏只能截取整个计算机的屏幕
美图秀秀	简单易上手的修图工具，在年轻群体中使用频率很高。它功能齐全，编辑图片的方式灵活
Photoshop	专业的图片编辑工具。在图片处理上有强大的功能，涉及文字、图片、视频等各方面。修图功能更专业，包括亮度、色阶、曲线、饱和度等。当对图片的清晰度及动图的制作和编辑要求比较高时，应该学会使用该工具
图怪兽	在线编辑服务平台，为用户提供图片模板，按照新媒体、平面印刷、企业内部管理等细分人群，将模板按照公众号封面、手机海报等进行用途分类；提供新媒体动图及热点专题
千库网	是国内提供 PNG 图片的素材先驱网站，背景图片素材来源于千库网数年的行业积累以及广大优秀设计师的分享，图片均是高清大图，涉及各行各业，诸如饮食、服装、影视、数码、门户、游戏等

3. 短视频常用编辑软件

常用视频编辑器见表 3-4。

表 3-4 常用视频编辑器

名称	特点
剪映	非常适合在手机上使用的视频编辑工具，帮你轻松剪出想要的视频效果。功能简单易学，快速自由分割视频，一键剪切视频。节奏快慢自由掌控
爱剪辑	爱剪辑是一款能帮助用户自由剪辑的视频软件。通过便捷的制作和快速上手，可以充分发挥想象力，实现趣味创意。多轨视频剪辑：视频轨、音频轨及素材轨多轨编辑，轻松实现精细剪辑
快剪辑	快剪辑作为抖音官方指定合作软件，联合开展了一系列的主题短视频创作活动。参与者们在这里不仅能提升自己的剪辑技能，还能获得多重支持与活动特权

名称	特点
巧影	巧影可以让用户在手机或平板电脑上，更有趣地进行视频编辑！下载巧影，可以使用许多强大的剪辑功能，免费下载的素材和热门模版，让用户迅速且轻松地编辑视频；导入视频项目文件，替换自己的素材，迅速编辑精美的视频
万兴喵影	美观且有实力。全新会员体系，万兴喵影会员可享受更多特权；一个账号，轻松畅享移动端和桌面端，享受更多会员特权。全球超 5000 万用户好评的视频编辑器

4. 微信公众号建设及运营

（1）门诊微信公众号的创建　首先向主管宣传部门提出申请，审核通过后再注册申请。

注册步骤：

第一步，打开微信公众平台官网，点击右上角"立即注册"。

第二步，选择账号类型。

第三步，填写邮箱，登录您的邮箱，查看激活邮件，填写邮箱验证码激活。若未收到此邮件：

① 请将微信团队邮箱设置为白名单后重新发送邮件，操作方法：登录邮箱→点击设置→反垃圾/黑白名单→添加白名单。

② 如果已经设置，建议更换浏览器/网络环境重新发送，或者是使用其他邮箱激活。

第四步，选择类型，选择注册地。了解订阅号、服务号和企业微信的区别（详见表 3-5）后，选择想要的账号类型。

表 3-5　订阅号与服务号的主要区别

项目	订阅号	服务号
功能侧重点	为用户提供信息 偏向资讯发布	为用户提供服务、资讯，需要交互功能
客服	不支持多客服	支持多客服
费用	300 元/年	300 元/年
推送消息数量	每天可推送 1 次，每次可推送多条信息	一月推送 4 次，每次可推送多条信息
展现形式	订阅号发给读者的消息，将会显示在对方的"订阅号"文件夹中，点击两次才可以打开	服务号发给读者的消息，会显示在对方的聊天列表中，相对应微信的首页，更加直观

第五步：信息登记，选择个人类型之后，填写身份证信息。

第六步：填写账号信息，包括公众号名称、功能介绍，选择运营地区。

注册成功后，尽快完成微信公众号的认证，只有认证了以后才有搜索中文的特权。相对来说，认证的门槛是比较低的，只要有 500 名订阅用户即可。

（2）微信订阅号和服务号的选择　微信公众号分为订阅公众号和服务公众号两大类型。新注册的号默认为订阅号，也可以选择成为服务号。如果订阅号有较多的读者量，需要提供更多的线上服务，就有必要升级为服务号。

为了增强宣传效果，也可以采取同时开通订阅号和服务号，双号运营策略。

（3）运营的误区　不管读者质量；不和读者互动；发布内容品质不高，简单抄袭他人作品；推送消息太多；没有了解患者真正的需求；点赞、在看、转发等功能使用过度。

（4）推文撰写

① 标题要抓住读者眼球。语言要简练，抓住读者眼球。如果一个标题不能在 3 秒内吸引人打开，那文章将失去读者。不要有多余的字眼，关键词前置。不要欺骗读者，不要做不切实际的承诺。可以幽默，但是要把握好尺度。

② 内容是读者想了解的。读者想知道什么，就写什么。医学推文不要模仿教科书，从流行病学开始，再写症状、检查、辅助检查、诊断……，而是直接先写治疗、预防，再讲诊断学等。先写读者急需了解的，再写原理。

③ 内容是读者能看懂的。多了解读者的阅读习惯；用语通俗易懂，但不能俗气，不能太口语化；善用短句、多分段；语言从抽象到具体，避免节奏太慢，写完了多读，还要请非专业的人读。

④ 内容有图有细节。避免满屏都是文字，要保持一定的图文比；通过文字的变化（如字体、色号、行间距）突出细节和重点。

⑤ 科普推文要有专家佐证。充分发挥专家的影响力，同时增加读者对专家的了解。

三、新媒体的管理

为充分发挥微博、微信公众号、视频号等新媒体对外宣传和交流的作用，对外发布不限于形式，但必须由相关领导严格审核发布内容，严格执行"先审后发"制度，加强正面宣传，树立医院的良好形象。

门诊官方新媒体按照"谁发布谁负责，谁审核谁负责"的原则进行日常管理。落实专人负责内容审核和日常维护；分管领导是具体责任人，对运营管理、信息发布具体负责；管理员是直接负责人，对日常管理和维护直接负责。门诊的新媒体由医院宣传部门监管，必须严格遵守国家法律法规及相关网络管理规定，不得发布违反国家法律、互联网法规和不良政治倾向的信息。

第四节 舆情危机管理

一、门诊舆情风险点梳理

舆情是"舆论情况"的简称，是指公众对社会中各种现象、问题所表达的信念、态度、意见和情绪等表现的总和。有句古语，"防民之口，甚于防川"，一句很简单的话却深刻地体现出了民众舆情的重要性。在信息传递极其不便的古代，舆情犹如一条大河，在现代信息高度发达的年代，舆情已经从河流变成了汪洋大海，其重要性不言而喻。梳理门诊舆情风险点并定期督查非常重要。

门诊舆情风险主要包括以下几个方面：职工言行、医德医风、就诊各环节流程情况、门诊投诉管理等。

（1）职工言行 不得包含以下方面：随意传播患者隐私；攻击、侮辱、诽谤他人；发布社会生活中的谣言、各类不实消息；发布有可能引起社会恐慌、未经官方证实或正式发布的消息。

（2）医德医风 监管门诊职工及坐诊医师是否违反九项准则和"六严禁"。

（3）就诊各环节 定期梳理门诊就诊各环节是否通畅，有无堵点，和各部门沟通是否通畅。

（4）门诊投诉管理 门诊相关管理部门是否按投诉管理办法正确处理患者投诉。

二、门诊危机公关

当门诊有舆情发生和突发事件时，需要进行危机公关，危机公关不是为了完全消除损失，而是把损失降到最低。

首先要有态度，是对还是错必须明确表态。医院事件会不会成为负面新闻，负面新闻影响力有多大，不一定取决于犯的错误，可能取决于医院对错误的态度。

其次，出了事要尽快进行调查，如果媒体记者或上级组织来调查，医院说不出原因就会很被动。把记者想知道的告诉他，把记者没想到的做出来，以负责任、愿担责、能改错的形象示人，医院的损伤就会减到最小。

第一步，成立新闻危机公关小组。把与此事件相关的所有负责人召集起来，配合医院宣传部或医院新闻中心，分析新闻的每一个字，对照自己部门接触的细节，弄清楚媒体说的是否属实。

第二步，评估这次新闻危机的风险度。根据汇总的信息，判断新闻可能导致的各种风险，为制订危机处置方案提供依据。

第三步，制订和执行危机处置方案。方案应包括：积极构建对话空间，和媒体坦诚沟通，拿出可以令人信服的证据，对事件中的利益受损者进行心理和物质上的补偿等。

第四步，总结该事件中医院（门诊）在医疗、管理、服务中存在的问题。根据问题的原因和根因完善管理制度，提升门诊管理和服务品质，杜绝类似事件再次发生、反复发生。

参 考 文 献

[1] 张红. 互联网时代公立医院如何塑造品牌影响力 [J]. 中国产经，2021（07）：83-84.

[2] 刘智慧，杨风，朱俊敏，等. 基于管理学 4I 理论的医院文化建设探讨 [J]. 中医药管理杂志，2021，29（23）：55-57.

[3] 刘宏伟. 品牌战略体系构建是公立医院高质量发展的需求 [J]. 中国医院院长，2021，17（12）：80-83.

[4] 黄明. 浅析我国医院文化建设存在的问题及对策 [J]. 阜阳职业技术学院学报，2021，32（03）：90-92.

[5] 李夏，徐瑶瑶. 文化标准化建设工作在提升中医医疗机构管理水平中的作用 [J]. 中医药管理杂志，2021，29（24）：349-350.

[6] 王国安. 文化概念与文化要素：第三届国际汉语教学讨论会论文选 [C]. 北京：北京语言学院出版社. 1990.

[7] 林旋龄，陈全福，韩丽琳，等. 文化引领全面构建我院人才队伍建设机制 [J]. 中医药管理杂志，2021，29（22）：116-119.

[8] 胡斯达. 新媒体时代下医院品牌管理创新发展策略 [J]. 现代企业，2021（04）：30-31.

[9] 吴德凯. 新媒体在公立医院品牌建设中的应用及意义 [J]. 老字号品牌营销，2021（10）：21-22.

[10] 姚冬玮，张国有，朱兰华. 新形势下医院文化建设的新思路与新途径 [J]. 经济研究导刊，2021（21）：147-149.

[11] 王冉. 医院文化建设对人力资源管理的导向作用 [J]. 中国保健营养（中旬刊），2014，24（3）：1841-1842.

[12] 支晓丽. 医院文化建设和新闻宣传工作研究 [J]. 新闻传播，2022（01）：113-114.

[13] 孙莹莹，陈儒雅，张鹏举，等. 医院文化建设推动医院品牌塑造的实践与成效 [J]. 办公室业务，2020（23）：56-57.

[14] 杜楚源，白燕，杨新梅，等. 以人为本打造医院文化品牌实践与思考 [J]. 中国医院，2021，25（02）：69-71.

[15] 李东临. 新媒体运营 [M]. 天津：天津科学技术出版社，2020.

[16] 谭贤. 新媒体运营从入门到精通 [M]. 北京：人民邮电出版社，2021.

[17] 李为民. 现代医院管理 [M]. 北京：人民卫生出版社，2019.

第二篇

现代医院门诊构架

第四章

现代化医院门诊空间设计模式与布局

门诊作为综合医院最为重要的功能区域之一，也是就诊流程中患者最先面对的窗口，其内部空间往往是医院人流最为密集的场所，对医院整体的功能组织以及使用效率有着较大的影响。随着社会经济的发展，我国医院建筑尤其是医院门诊也经历着医学模式、现代科技和医疗体制等方面的变革，逐渐走向现代化。在"生物-心理-社会"的整体医学模式与"以患者为中心"医疗理念的时代背景下，越来越多的人开始关注门诊空间的设计，并提出了更新、更高的要求。

本章从门诊空间设计的理念与基本原则、建筑设计规范与布局等方面对现代化医院门诊的建筑构架进行阐述，探讨医院建筑中各个空间的内部设置、位置关系、规划设计等，并且总结我国现阶段医疗建筑的发展趋势，有利于我们从微观和宏观双重角度解决问题，指导门诊的建设，使之更具合理性。

第一节　门诊空间设计的理念与基本原则

一、门诊空间的基本概念及分类

空间是与人的工作、生活息息相关的容器，我国大型综合医院门诊楼功能复杂、空间繁多、结构各异，对于大型综合医院门诊楼空间来说，首先应将门诊楼空间进行较为系统的分类，从宏观到微观，由整体到局部；其次，可以按空间不同服务功能横向划分，逐层递进，了解每个空间在整个空间系统中的位置及作用，对不同类型空间建立基本概念。

（一）按空间领域划分

分为门诊楼内部空间与门诊楼外部空间。门诊楼内部空间被外部空间包围，内部空间亦是外部空间的延伸，建筑围护结构为空间界限，将两种不同空间领域划分，有时这种界限可以不明显，使内外空间交融为一体。

（二）按空间类型划分

门诊内部空间分为公共空间与专属功能空间。

(1) 公共空间 具有一定的开放性,是向公众提供一定开放性的社会活动的场所,是非限定特定人群使用的空间,服务对象主要是医院外部人群,人们可以选择适当的场所实行指定的公共行为,受到空间秩序、公共道德、法律、自觉性、医院内部制度等条件的约束。人们在内部公共空间的行为约束较多,内部空间的公共性也强弱不等,需要营造特定活动场所对空间秩序进行有效组织。大型综合医院公共空间是以就医为主兼顾相关人群的开放空间,包括门诊前广场、大厅、候诊室、交通空间、休息交流空间、公共服务空间及各种商业配套空间等。

(2) 专属功能空间 空间不具备开放性,主要服务对象是医院工作人员。只有诊室、治疗室、换药室等特定医疗空间对外开放,是医师诊断疾病,与患者直接交流的场所,其他空间为辅助诊室空间,不对外开放,是工作人员工作与活动的领域,私密性较强。

相对于内部空间,门诊外部空间具有较强公共性,与城市公共空间相结合,起到城市空间与门诊内部空间过渡的作用,人们可以在外部公共空间活动,产生公共行为。

(三) 按功能划分

门诊内部空间分为等候空间、功能空间、休息交流空间、驻留空间、交通空间及绿化空间;门诊外部空间分为人的活动空间、交通空间及绿化空间。每种空间有自身的服务功能,为人群提供特定的活动场所,规划人们的行为方式,引起人们心理、情绪上的变化并影响人们的心理感受。

二、门诊流线的概念及分类

(一) 门诊就诊流线

(1) 分诊、咨询 初诊患者一般是进入大厅后通过分诊前往相关科室进行就诊。门诊分科越来越细,很多人不知道去哪个科室就诊,挂号错误、挂号转诊等情况时有发生,增加了就诊患者的烦恼,直接降低就诊患者就医体验;若就诊患者为传染病患者,在未确诊前未及时送往相关科室,则很容易造成院内交叉感染。因此分诊、咨询窗口需要经验丰富的医师或导医,能够根据患者描述的病情进行相对及时有效的判断,对初诊患者进行分诊,将患者指引到相关科室。

(2) 挂号 现在挂号的形式越来越多,有集中挂号、分科挂号、网上预约挂号三种形式。大部分综合医院为了管理方便、充分利用空间等原因实行集中挂号,但是集中挂号会使大量人流集中在挂号台,造成人流拥堵、排队时间长等现象。而分科挂号的方式能使进入门诊的人流尽快分流，让分诊后的人群尽快到相关科室进行挂号。此外，随着电子设备的更新与发展，网络预约挂号越来越普及，人们能够通过网络提前在网上挂号，减少了在门诊排队挂号的环节，大大缩短就诊时间。

（3）收费、取药　与挂号一样分为三种模式，一是集中收费取药，二是分科收费取药，三是集中与分科并存的模式。第三种模式根据科室功能及患者具体情况来合理分配患者去指定场所缴费取药，较为人性化。

（二）门诊楼物流流线

门诊楼每天都会产生大量的生活垃圾与医疗垃圾，同样，每天需要有一定量医疗装备的供给，因此门诊楼的物流流线分为污物流线的输出与洁净流线的输入。物流流线的设计应考虑患者及医院工作人员的安全需要、卫生需要及行为的高效性，物流流线应与患者、家属流线以及工作人员流线分开，互不干扰，提高医院运转的安全性并保证物流在输入、输出过程中的效率。

（三）门诊楼与医技楼之间流线

患者在门诊接受初步诊疗，如需进一步做检查检验需要进入医技楼。门诊人群流向医技楼主要进行检查、化验和治疗，因此医技楼与门诊楼应保持方便快捷的联系；医技楼中的人流一半以上来自于门诊楼，其余是来自于病房楼的患者。在医技楼经过检查之后，来自于门诊楼的大部分人群仍要返回，因此来往于门诊楼与医技楼的人员流动性较大，对连接两者的过道的通达性与可达性有较高要求。

（四）门诊楼与住院楼之间流线

住院楼患者主要来源于门诊楼，门诊患者在结束诊疗行为后，大多数会离开医院，剩下一部分需要住院的将转入住院楼，两者之间联系受患者流线控制。进入病房楼的患者很少再返回门诊楼，因此为提高交通效率，两者应有较为直接的联系。

三、门诊空间设计的基本原则

（一）门诊人次流线平均距离最短原则

要使患者能够在最短时间、最短距离、最快速度顺利到达进行检查和治疗的科室，就要避免患者的往返迂回，而且要防止交叉感染，特别是患者间的飞沫引起的呼吸道感染。因此门诊部各科室间的功能分区要明确，应该设计建立便于隔离和消毒的人流与物流的流线组织。以下空间布局可供参考，例如候诊厅一般多采用分科设置，分散到各科室内二次候诊；门诊量大的内科、外科、儿科、妇产科、中医科的位置应接近地面，放置在明显易找的位置；有特殊要求的儿科、急诊、妇产科及行动不便的外科尽量布置在底层，紧靠门诊大厅，以压缩水平和垂直流线的人次距离，防止门诊人次多的科室的患者大批量、长距离流动。

此外，为使患者不致过于集中，内科、外科、中医科、妇科、产科等门诊量较大的科室不要靠得太近。内科、中医科、五官科等也可适当布置在上部楼层，同时平面布局要紧凑，缩短由门诊大厅到各科室候诊厅之间的距离。

（二）遵循各个流线组织不相互交叉的原则

要处理好医院内的各种流线关系，首先要对医院的外部和内部流线有一个清楚全面的认识。上一节已经阐述过医院内部与外部的各种流线，其中外部流线主要包括：乘坐汽车或救护车的患者、探病者的到达与离开，步行患者的到达与离开，医务人员的进出控制，货运流线、污物、死者的运送等。内部流线更为复杂，主要包括：门诊患者与医技、药房以及其他管理部门的流线，入院患者与住院部、急诊区、服务部门、医技部门的流线，出院患者与服务部门的流线，各部门间患者的流线，死者运至太平间的流线，医护人员与医师坐诊、值班流线，供应物品的流线，废物清除路线与患者或探病者的流线等。

医院分流方式可分为时间分流、立体分流和平面组织分流。时间分流指分时段将使用同一路径的不同流线交错开，如医院机械化传输系统中的定时物品的搬运。立体分流则将不同流线在竖向上进行分隔，如某些医院将医药、食物等供应流线及污物、尸体的运出流线安排在地下层，而患者及医护人员流线在地面以上进行。特殊部门如手术部、放射诊断部门、传染病房应专设医师和患者廊道，以区分内部洁污路线的问题。

医院人员分流包括人车分流，传染病和非传染病患者分流，儿童和成人患者分流，保健门诊患者和普通急诊患者、传染患者、儿童患者分流等方面。一般乘车患者虽人随车至，但车行道、人行道必须区分清楚，且停车场的出入口和门诊主要出入口应有一定安全距离，保证上下车及步行患者的安全。传染病和非传染病患者应各有其活动范围，挂号、收费、取药以及有患者参与的医疗设施都应该独立配置。保健门诊面向的是健康人，最好不与普通患者混在一起，应加以区分，避免健康人感染致病菌。

医患分流是门诊楼空间流线的重要原则，工作人员流线应与患者流线分开，这样可以满足不同人群类型的行为心理需求，使空间附有特定的场所感和特点。同时医患分流是"以人为本"设计理念的体现，不仅流线更明晰，改善了患者的就医环境，同时也是对医护人员工作环境的优化，尤其在新型冠状病毒肺炎（简称新冠肺炎）疫情流行期间，医患分开更是医院感染防控的标准要求，同时医患分流还能带来医疗效率的提高和科室环境的优化。如无锡医疗中心将医患分流彻底地贯彻到每个门诊科室及影像科室（如图 4-1 所示），患者可以从不同的通道进入诊室，工作人员也可以利用专用通道互相沟通。

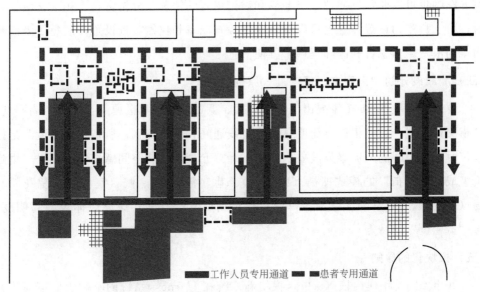

图 4-1 无锡医疗中心工作人员与患者通道示意图

（三）相关科室的专属领域原则

功能互有联系的科室应就近布置，尽量让患者的就诊、检查等流程在同一层完成，避免科室过于分散从而增加患者的就诊路线。如功能科室中的外科、门诊医技科室中的放射科、门诊手术室应该布置在较近的位置，因为受外伤的患者通常需要通过 X 线、CT 等对身体进行检查，在特定情况下还需要进行小规模手术，因此外科与放射科、门诊手术等科室应在保证自己独立性的情况下就近布置。如武汉大学中南医院门诊综合楼首层结合新的急诊医疗特点，采用了全科式医学急救中心的模式，不仅设置了常规的各科诊室，还集成了检验科、影像检查区、手术室、观察室和输液室，实现了急诊、急救、检查、诊断一站式完成，医疗救护的效率得到极大提高，使就医过程更为人性化从而方便患者。

另外，应尽量满足每个主要的门诊科室保持独立，不允许无关人员通行，不允许其他科室用房及公共领域介入，严格防止串科现象，房间安排与门诊就诊流程一致，减少迂回，以保持正常的门诊秩序。互有联系的科室应相邻布置，以便组成专科、专病中心，利于会诊，减少患者在科室间往返。比如将心血管疾病类划分到一个诊区，将心血管内科、心血管外科、胸外科与心电图室、心脏超声室等布置在相邻的地方，组成心胸系统疾病诊疗中心；神经内科、神经外科、神经电生理检查室等组成神经系统疾病诊疗中心；消化科、胃肠外科、肝胆外科等组成腹部系统疾病诊疗中心等。这样不仅方便患者依据病情迅速在几个科室就诊，而且相邻的几个科室的医师也可以非常方便地参与会诊和讨论患者的情况、分析资料、相互交流。同时，由于科室的设置邻近也可以将相应的检查设备和仪器就近设置，避免了人流和物流的浪费，为患者和医师提供了方便。

（四）流线设计的"高明度、低密度"原则

罗运湖先生在 2001 年提出了"高明度、低密度"的集散原则，所谓"高明度"是指交通流线、空间组织要简明易找，视线通畅，易于识别；所谓"低密度"是指单位时间与空间的人流聚集度要明显小于计算允许量，使空间感觉舒适宽松。由建筑组成"医院街"的模式即街（医疗街）、巷（各科室）、院（室内外庭院花园）、场（各候诊、休息处）、室（各诊疗、检查场所）等空间，该设计体现"高明度"与"低密度"的特点。

（五）模块化的原则

20 世纪 70 年代内核 Nucleus 模块新系统在 Harness 系统的基础上应运而生并得到了广泛应用，逐渐成为庞大医院重建工程遵循的主要建筑原则。实现了医院的灵活布置，使门诊科室可以根据需要调节单个科室规模的大小，或者增加新的科室，顺应了可持续发展的原则。

动态性是医院的存在方式，医院建筑的易变性表现在它的各级系统中，门诊科室也不例外。其实门诊诊室除少数有特殊要求外，大多数大同小异，具有通用性，这样就有可能引入匀质空间、模块化的设计理念，可以增加空间的适应性，以应对门诊各科室规模与面积此消彼长的状况。另外门诊空间的不断变化要求门诊科室区域的设计具有可持续性，诊室模块化的设计可以解决医院诊室可持续性发展的需求。

随着疾病和社会需求的变化、医疗科技的发展，门诊各科室也在不断地变化发展，科室规模扩大与缩小，合并与分解，新增与删减都是正常的。门诊楼在模块中既可以独立发展又能与其他部门产生便捷的联系，各个科室流线互相不形成交叉，更有利于诊室的调整，可以更好地利用诊室资源。通过近 10 年的统计可看出，随着生活水平的提高，内科、妇产科比例一直呈上升趋势，这与人们的健康意识提高有关；中医科呈下降趋势，儿科、外科变化不稳定。还有随着诊疗模式的改变，医

院增加了一些新的科室，如老年病科、发热门诊、药物咨询门诊、多学科诊疗模式（MDT）等，诊室模块化可以更快速、更有效地调整诊室，来适应社会的需求。

通过符合一定模数的柱网尺寸、层高和荷载，按照模数进行设计、建造、装备形成基本空间单元，按模数设计的空间单元阵列方式进行组合，既能够形成室内大空间的单元化，又可以通过灵活的室内分隔进行小空间的单元化。对于门诊部的建筑空间而言，既需要有大面积的挂号、接待、候诊、共享大厅，又需要独立的科室、办公、诊疗等功能用房。在医院门诊部的设计中，可以通过利用模数化空间的设计手法，满足双方面的需求。同时，灵活可变的空间为门诊部在应对突发事件，也为较大功能变更时进行改造提供了良好的先决条件。在面对诸如新冠肺炎疫情、地震等大型突发事件时，对于门诊大厅等大型空间的改扩建需求，都可以便捷地得以实现，为适应未来功能变化提供便利条件。

（六）公共科室功能均匀布置的原则

公共科室中挂号、收费、取药等空间人流量较为集中，可以采用均匀功能布置原则将其分散到门诊各层、各科室，此举可以缓解集中布置时引起的交通压力，将人流均匀分布到门诊的各个空间中，如北京友谊医院与北京朝阳医院每层设置挂号、收费处。

同相关功能科室就近布置原则作用类似，公共科室均匀布置能大大减少患者在空间中的交通路线，节约患者时间，提高患者就诊效率，这样患者在门诊空间中的停留时间将减少，一方面能够让更多的患者接受诊疗，另一方面也缓解了高峰时间人群堆积的现象。将公共科室功能渗透到门诊楼每个空间中，实现了空间的多功能混合布局方式，为该空间患者提供全方位、多角度的照顾，对一些突发情况的出现也能及时给予应对，当局部功能出现问题时，其他区域可以及时起到辅助作用，维持门诊楼机能的正常运转。

四、门诊空间设计的理念

（一）"以人为本"的设计理念

1. 定义

"以人为本"就是"以患者为中心，倡导人性化服务"，在为患者提供高效、优质的医疗服务的同时，为他们提供无微不至的身心关怀，使患者的需求得到最大的满足。

2. 背景

医学发展中，最重要的一个转变就是医学模式从生物医学模式转变为生物-心理-社会的现代医学模式。在生物医学模式下，疾病的发生、发展和转归机制都建立在生物学基础之上，与之相适应，医院建筑也建立在功能化、技术化的基础之上。近几十年来，随着"社会-心理-行为"科学和社会学的研究成果不断产出，人们对于疾病和健康的认识已不仅仅局限于生理学的范畴。现代人类疾病和死因的统计资料，日益引起医学界对于心理、社会等因素同人类疾病与健康的相关性的极大关注。医学心理学、社会医学、医学社会学和医学伦理学等已在医学界得到广泛的理解和研究。人们认识到生物医学模式概念已不能确切概括人类疾病与健康的性质。世界卫生组织关于健康的概念特别强调在身体上、心理上和社会上的完满状态。这一观念包含了生物、心理和社会因素与人体健康的内在关联性。因此，生物-心理-社会综合医学模式的产生是现代医学发展的必然结果，并已成为当代医学发展的一个新趋势。

医学模式的变化必然要引起医院功能的改变，即由原来单一医疗型向"医疗、预防、保健、康复"复合型转化，医师不再单纯地把患者当作"生物人"，而是"社会人"与"生物人"；这使得医学界将更加重视人的社会、心理需求。医学界涌动着回归人性、回归社会、回归人文传统的思潮，强调在医院建筑设计中，应该引入"人性化""以人为本"的设计观念。

在医院中，对患者、医师、护士、医疗技术人员、培训人员、行政管理人员、探视人员及其他工作人员都各有着不同的要求，医院在其技术内涵之上，更要增加人文关怀。过去，医院往往只根据医师、护士和后勤保障部门职工的需要来进行设计，医院的布置常常是功能科室与走廊交错布置，患者及探视人员容易迷路，不易寻找到需要去的功能科室。部分医院院内环境局促紧迫，单调乏味，喧哗杂乱，甚至有令人不愉悦的气味，进一步加重了患者的心理负担。新的医院建筑设计要求应用新的设计手法，创造吸引人的门诊楼、温馨的诊断治疗用房以及病房。吸引人的门诊楼、愉快舒适的环境不仅可以改善室外环境，科学研究表明它还有益于患者的痊愈。国外甚至有人提出，令人愉悦的室内气味将有益于患者康复。新的医院设计还要求应用新的设计手法来标示其入口，引导患者流向，将患者、探视者等顺利引导至接诊、检查、治疗、入院以及病房等各个功能模块。

对于医院建筑设计来说，随着时间的进展，人们开始认识到，单纯地、无条件地依靠医疗技术来保护和延长生命是有欠缺的，这种脱离患者去治疗疾病，将患者视为"肉体物质"或"生命机器"的倾向，已经导致医疗保健的畸形发展。现在医院设计的艺术化、家庭化、庭院化、数字化趋势将更加明显，医疗环境质量的好坏将成为现代医院的重要评判特征。在医疗环境这个术语中，包含了对医学意义的深化认识和对整体概念的"人"的关切，追求医疗建筑的高情感、人情味，引入生活气息来满足患者的精神需求，贯彻以"患者为中心"的基本原则，已成为现代医院设计和管理的主导思想。

现代化的医院，已经不仅是单纯的患者治疗场所，同时已经成为能够为患者提供心理安抚及缓解焦虑的环境。所以，现代医院更应该着力于改善患者、家属以及医务人员的舒适度和愉悦度。"以人为本"是现代环境设计的一个重要思想，同样也是医疗环境设计发展的必然趋势，门诊环境作为患者到医院接触的第一个院内环境，更应该做到以人为本。

3. 要求

"以人为本"理念要求门诊建筑应当注重人与自然、人与社会、人与人的关系，并将密切关注患者切身利益，最大限度地为患者提供便利作为基本指导思想。实现从传统的门诊就诊过程中的"以医师为中心"转变为"以患者为中心"与"以医师为中心"双中心的医疗服务理念。

总的来说"以人为本"的设计理念是从"人"的精神及实际需求出发，并始终围绕人的需求，将其置于核心地位的设计理念。"以人为本"并非新的理念，而是医学建筑设计本应具备的特质，设计若不能反映和满足人的行为需求便偏离了正轨。对"以人为本"的理解应该与社会发展状况、科学技术水平以及人们的审美意识、伦理道德、历史文化和情感及对物质的需求等因素相互统一，应该做到精神与物质、感性与理性的统一。

4. 总结

医学是人文与科学技术等多个学科的结合，医院是医学的立足点，医院门诊的设计应该寻求自然、建筑和人三者之间的和谐统一，门诊的设计需要利用自然条件和人工手段，把人性的最细微的愿望和需求通过建筑介质表现出来，才能做到"以人为本"，其最终目标是为患者提供一个愉悦舒适的医疗环境，减轻患者看病前的焦虑情绪以及增强患者战胜疾病的信心。

(二) 可持续发展的设计理念

1. 定义

"可持续（sustain）"一词来源于拉丁语"sustenere"，意思是"维持下去"或"保持继续提高"。在1987年以布伦特兰夫人为首的世界环境与发展委员会（WCED）发表了报告《我们共同的未来》，正式提出并使用了可持续发展概念，并对之做出了比较系统的阐述，产生了广泛的影响。有关可持续发展的定义有 100 多种，但被广泛接受且影响最大的仍是世界环境与发展委员会在《我们共同的未来》中的定义。该报告中，可持续发展被定义为："能满足当代人的需要，又不对后代人满足其需要的能力构成危害的发展。"

可持续发展的设计理念包含注重对资源、能源的有效利用，防止污染、保护环境和谐等功能性、经济性、社会文化等方面的内涵。可持续的建筑设计透过整合建筑及环境，以构建"可持续使用的建筑"去满足使用者特定的需求，既要能够减少资源消耗以延长自然资源利用、保护环境、减少污染，又要提高建筑的使用效率，营造优质空间环境为使用者服务。节能与高效是不可割裂的一对名词，因而，可持续的建筑设计就必然同时包含这两个方面的内涵，具有可持续使用性、节能、高效，并能够同时兼顾使用者生理与心理需求的建筑设计，才是真正的可持续设计。

2. 背景

人类对于建筑的需求随着经济、文化、科学技术的发展，从最初的"凿户牖以为室，当其无，有室之用"，到柯布西耶提出的"居住的机器"，直到今天，对于技术与艺术的双重追求从未停止过。20 世纪 90 年代以来，在建筑从设计到运行的整个生命周期过程中所要关注的内容更是增加了对于周边环境、自然界的影响，以及对自然能源的节约与利用的理念。建筑的可持续发展已成为当今建筑设计的重要主题。由此可见，对于综合医院门诊部建筑空间可持续设计的研究是必不可少的。

当今时代正处于前所未有的大发展时期，无论是社会、经济，还是思想、政治等格局都有着明显的转变，而新科学、高技术的不断涌现，突出地强化了这一巨变的特征。这种特殊的时代背景以及医疗技术的不断更新，使医学领域产生了医学模式总是处于持续的发展变化之中的认知共识。每一种医学模式都有一种医院建筑形态与其对应，而门诊楼作为医院的重要组成部分，必然也随着医学模式的变化而不断更新、完善。我国现阶段，在医学发展模式、医疗科技进步和医疗体制变革等多种因素的影响下，医院类建筑在设计过程中所遇到的新的要求也同步被提出，这就需要医疗建筑的设计应符合可持续发展的理念。

3. 要求

（1）适应性　建筑空间的适应性设计是指能够满足各种变化需求的建筑空间和结构形式。空间的适应性设计要求建筑具有可调整、变化、发展的能力，能够动态地适应功能、流线变更的实际使用需求。空间的适应性设计不应当独立于常规设计方法之外，必须包含于建筑之中，并且将之扩张到从建筑建成、使用，直至未来改扩建设计再利用的整个生命周期之中，将可持续的时间因素变为建筑设计的第四维因素。空间的适应性设计与建筑空间的可持续性在根本上是一致的。适应性设计能够满足未来发展变化需求，其研究对象包括空间、功能的可调整、变化。对于门诊部建筑空间而言，这正是其实现可持续发展的有力物质保证。医院门诊部建筑空间的适应性设计需求可以通过变革建筑内部功能空间分隔和增建新的建筑空间两种方式实现，即空间调整型与扩建型。

（2）前瞻性　在众多国外综合医院的设计、改扩建工程实践中可以看到，对建筑布局的整体把握，在设计当中占有主导性的地位。建筑一旦建成，便无法更改基地选址、朝向、整体布局模式等硬性设计指标。因而在建筑设计的布局过程中，就应充分关注与周边环境的结合，选取适宜的模式，考虑今后的发展。同时，为了应对建筑在使用过程中可能出现的需要增建、改扩建的实际问题，在初始整体布局过程中就为未来发展留有余地，能够帮助建筑在未来使用、发展过程中更好地运营下去。

（3）节能性　在全球性能源短缺的今天，建筑耗能对全球的能源消耗造成长期而又日益严重的影响。根据有关资料统计，在英国消耗的全部能源中，大约有一半与建筑有关。而在我国，建筑的运行能耗占全国能源消费总量的21.2%，单位建筑面积能耗是发达国家的2～3倍以上。当前，我国的医疗投入在不断增长，同时也出现卫生保健的投入与产出差距持续拉大的局面，我国门诊建筑面临着巨大的能耗压力。因此，我国的门诊建筑在新建或者扩大规模、完善医疗设施的同时，应该充分考虑建筑节能的问题。这样，一方面，在门诊部建筑的发展过程中，原有建筑不至于在还远未达到使用年限就由于无法适应新的发展需要而被迫拆除；另一方面，在进一步的改扩建中也可以尽可能地利用原建筑而减少改扩建的工程量。

（4）环保性　根据《中华人民共和国环境保护法》的规定，环境保护的内容包括保护自然环境和防治污染两个方面。也就是说，要运用现代环境科学的理论和方法，在更好地利用资源的同时，深入认识污染和破坏环境的根源与危害，有计划地保护环境，恢复生态，预防环境质量的恶化，控制环境污染，促进人类与环境的协调发展。基于可持续理论下的门诊楼的设计，满足门诊功能需求发展的同时还应保护环境和减少污染，为人们提供健康、实用和高效的使用空间，创造自然和谐共生的建筑。

4. 总结

门诊楼的使用功能十分复杂，其复杂性不仅在于它的多样性、复合性，更重要的是它的可变性，即可持续发展的特性。没有一种不变的医疗模式可以引导医院建立一套固有的设计模式，但与自然界其他复杂事物一样，在这些繁杂的表面背后，必然存在着其内在的基本规律，而探索这种规律，即基于可持续理念下的设计理念正是门诊楼设计应该遵循的理念之一。

综合医院门诊楼的设计与城市公共生活密不可分，只有充分考虑人民群众的最根本需求，在借鉴国外综合医院门诊楼改扩建设计的基础上，从我国实际国情和中国城市的具体情况出发，才能创造出具有自身特色，适应国内发展，符合医疗需求的变化的门诊设计方案。

（三）平疫结合的设计理念

1. 定义

本文中所提到的"疫"主要是指以呼吸道传播为主的烈性传染病，其对建筑空间设计的要求更高，主要表现为严格按照"三区两通道"设计，使医患分离、洁污分区，并合理组织气流流向。平疫结合是指按照疫情使用的原则预留疫时容量，可兼顾平时常规诊疗活动的使用，疫情暴发后可快速调整布局实现功能转换，收治烈性传染病患者。通过调整转换，使其效能最大化。

2. 背景

人类是自然界的一部分的属性决定了人类与传染病长期斗争共存的命运。21世纪以来，人类的生存环境面临多次挑战，尤其是 2003 年 SARS 疫情以及 2019年末新型冠状病毒肺炎疫情的暴发与流行，对我国公共卫生体系造成了严重的冲击，各地医疗机构及医护人员都面临着严峻的考验。2019 年末暴发的新冠肺炎主要以呼吸道传播为主，由于病毒的传染性极强，短时间内烈性传染病患者激增，传染病专科医院作为传染病患者的主要收治场所，数量及规模有限，短时间内无法完全收治激增的烈性传染病患者，而综合医院作为我国医疗服务提供的主体，其发热门诊在疫情期间承担发热患者的筛查和留观的工作，但是由于硬件设施不完善、功能流线设计不合理等问题短时间内无法满足烈性传染病患者的诊疗空间需求，极易损失疫情防控初期的最佳黄金阻断和诊疗时间。

综合医院主要负责综合疾病的诊疗，具有较强的诊疗能力，其诊疗空间主要是按照常规疾病的要求设置，但相比于传染病医院的诊疗空间，防控级别会相对弱一点。在这次新冠肺炎疫情中，由于患者无法判断感染的疾病是否为烈性传染病，常选择到附近的综合医院就诊，而综合医院的建筑功能空间无法满足以呼吸道传播为主的烈性传染病的隔离防控要求，在接诊救治传染病患者过程中，院内存在聚集性感染风险。为充分发挥综合医院在疫情防控中的作用，提高综合医院应对公共卫生突发事件的救治能力，基于平疫功能转换的设计理念是承担疫情救治的定点综合医院的必然选择，也是新建综合医院必须遵循的设计理念之一。

3. 要求

新建综合医院考虑可转换病区建设，根据医院规模配备相应的重症监护病区的床位数，改善呼吸科、感染科的设施条件，设负压病房以及大型中心实验室，提高重大疫情期间的检验、检测能力。既有综合医院可考虑功能空间转换设计，综合医院通过在设计初期预留改造条件，平时作为普通患者的诊疗场所，在疫情期间，通过简单的改造便可收治传染病患者。

基于平疫结合在实践中的运用，提出综合医院改造设计要点。主要内容包括：一是整体设计，综合医院中的传染病诊疗区域自成体系且预留可拓展空间。二是局部设计，通过预留疫时转换空间和条件实现平疫结合。三是辅助系统，将互联网、智能物流传输系统引入医院，打造智慧化医疗体系，减少接触，降低交叉感染的风险。

在总体布局方面，综合医院需利用预留用地提前预埋管线等设备以便在疫情期间快速搭建传染病区，并需合理划分平时与疫时的功能分区、交通流线，打造院中院的总体布局。在建筑空间方面，通过在门诊、急诊大厅预留预检分诊空间，普通门诊按照医患分离理念将患者通道与医护人员通道分开设置，以便在疫情期间快速转换为传染病诊疗区。常规传染病区需在传染区与清洁区预留半污染区，房间预留设备接口，使其在疫情期间能经过简单的改造快速转化为传染病诊疗区，达到扩容的作用，以便收治更多的烈性传染病患者。配套设施中的空调通风系统按照不同的功能分区设置独立的通风空调系统，通过控制不同分区的压差，合理组织空气流向，使空气从清洁区流向半污染区再流向污染区，将污染源控制在污染区，统一进行消毒，以免污染周边环境。传染病诊疗区需预留污水处理专用池，定点医院需储备多种供氧设备。最后将智慧系统引入医院中，通过智慧医疗平台以及智能物流传输的应用，实现智慧化医院，减少人员接触感染。

4. 总结

2003 年 SARS 疫情以及 2019 年底新冠肺炎疫情的暴发，提示我国传染病防控形势依然严峻，目前国内疫情呈多点散发，疫情防控已成常态化趋势。综合医院作为我国医疗服务的主体，疫情期间其发热门诊主要承担筛查和留观的任务，然而目前综合医院的发热门诊存在功能流线不合理、不符合烈性传染病患者的隔离诊疗条件等问题，为使综合医院服务效率最大化，提高定点综合医院应对突发公共卫生事件的能力与效率，基于平疫结合的设计理念进行新建医院或者改造现有定点综合医院是非常有必要的。

第二节　门诊建筑设计规范与布局

按照门诊建筑设计的理念，门诊建筑可分为公共区域空间、医技科室空间、诊室空间与特殊空间四个部分，下面就对这几个不同部分的空间设计进行阐述。

一、门诊建筑的整体规范

(一) 门诊建筑的面积要求

按照《综合医院建设标准》（建标 110-2021）门诊部应占规划总建筑面积的 12%～15%，医技科室应占规划总建筑面积的 25%～27%，因此门诊与医技科室共同占规划总建筑面积的 37%～43%。《绿色医院建筑评价标准》（GB/T 51153—2015）4.2.2 条又提出：绿地率高于当地控制性详细规划的要求 40% 为满分，结合两个标准规范，另考虑增加室外道路、停车场、消防作业面等占用面积，得出医院的建筑密度≤0.35，绿化率≥0.4 比较适宜。若建筑密度≤0.35，以医院总占地面积为 10 万 m² 为例，建筑面积应不超过 10 万 m²×0.35＝3.5 万 m²，医疗建筑与办公、教学、科研、辅助建筑的面积分配比例没有明确规定，查询相关文献综合建议按 6∶4 比例分配比较适宜，所以医疗建筑面积应不超过 2.1 万 m²，门诊、急诊、医技功能共计 1.5 万 m² 以建五层适宜。

(二) 门诊建筑的布局

1. 街巷式

门诊大厅与各候诊厅之间以较宽的走廊——"街"联系，各科室内部以次宽的走廊——"巷"联系。街较长（>50m）、较宽（>6m），巷较短（约 30m）、较窄（约 4m）。街常做二次候诊，巷常做一次候诊。实际工程设计中要注意避免出现各方宽窄、长短近似的"十"字路口，从而使空间失去层次性而易迷失方向。街巷式平面布局见图 4-2（首都医科大学附属北京同仁医院门诊平面示意图）。

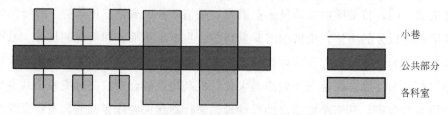

图 4-2　北京同仁医院门诊平面示意图

流线与空间分析：空间自明性强，空间形态充分利用了人们在日常生活中走街串巷的行为导向经验，满足了患者对空间的习惯性识别要求。街巷式布局的流线顺畅便捷、主次分明。

2. 庭廊式

门诊各科室围绕内部庭院或者中庭来布置，是集合与分散相结合的一种平面组合形式。庭院或中庭周围可布置公用设施，在尽端部分则安排门诊各科室。庭廊式平面布局见图 4-3（中日友好医院门诊平面示意图）。

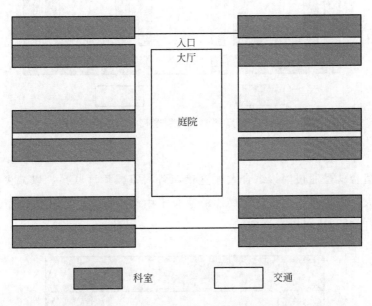

图 4-3　中日友好医院门诊平面示意图

流线与空间分析：空间开阔，流线简明。庭院或者中庭可进行景观设计或作为休息区域，改善了空间环境，舒缓患者的心情。

3. 套院式

一些大型的或者特大规模的门诊楼，为了强调良好的自然通风和采光条件，营造出宜人的门诊环境，采用多个院落组合的方式来布置各科室，大厅与各候诊厅之间以走道联系，形成比较复杂的"套院式"门诊楼。套院式平面布局见图 4-4（中国医学科学院肿瘤医院门诊平面示意图）。

流线与空间分析：由于采用院落的构成模式，各部分通风采光良好，但西向房间要注意减轻不利朝向的影响。由于科室是环状布置，要注意形成盲端以防穿越。多个套院使占地面积和交通面积增加，流线加长，空间自明性稍差。

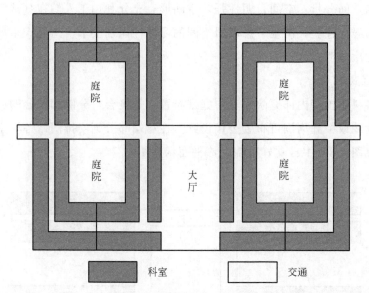

图 4-4 中国医学科学院肿瘤医院门诊平面示意图

4. 厅式组合

厅式组合就是通过门诊综合大厅直接与各科室候诊厅联系，以减少中间环节，各科室沿大厅周边布置。这种布局比较适合于中小型医院。厅式组合布局见图 4-5（日本丰冈医院门诊平面示意图）。

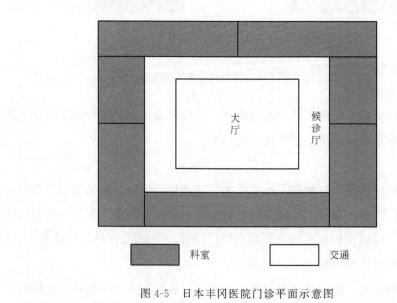

图 4-5 日本丰冈医院门诊平面示意图

流线与空间分析：空间向心性强，大厅易于布置，若环境处理好则能形成良好的医院形象。空间形态简单，科室分布一目了然。但由于空间的高度集中，科室的独立性不容易保证，不易形成盲端。交通方式明确，流线简短便捷，环厅走廊人流集中，需要保证走廊宽度。

5. 板块式

由于很多大城市用地紧张，为了节约用地，缩短流线，提高效率，国外（尤其日本）的一些大型医院，采取大面积板块式的门诊布局，各科室紧密相连，平面极为紧凑，使用全人工照明和全空调的室内环境。全人工环境并不是现代化医院和高档的标志，更多的是医院日益膨胀的规模和紧缩的城市用地之间矛盾的产物，如上海市东方医院坐落在高楼林立、寸土寸金的陆家嘴地区，唯有采用一栋式整体设计和板块式门诊布局才能在一定程度上解决用地紧张与医院布局的矛盾。采用这种布局首先要有经济实力和良好设备的保证。板块式布局见图4-6（上海市东方医院平面示意图）。

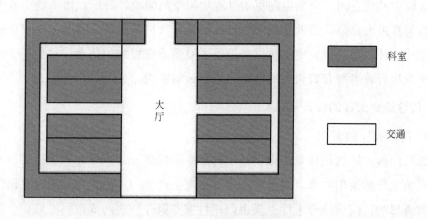

科室

交通

图 4-6　上海市东方医院平面示意图

流线与空间分析：平面紧凑，空间利用率达到最高。由于部分空间采用内廊形式来布置各科室，难免出现较多采光差的房间。因此在单体设计中，合理地布置医疗用房的朝向，将不需要采光的医技用房及人员较少停留的辅助用房（如更衣室、仪器室等）置于没有直接采光面的位置，尽量让部分需要通风和采光的诊室可以拥有采光通风。由于平面紧凑，板块式布局流线较短，交通也较为明确。

以上总结了几种门诊空间模式，在实际设计中，由于各种因素的影响，空间形态未必像以上示例那样标准和清晰，只要满足医疗功能，满足患者的行为和心理需求就可以。

二、公共区域空间设计规范

本书在综合医院建筑范围内所讨论的门诊公共空间主要是指处于医院就诊流程中与门诊诊室、化验检查、卫生后勤等用房外，既属于门诊内部空间部分，也属于医院提供给所有门诊使用者的并且不直接进行医疗诊治过程的开放性公共使用空间。主要包含且不局限于医院门诊建筑中门诊综合大厅、等候空间（含一次候诊、二次候诊和其他功能区域）、以医疗主街为核心的流线体系（含楼、电梯等交通区域）、公共卫生间以及其他辅助服务功能区域。由此可以看出，门诊公共空间是一个由多种不同功能、不同尺度的空间组合而成的多空间综合体。

门诊公共空间是患者就医流程中的主要流线框架以及核心活动区域，其涵盖了80％以上的就诊者所需的功能区域，也是患者以及陪同人员的最主要活动场所。相较于医院的其他空间，公共空间更加具有建筑空间的设计特征，给予使用者更大的选择权与自由度。门诊公共空间如果可以给就诊人员带来舒适安定的空间氛围以及人性化的关怀，在一定程度上可以帮助患者增强治愈疾病的信念，对于提高医院治疗水平及运行效率都有着很大的帮助以及深远的影响。

（一）门诊综合大厅的设计规范

1. 门诊大厅的面积

医院门诊大厅的设计是门诊设计中的重要组成部分。大厅面积设计得恰当与否直接影响大厅的使用效果，对患者心理与生理会产生一定的作用，同时对医院形象也有重要影响。门诊综合大厅主要由公用科室和服务性房间或空间组成，公用科室如建卡处、总服务台、挂号处、划价处、收费处、取药处、化验处等窗口，服务性房间或空间比如咖啡厅、小超市、礼品店、自助银行、休息处等也多在大厅内或紧邻大厅设置。以合厅式大厅面积指标为例，根据 7 所近年来新建的医院门诊大厅的轴线面积统计，平均每门诊人次约 $0.3m^2$ 左右。一所 3000 门诊人次的医院大厅面积至少在 $900m^2$ 左右。

2. 门诊大厅的布局

（1）合厅式 是指将挂号、收费、化验、取药等窗口合设在大厅内，各公用科室和服务房间环大厅周边布置。合厅式的好处是各公用科室和服务房间一目了然，办理各种手续的辗转流线较短；缺点是人流集中，易造成拥挤和混乱，要注意加强交通的设计。因此，是否采取此种大厅应该充分考虑门诊就诊人次，如果就诊人次过多，会导致人流量更加集中，门诊流线的流转会受到阻碍，因此，此种设计更适合就诊人次较少的专科医院。如果门诊人次较多，此种大厅要注意适当加高层高，避免人流高峰时段空间的压抑感。

目前，由于医院规模的迅速扩大，大厅的面积也呈上升趋势，合厅式空间形态也由原来的一层变为多层贯通的中庭式综合大厅。这样大厅成为绝对的空间主导，公用科室和门诊科室既集中统一在大空间内，又分散在视线所及的不同位置和楼层。大厅空间高朗明亮，一扫传统门诊的压抑阴冷气氛，对改善医院的形象和增加医院竞争力也很有帮助。

（2）联厅式　联厅式门诊空间由2～3个厅连在一起，互相贯通而组成。几个厅有不同的功能，辅以便捷的交通，分散人流效果明显。联厅式突出的优点是将大厅的功能分解，避免人流过于集中，尤其是较早建设的医院，门诊大厅面积普遍偏小，采用多厅相连布局效果较好，流线顺畅，迂回交叉少，但缺点是相应的流线变长，平面不是很紧凑，占地面积有所增加。

（3）街厅式　街厅式即较长的纵向大厅，街两侧布置公用科室和各种公共设施，有丰富的绿化和环境设计。街厅式的优点是空间开阔，环境宜人，交通效果好，易形成社区气氛。在早期采用街厅式布局的医院，街厅多为一层，由走廊逐渐加宽发展而来。近些年来随着大型综合医院规模越来越大，社会对医院环境要求逐步提高，街厅向多层发展，多为贯通的3～4层，有顶部采光，整体空间环境进一步优化，是医院建筑公共空间与其他共建类型风格逐渐融合的表现。此公共空间形式常为大型综合医院、医疗中心和大型医疗建筑群采用。

街厅式最主要的表现形式就是医院街，也称医院主街或主街。其概念来自于城市设计，将服务项目沿主要街道布置，从而在医院内形成一个"商业步行街"。医院街是整个医院建筑系统的枢纽，构图丰富，动静结合，其中布置咨询台、医药小超市、宣传展板、绿化、休息座椅等为患者及家属提供生活服务；设置自动扶梯、垂直电梯、楼梯等，解决交通拥堵的问题；大厅顶部设计玻璃采光，整个共享空间光线充足，温度宜人，创造了一个绿化充分、充满希望的空间，在相当大的程度上改变了传统医院冷峻严肃的形象，充分缓解患者紧张的情绪，从而使患者可以用一种轻松平和的心态来面对整个就医过程。主街是医院人性化设计的集中体现，对塑造医院的良好形象起着重要的作用。医院主街的设计理念，反映了当前社会发展趋势下，医院所负担功能与定位的微妙变化以及新的健康医疗概念的要求。

3. 门诊大厅的功能单元

我们将门诊大厅分为主要功能单元、次要功能单元、附属功能单元三部分（见表4-1)

表 4-1　门诊大厅功能空间构成类型

空间所属	功能构成
主要功能空间	挂号、取药、收费、问询、导诊
次要功能空间	银行柜员机、卫生间、饮水台、轮椅摆放等
附属功能空间	休息交流、商店、咖啡店、餐厅等

（1）主要功能空间的设计

① 门诊大厅挂号空间设置分析（见表 4-2）。

表 4-2　门诊大厅挂号空间设置分析表

挂号空间设置	楼层设置情况	应用范围	应用医院
一层大厅设置挂号处	分层挂号(其他楼层也可挂号)	最为普遍	中国人民解放军总医院
	其他楼层不可以挂号	多见于老医院	上海长海医院
一层大厅不设置挂号处	实行分科挂号	较为少见、新的模式	天津市人民医院
	在二层挂号	较为少见	浙江大学医学院附属第一医院
	将挂号移到门诊大楼外	多见于老医院	首都医科大学附属北京同仁医院

对以上挂号方式进行分析：大厅一层设置集中挂号，患者易于寻找方位，符合一般患者看病的心理，是传统的布局方式，但容易造成大厅拥挤、嘈杂，给医院形象带来一定影响。采取二层挂号的方式，底层大厅相对开敞，环境相对安静，较易形成良好的医院形象，但是流线长，增加患者往复的过程；电梯的使用频率高，不利于疏散人流。采取分层挂号的方式，流线简短便捷，有效地对患者进行了分流。但是一定要注意需要做好说明以及引导标识系统，否则易给患者的寻找带来不便。分科挂号流线最为简捷，对患者的分流更加彻底，减少了患者往复的过程，降低了交叉感染的概率，仍然需要做好说明以及引导标识系统，否则易给患者的寻找带来不便。

② 门诊大厅收费空间设置分析。作为门诊流程的一个重要组成部分，收费功能的具体设置方式也出现了一些新的变化。目前，门诊收费空间设置形式主要有以下几种：大厅设置集中收费，其他楼层不设置收费处，在大型医院中已经比较少见。大厅设置收费处，其他楼层也设置收费处，实行分层收费，多数医院已经实施了这一模式，效果良好，减少了患者等待的时间。大厅不设置收费处，其他楼层设置收费处，实行分层收费，此类形式比较少见。大厅不设置收费处，在各个科室实行划价收费，这种形式也比较少见，患者在科室看完病后直接在科室中划价收费，流线简捷，省去了不必要的往复但是医院的人力成本较大。

目前随着互联网支付的应用，划价收费可以在线上完成，而且目前有很多医院设立一站式服务中心，可以实现挂号、缴费功能整合，极大地提高了医院效率。

③ 门诊大厅取药空间设置分析。取药一般是门诊流程的最后一站，患者在取完药后即离开医院，因此取药应设置于门诊流程的终端，患者就诊完毕，取药后直接离去，不走回头路。取药功能设置得合理与否对于能否缓解大厅压力、改善门诊大厅环境、理顺就诊流程有重要意义。

取药空间设置方式主要有以下几种：大厅设置集中取药处，如中日友好医院，这种方式对于比较老旧的医院或者门诊大厅比较紧凑的医院会导致拥堵，尤其是如果医院将取药处放到大厅最内部，会使原本狭小的空间更加拥挤；底层大厅不设置取药处，将取药处设在二层，如杭州市第三人民医院，这种方式在一定程度上减少了底层大厅混乱的场景，但是取药处设置在二层相比在一层，增加了患者中间停顿的环节以及在门诊的逗留时间，同时也增加了电梯、扶梯等的使用频率，因而将取药处设置在一层或二层应当根据各个医院的实际情况而定；大厅不设置取药处，将药房的一部分或者全部迁至门诊楼外，对于一些门诊面积较小的医院，采取这样的方式未尝不是一种解决方法。

④ 门诊大厅问询导诊处设置分析。问询是初次就诊的患者到达医院门诊大厅时发生较多的行为，因而设置地点明显的问询处对于患者快速找到目的地，缓解看病的心理压力有明显作用。问询处一般会聚集不少人，问询行为一旦发生势必改变患者原先既定的行走路线，将会发生转折和停顿，因而需要相应的空间与之配合。为保证其他就诊程序的秩序性，问询处的设置应注意以下几点：问询处的设置要符合患者的行为规律；应尽量安排在门诊主要活动路线附近或者在大厅内容易被发现的地方；可在主要进出交通线一侧或端部以及几条交通线的交叉点处设置，但需留出适当的缓冲和停顿空间供人们驻足，其空间结构仍保持原有的现状特征，只在局部放大即可；应避免与大厅内其他功能发生干扰。

⑤ 门诊大厅各个空间设置总结。在建筑设计上，将划价处、收费处和中西药房与对外窗口邻接、并立，划价与收费一次办理，处方通过网络内部传递，患者在一处办完划价收费手续后，即可在候药厅候药，待窗口显示号码时，再直接到窗口取药，然后就可很快地离开医院。这种方式既减少了医院内的人流，也避免了不同患者之间的交叉感染。

（2）次要功能空间的设计

门诊次要功能空间包括卫生间、银行柜员机、商品售卖机、饮水台、轮椅摆放空间等，除卫生间设计有具体要求外，其他空间具有不确定性，设置比较随意，一般根据使用者的行为习惯设置。因此，本章节主要介绍卫生间的空间设计要求，其他空间比如轮椅摆放空间可能在门厅入口处，饮水台可能分散在综合大厅的某几处地方，其设置的宗旨就是为使用者带来人性化的服务。随着社会不断进步，在医院建筑中已经越来越多地出现了人性化的服务。现在一些医院如天津市第一中心医院、天津市人民医院等为门诊使用者提供手机充电站。北京市海淀医院则为患者提供了自动除菌净手器，使用该净手器喷雾一分钟后，可有效杀灭手部病菌90％，在一定程度上降低了院内感染的风险。

① 卫生间的设置要求。卫生间应放置在位置稍微隐蔽一点的地方，而且是人流量集中和较易发觉的位置，交通要方便。卫生间设置的参考原则包括：由于卫生间是患者大小便标本采集的地方，因此，卫生间靠近门诊化验室为好；候诊厅是患者聚集的地方，因此，卫生间也往往设在两个候诊厅之间；电梯厅作为疏散人流的主要交通要道，交通方便，卫生间有时也与它合设；在门诊入口处以及"T""＋"字交通地带应该设置明显的标识系统，以便于寻找。

② 卫生间的设计要点

a. 卫生间蹲位＝日门诊量×（10％～15％），一层适当增加；卫生间数量按日门诊量计算，男女患者比例一般为1：1，男卫生间每100人设大便器1个，小便器2个；女卫生间每100人设大便器3个；考虑到患者身体的原因，他们的行为动作会稍显缓慢，因而，蹲位可以考虑多设置一些；患者使用的卫生间隔间的平面尺寸，不应小于1.10m×1.40m，门应能里外开启；患者使用的坐式大便器的座圈宜采用"马蹄式"，蹲式大便器宜采用"下卧式"或有消毒功能的大便器；大便器旁应装置"扶手"。

b. 应设无障碍专用卫生间，男、女公共卫生间应各设一个无障碍隔间厕位。卫生间应设输液吊钩，应考虑在非无障碍卫生间内解决乘轮椅者转弯、转身的问题。

c. 医院卫生间应尽量避免与患者身体有所接触，避免使用用手去接触的冲水器。现在一些新建的医院采用红外线感应冲水设施，方便、人性。但是有些医院的红外线感应有时不太灵敏，造成了不便。目前脚踏的冲水设施是一种比较好的选择。卫生间应设前室，并应设非手动开关的洗手盆。医院洗手盆应是红外线感应的，要有烘手之类的设备。

d. 在只有单性别可用卫生间的地方，设一间男女合用卫生间便于异性进入以帮助残疾人。因为协助残疾人的通常是残疾人的配偶或异性朋友，他们会因进入不同性别的卫生间感到难堪与不便。理想的情况是建一定数量的男女合用卫生间，同时在主卫生间里可以建一些可用单间。

e. 门诊卫生间应分患者卫生间和医护人员专用卫生间，医护人员专用卫生间一般与更衣室结合设置，在我国较早的医院建筑设计中，医护人员专用卫生间和无障碍专用卫生间都没有设置。随着人性化意识的增强，大部分新建的医院建筑的门诊部都设置了无障碍专用卫生间，如北京市海淀医院等，只有个别新建医院既设置医护人员专用卫生间，又设置无障碍蹲位，如浙江大学医学院附属第一医院。

（3）附属功能空间的设计　在建设高情感、人性化的现代医院门诊楼的指导下，有很多为健康人服务的公共空间环境设计手法出现，比如休息交流区、商店、咖啡店、餐厅等附属空间的内容被合理而自然地纳入门诊楼的空间环境设计中来，营造出许多泛宾馆化和泛商业化的空间，附属休闲、商业空间的合理设计对于改善就医环境来说具有重要意义。

① 商业空间设置。现代许多医院在门诊大厅中加入一些如商业零售店、鲜花礼品店等以满足患者及家属的需求，取得了良好的效果。

a. 角落空间的利用。把消极的角落空间利用起来，与门诊综合大厅融为一体。例如北京市海淀医院的商业空间设计在楼梯的下部。又如复旦大学附属中山医院的商业空间就设计在角落一处，作为开放空间的一部分，患者可以在办理各种手续的等候过程中在此处购买书本、食品等。

b. 作为一个独立的空间，与其他空间分割开来。例如浙江大学医学院附属第一医院的商业空间是以店面的形式存在，保持了门诊大厅空间的整体性。

c. 与医院街结合。主要以开放式医院街的形式展开，其优点是把商业功能与医疗空间分开，减少了此类非医疗区对医疗区的干扰，便于独立管理。同时也把已结束诊疗的健康者与急于就诊的患者分开在不同的空间，呈现背靠背的平面和空间形态；减少了心理上的压力，增加了就诊前后患者的舒适感，也有利于防止交叉感染。另外，可以在"街"的两侧设置大量附加功能，例如各类商店、保健、餐饮、娱乐设施、书报亭，甚至小型图书馆、邮局、银行等。

d. 独立于门诊楼外设置。陆军军医大学第二附属医院（新桥医院）将商业设施、餐饮等设置在整个医院的入口处，方位设置明显，患者在进入医院时便可清楚地看到。

② 休闲空间设置。休闲空间相对于交通、候诊这类功能性较强的空间来说显得更为随意，一般都与其他空间结合在一起设置，扩大空间，增强其开放性，营造出轻松愉快的氛围。形式上可以是纯室内空间、室外空间、灰空间等。

(二) 等候空间的设计规范

等候空间是患者门诊时花费时间最多的医疗活动场所，患者对等候的忍耐程度与环境舒适度、空间趣味性密切相关，如果在一个舒适而又充满人文气息的环境中，往往不觉时光漫长；但在拥挤嘈杂、昏暗压抑、充满异味的不舒适环境中，就会感到焦躁、恼怒、时间难熬。因此，如何为患者创造一个宽敞明亮、舒适温馨的充满人性关怀的候诊空间就显得非常重要。

1. 等候空间的面积

首先是必须具备足够的空间体量，在高度恰当的情况下一般以面积控制。据调查，候诊厅的面积，以该科日门诊人次量的 15%～20% 作为高峰在厅人数，再按成人 $1.2～1.5m^2/$人，儿童 $1.5～1.8m^2/$人计算较为合理。

2. 等候空间的设计要求

无论何种候诊方式与空间形态，怎样减少患者因等候及病痛带来的烦躁，保持一个放松、愉悦的心情，是候诊设计必须加以重视的问题，因此候诊区的人性化设计越来越重要。

① 候诊空间内由于人员集中，因此通风、采光很重要，尤其通风要好，在调研中一些医院候诊空间开窗太少，空间压抑闭塞，对患者病情和心理有一定程度的负面影响。集中候诊区最好设在直接对外通风、采光，室外景观较佳的位置，使患者可看到窗外景致。走廊候诊有中央候诊或两侧候诊两种形式，端部应尽量对外采光、通风。候诊区的设施也应考虑周到，厅内可设报刊等服务内容，设置电视或音乐播放也有良好的效果，但目的是舒缓心情而不是真正地收看或收听，故切记声音要较小，大候诊厅还可设小卖部及餐饮等设施。

② 在室内设计时，还必须考虑到残疾人、老年耳聋患者的服务，对于这部分群体必须采用特殊的服务方式，如可以翻牌叫号、电子显示叫号等。同时，可增设看病流程图，采取小卡片发放、墙上图表显示、引导就医等多种形式。

③ 在材料方面，建议采用吸音材料，降低噪声。在候诊室角落区可种植或摆放花木，起到美化环境和吸声作用。有些医院候诊室的照度不合格，很大程度上是因为灯光布局不合理，建议增加壁灯、地脚灯等辅助光源，及时更换发光昏暗、损坏的灯具，提高照明度。

④ 儿科候诊厅宜设儿童活动区，放置玩具。在有条件的情况下建议设置两个候诊室，传染病患儿候诊室和非传染病患儿候诊室。传染病患儿要进入隔离诊室，避免正在等候常规检查或者注射的患儿与其接触后导致交叉感染。如果空间有限，

传染病患儿的候诊室可以设计成一间检查室且应该有一扇门朝外开或者向着走廊开。

⑤ 妇产科的候诊室应该宽大而舒适。如果患者处在一间设计不错、照明良好，有流行杂志看，又有舒适的坐椅，在墙上挂着有趣的艺术作品的房间，患者会多一些安慰。

⑥ 精神科候诊室应该布置得富有居家特点。患者在治疗前经常很紧张，因此，候诊室应该使用令人放松的色调，使患者感到舒适，候诊室的周边环境最重要，色彩和设计应该看起来很安静，作为背景应当很和谐，不要看起来让人感到兴奋而分散精力。为了使患者感到心情怡然，候诊室内不应有对比强烈的颜色或图案。

⑦ 运用高新技术，提高服务效率。一些有条件的医院已经配备了电子分诊系统设备，该系统可以大大提高分诊工作效率，充分体现先进设备的优势。一方面，患者坐在候诊室可以从屏幕上及时了解就诊进展情况，做到心中有数，心境平和，避免了围拥吵闹的现象；另一方面，护士在分诊台，可以掌握诊室内医师诊疗的情况，避免了护士在分诊台与诊室之间来回奔走，降低了工作强度，有更多的时间为患者提供全方位的服务，巡视候诊患者，仔细观察病情，发现问题，针对性做好处理和指导。

3. 等候空间的设计形式

（1）厅式候诊　这种厅多为一次候诊使用，人员较为集中，候诊时间较长。因此需要有一个舒适温馨的候诊环境，为了保持诊室的安静和秩序，一次候诊厅与诊室之间应该用治疗室、处置室缓冲过渡一下，再进入二次候诊廊道。候诊厅的形式又分为单面厅、双面厅和中厅。

① 单面厅。多为门诊人次较少的科室作一次候诊用，这种厅只占一面外墙，厅的对面安排治疗室、处置室等，若用于大科室，则单面厅需拉得很长。

② 双面厅。多用于门诊人次较多的科室，这种厅占对应的两面外墙，采光通风好，与诊室的二次候诊区短边相邻，易于管理，保证诊室秩序。

③ 中厅。将中间走道扩大，在中线上背靠背设置座椅，是廊式的一种变形，这种方式由于是内厅，无自然通风、采光，依赖人工照明和空调设施，作为时间较短的二次候诊较好。

（2）廊式候诊　多作为诊室外面的二次候诊使用，又分中廊与外廊两种形式。

① 中廊候诊。顺走廊内墙安排座椅，走道宽度宜在 3.5m 左右，一般用作二次候诊或小科室的一次候诊，这种方式只宜用于科室内部走廊，不能用于公共走廊。廊道不宜过长，否则光线和通风都受影响。

② 外廊候诊。沿外墙设候诊廊，采光、通风、景观条件都很好，考虑到气候影响以封闭走廊为佳，座椅靠窗布置，可观赏到窗外庭园、绿化、花池，是较为舒适的候诊环境。其向内接中廊作为会诊联系的医用通道。

(三) 门诊医技科室设计规范

1. 放射科

① 位置与平面布置要求。宜在底层设置并应自成一区，且应与门诊部、急诊部和住院部邻近布置。有条件时，患者通道与医护工作人员通道应分开设置。

② 用房设置要求。应设放射设备机房（CT扫描室、透视室、摄片室）、控制、暗室、观片、登记存片和候诊等用房；可设诊室、办公、患者更衣等用房；胃肠透视室应设调钡处和专用卫生间。

③ 机房内地沟深度、地面标高、层高、出入口、室内环境、机电设施等，应根据医疗设备的安装使用要求确定。

④ 照相室最小净尺寸宜为 4.50m×5.40m，透视室最小净尺寸为 6.00m×6.00m。

⑤ 放射设备机房门的净宽不应小于 1.20m，净高不应小于 2.80m，计算机断层扫描（CT）室的门净宽不应小于 1.20m，控制室门净宽宜为 0.90m。

⑥ 透视室与 CT 室的观察窗净宽不应小于 0.80m，净高不应小于 0.60m。照相室观察窗的净宽不应小于 0.60m，净高不应小于 0.40m。

⑦ 防护设计应符合国家现行有关医用 X 射线诊断卫生防护标准的规定。

2. 磁共振检查室

① 磁共振检查室位置应符合下列要求：宜自成一区或与放射科组成一区，应与门诊部、急诊部、住院部邻近，并应设置在底层并且应避开电磁波和移动磁场的干扰。

② 用房设置应符合下列要求：应设扫描、控制、附属机房（计算机、配电、空调机）等用房；可设诊室、办公和患者更衣等用房；扫描室应设电磁屏蔽、氦气排放和冷却水供应设施。机电管道不应穿越扫描室。扫描室门的净宽不应小于 1.20m，控制室门的净宽宜为 0.90m，并应满足相关设备通过。磁共振扫描室的观察窗净宽不应小于 1.20m，净高不应小于 0.80m。

③ 磁共振检查室的墙身、楼地面、门窗、洞口、嵌入体等所采用的材料、构造均应按设备要求和屏蔽要求采取屏蔽措施。机房选址后，确定屏蔽措施前，应测定自然场强。

3. 核医学科用房

① 核医学科位置与平面布置应符合下列要求：应自成一区并符合国家现行有

关防护标准的规定。放射源应设单独出入口；平面布置应按"控制区、监督区、非限制区"的顺序分区布置；控制区应设于尽端，并应有贮运放射性物质及处理放射性废弃物的设施。

②　用房设置应符合下列要求：非限制区应设候诊室、诊室、医师办公室和卫生间等用房；监督区应设扫描、功能测定和运动负荷试验等用房，以及专用等候区和卫生间；控制区应设计量、服药、注射、试剂配制、卫生通过、储源、分装、标记和洗涤等用房。

③　核医学用房应按国家现行有关临床核医学卫生防护标准的规定设计。

④　固体废弃物、废水应按国家现行有关医用放射性废弃物管理卫生防护标准的规定处理后排放。

⑤　防护应按国家现行有关临床核医学卫生防护标准的规定设计。

4. 检验科用房

①　检验科用房位置及平面布置应符合下列要求：应自成一区，微生物学检验应与其他检验分区布置；微生物学检验室应设于检验科的尽端。

②　用房设置应符合下列要求：应设临床检验、生化检验、微生物检验、血液实验、细胞检查、血清免疫、洗涤、试剂和材料库等用房；可设更衣、值班和办公等用房。

③　检验科应设通风柜、仪器室（柜）、试剂室（柜）、防震天平台，并应有贮藏贵重药物和剧毒药品的设施。

④　细菌检验的接种室与培养室之间应设传递窗。

⑤　检验科应设洗涤设施，细菌检验室应设专用洗涤、消毒设施，每个检验室应装有非手动开关的洗涤池。检验标本投放处应设废弃消毒处理设施。

⑥　危险化学试剂附近应设有紧急洗眼处和淋浴处。

⑦　实验室工作台间通道宽度不应小于 1.20m。

5. 病理科用房

①　病理科用房应自成一区，宜与手术部/室有便捷联系。

②　病理解剖室宜和太平间合建，与停尸房宜有内门相通，并应设工作人员更衣及淋浴设施。

③　用房设置应符合下列要求：应设置取材、标本处理（脱水、染色、蜡包埋、切片）、制片、镜检、洗涤消毒和卫生通过等用房；可设置病理解剖和标本库用房。

6. 功能检查用房

①　超声、电生理、肺功能检查室宜各成一区，与门诊部、住院部应有便捷

联系。

② 功能检查科应设检查室（肺功能、脑电图、肌电图、脑血流图、心电图、超声检查室等）、处置室、医师办公室、治疗室或患者、医护人员更衣室和卫生间等用房。

③ 检查床之间的净距不应小于 1.50m，宜有隔断设施。

④ 心脏运动负荷检查室应设氧气终端。

7. 药剂科

① 药剂科用房位置与平面布置应符合下列要求：门诊、急诊药房与住院部药房应分别设置；药库和中药煎药处均应单独设置房间；门诊、急诊药房宜分别设中、西药房；儿科和各传染病科门诊宜设单独发药处。

② 用房设置应符合下列要求：门诊药房应设发药、调剂、药库、办公、值班和更衣等用房；住院药房应设摆药、药库、发药、办公、值班和更衣等用房；中药房应设置中成药库、中草药库和煎药室；可设一级药品库、办公、值班和卫生间等用房。

③ 发药窗口的中距不应小于 1.20m。

④ 贵重药、剧毒药、麻醉药、限量药的库房，以及易燃、易爆药物的贮藏处，应有安全设施。

（四）门诊诊室设计规范

1. 诊室设计

诊室作为门诊楼的重要组成部分，也应有功能分区、医疗流程和流线区分的概念。空间中应存在医师活动区、医患问诊区及医患检查区，并产生相对应的医务专用活动区域、诊断台区域及诊疗床区域。

（1）诊室内的基本配置 诊断台、观片灯、电脑、诊疗床、洗手池、污物桶和椅子等。由于信息系统的数据化，信息终端已是诊室的必需设备；洗手池是做完检查随时洗手、保证医师卫生安全、防止院内感染的必备设施；诊察床是患者接受诊察的必需设施；患者有时随身携带的一些物品需要有一定的储存空间，并在接受检查时有可能需要更衣，所以在诊室内最好设有患者的更衣空间；在就诊的过程中，陪诊家属还需要进入诊室内，帮助叙述病情和协助医师做检查，所以在诊室内应设有陪诊家属空间。

（2）诊室家具摆放要求 要让患者感到自己受到了医师的充分关怀，提高患者的满意度。需要诊室的布局和陈设尽量使患者和医师能够很好地交流，从而达到融治的效果。每一间诊室在布局上都应该是基本一致的，使医师在每一间诊室里都有同样程度的舒适感和方位感，从而提高工作效率。

诊疗床应该避免正对着门，保证诊疗床至少有两边是可以站人，使医师可以在两种方位上均能接触到患者，并且门开的时候走廊里坐的人看不到正在就诊的患者，当然通过使用布帘隔断也是一个很好的解决办法。目前诊疗床的布置区域有两种，一种设在患者通道一侧，另一种设在医务通道一侧。设在医务通道一侧时，在一定程度上破坏了医师个人区域的专属性，相比之下，设在靠近患者通道的门口处，更方便患者使用，适应流线特点。

诊疗床和诊察桌平行放置，能保证医师和患者的区域相对独立互不穿插，而且医师和患者的活动距离都是最短的；洗手池沿房间长边的墙放置，在诊断台的右手边，方便医师使用，尽量放置在患者入口的远处，这样医师流线不会和患者流线相交叉，同时也便于医师拿取和清洗器械。

患者家属不仅可以帮助患者办理各种手续，还可以陪同患者进入诊室，帮助患者说明病症，了解医师的诊断情况等。因此，诊室中应设有陪护空间，陪护空间只需在患者椅旁多放一张椅子就可以满足。另外，医师应该有单独的出入口，会诊室和医师用卫生间、淋浴间及医师的办公室应该设在患者不容易到达的地方。

在诊室设计中应注意如下问题：第一，医师、患者空间区域应有明显界限。第二，医师、患者流线应分离且设法缩短二者流线距离。第三，诊疗床的摆放应便于医师的诊察。第四，应设有患者家属人员等候空间和患者的私密空间。

（3）诊室空间尺度　门诊诊室是医师对患者询问、检查或使用简单小型的医疗器械，对患者的病情进行诊断和治疗的基本医疗空间。其医疗行为主要围绕诊桌和诊疗床展开。图 4-7 展示了门诊诊室中医疗单诊桌与双诊桌的平面工作范围（如图 4-7 诊室空间各功能范围）。

① 双人诊室设计。双人诊室是以前建设医院的标准诊室，即一间诊室两个诊位，一般为两位医师使用，有实习或培训任务时可改为一名资深医师带一名进修或实习医师使用，诊室尺寸以 3～3.3m 开间、4.2～4.5m 进深为宜，教学医院如后部有联系通道，进深可增至 4.8～5.1m。由于很多大型综合医院都有教学和培训实习医师的任务，在建造时仍然设计了一些双人诊室。

② 单人诊室设计。单人诊室近些年来逐渐普及，已被新建大型综合医院广泛采用。单人诊室最突出的优点是"一医一患"的工作模式，从而最大程度上保护了患者的个人隐私，防止院内感染。单人诊室的普及再次证明了医院发展变化的因素中患者的需求是高于一切的。

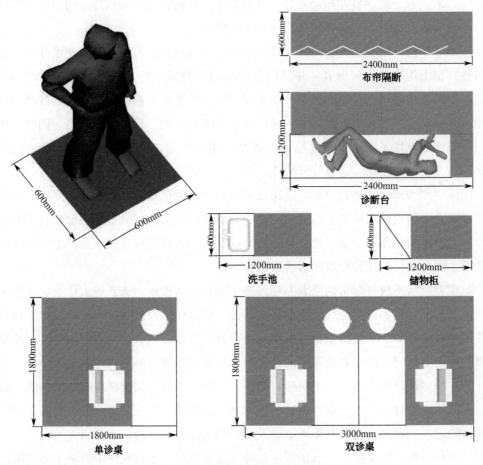

图 4-7 诊室空间各功能范围

诊室室内净高不应低于 2.60m，公共走道高度不应低于 2.30m。一般诊室的开间净尺寸不应小于 3m，进深净尺寸不应小于 3.90m，面积不小于 12m²。单人诊室的开间净尺寸不应小于 2.60m，进深净尺寸不应小于 3m，面积不小于 8m²。诊室内部布置同医院平面一样，也应有功能分区及流程概念（图 4-8）。

2. 辅助诊室设计

辅助诊室空间是指工作人员的专用空间如医师休息室、护士休息室、示教室、更衣室、办公室等，这些空间相对于诊室空间的专业性较弱，但这些空间"人性化"设计也同样重要。工作人员是医院的长期使用者，工作环境直接影响着他们的工作情绪，他们工作时的心理状态会对患者造成很大的影响。因此应从工作人员的心理需求角度来考虑辅助诊室空间设计，除了位置要远离患者，设在患者看不到的地方，同时也要考虑就近原则和尽量分科设置的原则。并要注意创造良好的空间环

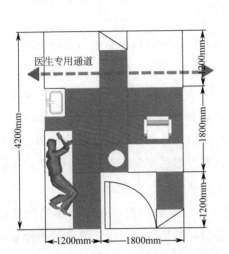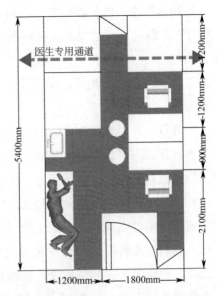

图 4-8　单人诊室与双人诊室空间尺寸

境，拥有自然采光和通风，房间位置安排尽量可以让工作人员能够看到室外良好的景观，使工作人员拥有放松愉快的工作环境。

依据诊室的大小和尺寸，大体上可分为分间式（单间式）、合间式和套间式等，但都以分间式的基本间为单元来进行组合。诊室的空间大小的基本要求也是在变化的，在人体工程学和诊断活动要求的基础上与医院的设备系统和信息系统的发展紧密相关。不同的国家诊室大小跟尺寸不尽相同，当然具体的医院设计还要根据具体条件而定。

3. 门诊各科室的设计

门诊各科室是独立完成某一类医疗活动的区域，医疗活动的流程一般在内部进行，在技术上和学科上有较强的独立性。然而，随着医疗学科的整合发展和以患者为中心的服务理念的推广，各科室和各部门之间的界限正在减少，相互之间的联系正在日渐加强，这要求建筑空间实现部门的功能规划，建立与外部的联系。各科室由于受到诊疗流程的影响，在空间布局上各有不同。

大型综合医院门诊部主要包括：内科、外科、儿科、妇产科、耳鼻喉科、眼科、口腔科、皮肤科等。各科室设计要点如下：

（1）内科　内科患者人流最多，一般接近日门诊量的 25%～30%，在大型门诊部中内科的科系分得较细，设计时应当注意人流动线，避免交叉感染。由于流量大，且患者常需做辅助检查，故诊室位置应靠近出入口通道，并与门诊化验室、注射室、机能诊断室、放射治疗室、内镜室等科室相近。内科诊室不宜太大，使用面积 $12\sim15m^2$ 即可，一般应当满足每个诊室两个医师比较适宜，便于进修医师和见习医师的使用。

对于传染病患者的就医，在经过分诊处理后，在隔离诊室进行医疗诊断，一般每科应设计一间隔离诊室。

（2）外科 外科患者较多，仅次于内科，候诊室的设计要求宽敞、安静、卫生。诊室设计和内科诊室要求相同；外科患者行动有诸多不便，最好设计在首层，并邻近门诊放射科。除一般诊室外，还应有换药室、治疗室、专科诊室和特殊检查室等。换药治疗室应当分有菌室和无菌室，并考虑男女分开设计。小型医院多将门诊手术室与诊室设在一起，大型医院门诊手术室应独立设置。

（3）儿科 儿科门诊的位置须独立设计并与各科隔离。还应当单独设计挂号处、药房、化验室等。儿科急诊一般和儿科门诊相互结合，在儿科急诊中抢救室和观察室的设计规则和急诊相同；儿科治疗室应当专门设计肌内注射室、静脉穿刺室、输液室等；为避免交叉感染，保证必要的隔离，儿科必须设预诊鉴别室，一般设计多间，便于轮换使用。根据以上要求，儿科门诊的组成应当包括：预诊鉴别室、挂号处、药房、候诊室、诊查室、隔离诊查室、观察室、抢救室、治疗室等。

（4）妇产科 妇产科的布置应当尽量避免和其他科室患者相混，以减少交叉感染。由于产科患者上下楼不便，因此尽量布置在底层。妇产科患者在诊断时须听胎音，诊断室应当设在环境安静的地方。妇产科应设置专用卫生间，妇科以蹲便为佳，避免接触感染。产科一般需要尿样，应当设置坐便。

（5）耳鼻喉科 耳鼻喉科患者一般行动比较方便，耳鼻喉科一般设计在上层；科室医疗设备比较复杂，诊断时，一般每个患者应当用一套设备，因此诊室应当紧靠洗涤消毒间；诊室要求北向，避免阳光照射导致炫目，因为医师检查时，需要借助反光镜，应避免阳光干扰；诊室最好分割为小隔间，便于医师取药；测听室应当做好隔音处理。

（6）眼科 眼科患者以老年人居多，诊室可以设计为大诊室，候诊可采用二次候诊的模式便于护士照顾；要分清医护流线和患者流线，避免交叉；眼科检查需要在暗室进行，因此在大诊室周围应当布置若干个暗室；诊室朝向以朝北较适宜，避免强光照射。

（7）口腔科 口腔科患者需要在治疗椅上进行诊查和治疗，诊室应当尽量大一些；诊室要求光线充足，治疗椅应近窗布置，距离以 2m 为宜；口腔科患者多为门诊患者，住院患者较少，大多数行动较为方便，故设置到上层为宜。

（8）皮肤科　患者以儿童居多，约占 30%，最好将成人患者和儿童患者分开；皮肤病多为传染病，应尽量设计在较僻静的位置。诊室设计要求和内科相同，要求光线充足，以朝南较好，室内墙面以白色为主，便于观察。

（五）特殊诊室（发热门诊与肠道门诊）设计规范

近年来，抗击新冠肺炎疫情成为人们广泛关注的事件。如何应对突发性公共卫生事件，如何建立与完善应对急性传染病的有效机制等，得到了全国上下一致的高度重视。如何完善"平疫结合"的医院设计，在医院建筑设计中有效地控制与降低医院内的交叉感染，成了重要的课题。我国政府颁布了《突发公共卫生事件应急条例》以及《传染病医院建筑设计规范》等重要条例和规范。在 2020 年 8 月 17 日国家卫生健康委办公厅与国家发展改革委办公厅，共同印发了《关于印发发热门诊建筑装备技术导则（试行）的通知》，明确了发热门诊的规划要求。

1. 发热门诊的设置

（1）总则

① 根据《综合医院建筑设计规范》（GB 51039）、《传染病医院建筑设计规范》（GB 50849）等相关要求，为指导医疗机构发热门诊建设，强化发热门诊对急性传染性疾病的筛查、预警和防控作用，制定本技术导则。

② 本导则适用于医院发热门诊的新建、改建和扩建项目。其他医疗机构可参照执行。

③ 发热门诊应当具备预检、分诊、筛查功能，并配备相关设备设施。没有设置发热门诊的医疗机构，应当制定预案，并设定一个相对独立、通风良好的发热筛查区域，以备临时筛查、隔离、转运使用。确保早发现、早报告、早隔离、早治疗。

（2）建筑设计

① 发热门诊选址。发热门诊应当设置在医疗机构内相对独立的区域，与普通门（急）诊相对隔离，并宜临近急诊，设立相对独立的出入口，便于患者筛查、转运。有条件的发热门诊宜预留室外场地及设备管线条件，为以后快速扩建、转运等提供基础条件。设有发热门诊和发热筛查点的医疗机构，院区主入口和门急诊大厅外应当设置醒目的发热门诊标识，明确发热门诊所在的方向、位置及路线。院区内应当设置路线导引标识，明确患者前往发热门诊的路线，尽量避免穿越其他建筑。

② 发热门诊布局。发热门诊平面布局应当划分为清洁区、半污染区、污染区，

并设置醒目标识。三区相互无交叉，使用面积应当满足日常诊疗工作及生活需求。其中，患者活动应当限制在污染区，医务人员一般的工作活动宜限制在清洁区；半污染区位于清洁区与污染区之间的过渡地段。

发热门诊应当合理设置清洁通道、污染通道，设置患者专用出入口和医务人员专用通道，合理组织清洁物品和污染物品流线，有效控制院内交叉感染。各出入口、通道应当设有醒目标识，避免误入。

清洁区主要包括医务人员出入口、更衣室、值班休息室、医务人员卫生间、淋浴间、清洁库房等。

半污染区位于清洁区与污染区之间，主要包括治疗室、消毒室、留观区的护士站、护理走道等。

污染区主要包括患者入口区、分诊室、候诊室、诊室、隔离观察室、放射检查用房、检验室、处置室、抢救室、污物间、患者卫生间等。相关设置应当符合相关要求：筛查（预诊、分诊）、挂号、收费、药房等宜充分利用信息化手段和自助服务技术，有效避免人员聚集和交叉感染的风险。候诊区宜相对单独设置，并加强通风，必要时可加装机械通风、空气净化等设施。诊室应当不少于 2 间；隔离观察室不少于 1 间。本着资源共享、合理调配的原则，检验室、PCR 实验室宜相对独立设置，可不限于在发热门诊区域。放射检查用房：受条件限制不能配置独立 CT 时，可按照放射防护标准设置 DR 室。应当设置独立的患者卫生间。

发热门诊的室内装修材料应当选用易清洁、耐擦洗、耐腐蚀、防菌、防渗漏的建筑材料。洗手盆、小便斗、大便器等卫生器具应当采用非手动开关。

③ 结构及设备设施要求

结构：发热门诊建筑的结构设计应当做到安全可靠，满足建筑功能的要求，同时考虑机电设备和医疗设备安装荷载及空间需求等。

设备设施：发热门诊给水系统应当设置防回流污染措施，保证用水安全。发热门诊全部污废水均应进行处理，在满足现行国家相关规范、标准、政策、文件及当地环保要求后排放。发热门诊应当保持自然通风良好。设置机械通风设施的，通风系统应当按清洁区、半污染区、污染区分别独立设置。空气压力应当由清洁区到半污染区、污染区依次降低，使空气从清洁区向半污染区、污染区单向流动，确保清洁区为正压，污染区为负压。发热门诊的空调系统应当独立设置。采用全空气空调系统时，应当可实现全新风运行；空调系统不应采用全热回收和绝热加湿处理。空调冷凝水应当分区收集，随医疗污废水处理。

发热门诊应当保证不同的两路电源提供。有条件的可设计应急电源，并根据负荷供电可靠性要求及中断供电对生命安全、人身安全等所造成的影响程度进行合理分级。发热门诊医用气体系统应当设置医用氧气、医用真空系统，宜设置医用空气系统。

④ 废弃物处理。发热门诊的污水、污物等废弃物应当严格消毒，确保符合《医疗废物管理条例》《医疗卫生机构医疗废物管理办法》《医疗机构污水排放要求》《医院消毒技术规范》等卫生法规、规范、标准的要求。发热门诊内应当设置专用消毒室，配置相关消毒设施设备。

2. 肠道门诊的设置

（1）肠道门诊的设计原则　肠道门诊设置应纳入感染科建设规划，根据功能需要统一安排布局；门诊内部应采取安全隔离措施，严防环境污染和交叉感染。设置在医疗机构内的独立区域，与普通门诊相隔离。

（2）肠道门诊的设施　肠道门诊设立专用的诊疗室、输液抢救室、专用观察室、专用卫生间、专窗取药、医务人员更衣室等业务用房；医院有分诊标识，肠道门诊各诊室或业务用房门口有醒目的标识；门诊所有业务用房安装纱门纱窗等防蝇、防蚊设施，诊室内安装非手触式洗手装置等设施，配备便器、医疗废弃物收集箱等卫生设施；诊室内配备诊疗桌椅、诊疗床、专用诊疗设备等，诊室通风条件差的，宜配备空气消毒设施（最好为动态消毒机，也可配备紫外线灯用于终末空气消毒）。

第五章

门诊构成要素及职责

第一节　门诊构成要素

大型综合医院的门诊为全年龄段的群众提供看诊、检查、治疗等服务。整个流程涉及多科室、多环节，各科室及岗位之间的关系密不可分，任何环节出问题都会产生连锁反应。因此要充分了解门诊各个构成要素的内容和职责，以实际需求为导向，合理配置门诊资源。

按照门诊各部门的工作职责，门诊的构成要素包括门诊办公室、一站式服务中心、门诊诊区、入院准备中心、特约门诊、特需门诊、门诊治疗室、传染病门诊、多学科联合门诊、简易门诊、互联网门诊、其他辅助科室等。

第二节　门诊各部门工作职责

一、门诊办公室

门诊办公室是门诊部的综合协调部门，兼具对外协调工作及对内管理工作，起着沟通上下、联系内外的纽带作用。门诊办公室岗位设置及工作职责见表 5-1。

表 5-1　门诊办公室岗位设置及工作职责

岗位	职责
门诊办公室负责人	1. 制定门诊相关工作制度、流程、职责、预案和工作计划 2. 督促全院医务人员及相关科室认真贯彻执行国家颁发的各项法律、法规、制度和标准 3. 负责医院相关文件的上传下达，做好登记并存档备查 4. 对本部门人员进行考核 5. 负责本部门的年度绩效评估工作 6. 协助门诊主任、副主任做好日常管理工作
门诊秘书	1. 门诊例会的安排准备工作，包括晨交班、科干会及其他会议 2. 组织本部门员工进行专业培训（业务学习、参加组织培训等） 3. 负责上级部门及医院各类迎检或院内其他部门需门诊配合事项 4. 门诊预算管理、项目资金使用监管、项目完成情况的监督 5. 门诊物资领取、监管工作

续表

岗位	职责
医疗质控人员	1. 负责门诊医疗服务质量的监督和管理工作 2. 按照医院规章制度对出诊医师及出诊科室进行考核 3. 门诊诊断室的统一调配管理及门诊号源的管控 4. 制定门诊病历书写规范标准,并对门诊病历进行质控管理 5. 负责管理、使用门诊部行政章 6. 监控医疗业务指标,及时提出合理建议
沟通协调员	1. 负责医疗投诉纠纷的接待、沟通和处理,做好登记工作 2. 针对投诉事件按职责分工及时移交各职能部门处理 3. 协调各科室,认真收集工作中的反馈意见,提出合理建议
信息员	1. 负责门诊信息化建设的推进 2. 负责门诊信息平台的维护及门诊诊区硬件软件信息问题的处理
巡查员	1. 巡查医师准时到岗及医疗运行情况,确保门诊医疗有序进行 2. 就诊高峰时段巡查各临床、医技科室的运营状况及人流量,必要时协调有关科室,妥善分流患者 3. 巡查门诊各楼层,排除安全隐患
宣传员	1. 负责门诊对外及对内宣传工作 2. 门诊标识、标牌的统一管理工作 3. 科普知识、诊疗项目、收费价格、新业务新技术等内容的宣传 4. 制作、宣传和发放健康教育资料

二、一站式服务中心

"一站式服务中心"为患者提供导诊、咨询、挂号、投诉处理、医疗文书审核盖章、邮寄办理、检查预约、退费审核、医保审核、维持就诊秩序、健康宣教等服务。一站式服务中心岗位设置及工作职责见表 5-2。

表 5-2　一站式服务中心岗位设置及工作职责

岗位	职责
导诊咨询员	1. 预检分诊、导诊、咨询服务 2. 维持门诊公共区域诊疗秩序 3. 严格执行消毒隔离制度 4. 负责门诊患者满意度调查,反馈患者意见和建议
挂号排班员	1. 为患者提供挂号服务 2. 负责专科门诊排班工作 3. 按医院规定落实出诊医师停换诊制度 4. 按财务制度执行每日交账并记录
窗口办公人员	1. 接待现场咨询人员,接听、回复咨询电话 2. 负责门诊病历集中打印、病历复印、票据补打 3. 负责门诊部公章的保管及医疗文书的审核、集中打印、盖章 4. 指导老年人就诊 5. 邮寄办理

续表

岗位	职责
预约人员	负责各项检查、检验的预约工作
财务人员	负责门诊缴费、退费审核及办理
医保人员	1. 医保慢性疾病、特殊疾病的审核和办理 2. 异地医保办理
志愿者	1. 维持就诊秩序，指导使用自助查询机 2. 便民服务：便民轮椅、平车；老视镜；充电服务；失物招领等 3. 为特殊人群（如年老体弱、残疾军人等）就诊提供推送服务

三、门诊诊区

门诊诊区工作人员直接面对出诊医师与患者，协助出诊医师维持良好的就诊秩序，帮助患者解决在就诊时遇到的各种问题，是保证门诊诊疗活动正常进行的重要组成部分。门诊诊区岗位设置及工作职责见表 5-3。

表 5-3　门诊诊区岗位设置及工作职责

岗位	职责
导诊咨询员	1. 开诊前诊室物资、器械、设备的准备，核查出诊医师信息 2. 导诊、咨询、刷卡签到、测体温、健康宣教 3. 维持诊室就诊秩序，保持诊区就诊环境清洁、诊区设备完好 4. 观察候诊患者病情，及时分流，指引患者就诊 5. 对诊后患者做好二次导诊，引导患者进入下一步诊疗环节 6. 对突发事件和疑难问题及时处理并上报 7. 协调并妥善处理诊区的医患、患患纠纷或矛盾
宣传督察员	1. 健康教育，发放各类宣传资料 2. 维持"一室一医一患"就诊秩序，合理安排候诊患者有序就诊 3. 巡视、观察候诊区患者病情，对急、危、重症患者优先安排就诊 4. 巡查诊区及周围环境、消防设备，排除安全隐患
诊区医院感染管理员	1. 严格执行消毒隔离制度和疫情报告制度，防止交叉感染，做好传染病患者消毒隔离工作 2. 负责共享设备（充电宝、共享轮椅、共享雨伞等）、卫生间、开水房、保温桶的管理与消毒督导 3. 手部消毒液点位的设置，手部消毒液有效期的督查与管理

四、入院准备中心

入院准备中心为患者提供院前检验检查、麻醉评估、入院手续办理等一站式服务。入院准备中心岗位设置及工作职责见表 5-4。

表 5-4 入院准备中心岗位设置及工作职责

岗位	职责
窗口办理人员	1. 按照医院规定的床位排序原则依序收治患者 2. 掌握各科室病床使用和周转情况,及时协调安排患者收治 3. 通知入院,办理出入院手续 4. 术前检验/检查安排、麻醉评估、相关资料收集与上传、术前宣教、床位安排、手术预约 5. 负责住院预交金缴费办理

五、特约门诊

特约门诊主要承担老年人疾病诊疗和预防保健工作。特约门诊岗位设置及工作职责见表 5-5。

表 5-5 特约门诊岗位设置及工作职责

岗位	职责
导诊咨询员	1. 积极主动接待患者,有问必答,耐心解释 2. 核对特约患者"特约医疗证"和就诊证件 3. 与出诊专家、医技科室人员沟通协调,保护特约患者隐私和安全 4. 严密观察候诊特约患者病情变化 5. 严格遵守传染病防治法律法规,做好消毒隔离管理及登记工作
出诊专家	1. 执行"首诊负责制",认真书写门诊病历及相关医学法律文书 2. 做到合理检查、治疗、用药等,确保特约门诊医疗安全和服务质量 3. 对特约患者开展健康宣教

六、特需门诊

特需门诊是为满足患者特定需求而设立的综合性门诊。特需门诊岗位设置及工作职责见表 5-6。

表 5-6 特需门诊岗位设置及工作职责

岗位	职责
主任	负责特需门诊医疗、护理、预防、教学、科研和行政管理工作
副主任	1. 协助主任完成日常管理工作 2. 指导完成特需门诊各项工作和指标任务
医疗业务组长	1. 负责特需门诊各环节具体工作落实。保证患者就诊、检查、检验、住院通道的顺畅,保证特需服务质量 2. 完成每月数据统计、分析,并向主任及副主任汇报
医师	1. 负责会员全流程病案管理,包括:档案登记、管理,体检计划,会诊安排,治疗方案落实,慢性病管理等 2. 负责非会员就诊安排设计,包括:接诊、检查检验申请单开具、推荐下一步诊治方案等

续表

岗位	职责
护士	1. 总台接待岗：导诊咨询、分流患者、应急事件处理；完成特需门诊内部各项事务和日常管理 2. 服务岗：处理医师停换诊、接待患者投诉沟通；医患看诊前准备及协调特需各岗工作，保证特需门诊工作有序开展 3. 治疗岗：特需门诊治疗工作 4. 贵宾（VIP）岗：为 VIP 会员/团队提供 VIP 服务
技师	快速响应特需患者的相关检查、检验项目，及时出具报告
VIP 会员/团队开发	1. 对个人及团体用户进行推广开发，拓展特需会员规模 2. 负责业务范围的开发工作
营销宣传	1. 负责特需门诊营销策划、推广活动 2. 规划设计特需门诊的形象、树立品牌、定期多途径宣传特需门诊

七、门诊治疗室

门诊治疗室主要为需要进行门诊注射药物治疗或换药治疗的患者提供服务。治疗室岗位设置及工作职责见表 5-7。

表 5-7　治疗室岗位设置及工作职责

岗位	职责
注射护士	1. 严格遵守无菌操作原则及消毒隔离制度 2. 执行门诊静脉注射、肌内注射、皮内/皮下注射、血糖监测等工作
换药护士	1. 落实医院感染控制各项措施，严格执行无菌技术操作 2. 伤口换药、拆线；慢性疑难伤口换药、护理、指导 3. 各种引流管管理、护理、指导 4. 造口护理、指导 5. 失禁护理、指导

八、传染病门诊

传染病门诊是防止传染病流行的第一道防线，对于早期发现疫情、控制疫情蔓延起着关键作用。传染病门诊患者多、病种杂、流动性大、空气污染严重，涉及整个医院的安全。因此，传染病门诊所有医务人员必须具备高度的责任心，严格遵循"逢传必登、逢疑必检"的原则，确保逐一筛查、无一漏诊。传染病门诊岗位设置及工作职责见表 5-8。

表 5-8 传染病门诊岗位设置及工作职责

岗位	职责
传染病门诊 负责人	1. 认真贯彻执行《中华人民共和国传染病防治法》及其相关法规 2. 做好门诊传染病疫情管理和报告工作,负责门诊传染病报告卡的收集、审核、上报、订正(查重),定期检查和督促各出诊科室做好门诊疫情管理和报告 3. 认真做好上级卫生行政部门对医院疫情和报告的检查工作,配合疾病预防控制中心做好疫情调查工作
传染病门诊 医护人员	1. 按照《中华人民共和国传染病防治法》开展工作 2. 严格遵循"逢传必登、逢疑必检"的原则,做好传染病患者的就诊专册登记及统计,严格按照《传染病防治法》的要求及时上报并转传染病房隔离治疗 3. 密切观察传染病患者病情变化 4. 做好传染病患者心理护理工作,做好防护知识宣教 5. 督促并检查保洁员严格落实消毒隔离制度

九、多学科联合门诊

多学科联合门诊是指由多个相关学科的专家组成相对固定的专家组,针对某一器官/组织或系统疾病进行临床讨论,在综合各学科意见的基础上为患者制订出最佳治疗方案的临床治疗模式。能够发挥多学科的专业互补优势,提高疑难疾病和危重病例的诊疗效果和效率。多学科联合门诊岗位设置及工作职责见表 5-9。

表 5-9 多学科联合门诊岗位设置及工作职责

岗位	职责
首席专家	1. 提出多学科联合门诊的专业需求及发展规划 2. 讨论主持会诊,汇总各专家意见并与患者及家属沟通诊疗方案
各专科门诊专家	1. 会诊专家提前做好会诊准备 2. 在规定时间、地点参加会诊,提出诊断和治疗建议,认真负责完成会诊工作
团队秘书	1. 负责与医务部、各学科主任和会诊医师的联系工作 2. 根据患者病情从专家库中选择相应的会诊医师或会诊团队 3. 收集整理资料并负责汇报病史、做好病历记录 4. 做好各团队的会诊评价分析工作

十、简易门诊

简易门诊是医院针对慢性病患者长期治疗需定期开具药品、相关医学检验单或一般检查而开设的门诊。简易门诊岗位设置及工作职责见表 5-10。

表 5-10　简易门诊岗位设置及工作职责

岗位	职责
出诊医师	1. 开具门诊常规检验、检查单及慢性病患者药品处方(根据原有治疗方案) 2. 常见检查、检验报告解读工作 3. 书写门诊病历

十一、互联网门诊

"互联网＋医疗"是依托互联网平台，运用新兴信息技术（云计算、大数据、物联网等）实现疾病诊疗和健康服务的全新医疗模式。互联网门诊岗位设置及工作职责见表 5-11。

表 5-11　互联网门诊岗位设置及工作职责

岗位	职责
主任	1. 负责互联网门诊项目的日常管理 2. 制订互联网门诊工作计划,协调组织实施,检查监督各项工作
副主任	1. 负责具体管理实施,定期召开会议,协调院内资源,督促互联网门诊人员开展各项工作,贯彻各项规章制度、运营操作规范 2. 定期组织互联网门诊医师规范流程培训,并对服务质量进行考核
秘书	1. 协助主任、副主任进行互联网门诊日常管理,网络值班的排班,院内各科室及外部的整体沟通协调 2. 督促和检查成员工作,定期向主任、副主任进行工作汇报
平台培训质量控制	1. 负责平台业务流程、标准操作规程(SOP)、增值服务、风险管控等各项业务的培训和质量管理工作 2. 定期组织相关人员进行培训、宣导、考核
平台资源对接	负责平台整体外部资源对接,保障各项工作实施和推进,实时向主任、副主任汇报资源对接的进度
平台运营支持	1. 提供远程视频问诊中心的技术支撑 2. 负责平台数据的采集分析,为医师绩效考核和服务质量管控提供数据支撑,为中心服务人员劳务核算提供依据
平台服务支持	1. 为互联网门诊值班医师提供日常服务支持 2. 协助特需门诊对网络套餐用户提供就医导诊服务,配合网络中心的日常管理
医院运营管理	工作量核算,医师劳务收入计算,线上管理费收入计算,保障运营收支平衡

十二、其他辅助科室

门诊其他辅助科室包括金融窗口、药房、检验科室、检查科室等，分布在门诊公共区域。作为综合医院，门诊辅助科室舒适的候诊区域、合理的布局、流程的优化、预约等候时间的缩短，不仅能够给患者带来良好的就诊体验，并且能为临床医师提供更好的诊疗环境。应根据各部门特点，履行相关部门的职责。

参 考 文 献

［1］ 罗运湖. 现代医院建筑设计［M］. 北京：中国建筑工业出版社，2010.

［2］ 布莱恩·劳森. 空间的语言［M］. 北京：中国建筑工业出版社，2003.

［3］ 扬·盖尔. 交往与空间［M］. 北京：中国建筑工业出版社，2009.

［4］ 托尼·蒙克. 医院建筑［M］. 大连：大连理工大学出版社，2005.

［5］ 莫伊泽. 医院建筑设计［M］. 武汉：华中科技大学出版社，2012.

［6］ 彭一刚. 建筑空间组合论［M］. 北京：中国建筑工业出版社，1998.

［7］ 比尔·希列尔. 建筑组构理论［M］. 北京：中国建筑工业出版社，2008.

［8］ 高行，王珊，王进，等. 基于使用者行为心理需求的门诊楼公共空间设计［J］. 建筑学报，2012
（S2）：201-204.

［9］ 唐茜嵘，成卓. 疗愈环境在美国医院设计中的应用［J］. 城市建筑，2013，11：20-23.

［10］ 朱蕾，王珊，杨珊. 大型现代综合医院建筑设计初探［J］. 工业建筑，2010.

［11］ 李慧. 综合医院门诊公共交通空间设计策略研究［D］. 大连：大连理工大学，2016.

［12］ 刘婷婷. 综合医院门诊楼公共空间环境研究［D］. 重庆：重庆大学，2017.

［13］ 薛铁军. 医院建筑空间与流线组织的人性化［D］. 天津：天津大学，2014.

［14］ 高行. 大型综合医院门诊楼空间设计研究［D］. 北京：北京工业大学，2013.

［15］ 邹亚. 基于患者体验的综合医院门诊楼公共空间设计研究［D］. 重庆：重庆大学. 2016

［16］ 孙笑男. 基于就诊者心理需求的大型综合医院门诊公共空间人性化设计策略研究［D］. 青岛：青岛理工大学，2016.

［17］ Alexandria Kristensen-Cabrera. Aquantitative analysis of space and design［J］. Social Science［Electronic Publishing，2018（07）：67-73.

［18］ Steinfel E，Maisel J. Universal design：Creating inclusive environments［M］. John Wiley & Sons，2012.

第三篇

门诊管理

第六章

门诊管理制度

第一节 门诊首诊负责制度

① 患者的首位接诊医师或科室为首诊医师或首诊科室，是诊疗过程中不同阶段的责任主体，在一次就诊过程结束前或由其他医师接诊前，对患者的检查、诊断、治疗、抢救、转诊等全程诊疗工作负主要责任。

② 首诊医师须详细询问患者病史，进行体格检查、必要的辅助检查、作出初步诊断与处理，并认真书写门诊病历。

③ 首诊医师应保障患者诊疗过程中诊疗服务的连续性，当诊治结束后，应详细告知患者下一步诊治流程。

④ 诊断为非本专业疾病时，需向患者推荐就诊科室，并指导患者挂号就诊。

⑤ 对于门诊会诊患者，若为单科会诊，首诊医师应协助患者预约挂号，推荐适合的会诊科室/医师，并在病历上写明会诊需求；若为多科会诊，首诊医师应推荐患者挂多学科联合门诊，并向患者告知下一步就诊流程。

⑥ 对急、危、重患者，首诊医师应采取积极措施实施抢救，如需检查、转诊或住院，首诊医师应陪同或安排医务人员陪同护送。杜绝科室间、医师间相互推诿。

⑦ 首诊医师应当做好门诊医疗记录，保证医疗行为可追溯。

第二节 门诊医师管理制度

一、门诊出诊医师的基本条件及要求

① 门诊医师须依法取得中华人民共和国相应类别（医、药、技、护）的资格证和执业证，经注册在医疗机构从事医疗、预防、保健等工作，出诊专业须与执业范围相符合，且具有中级及以上职称。

② 严格执行《医疗机构从业人员行为规范》《医疗机构工作人员廉洁从业九

项准则》等医疗行为规范。严格遵守医院相关制度、规定以及门诊部相关管理规定。

③ 医师出诊时间应相对固定，周末及节假日门诊应轮流出诊，不得以任何理由拒绝或推诿，否则暂停其门诊资格。

④ 根据医疗资源、患者需求等情况，应合理安排周一至周日、上午和下午的出诊医师职称、诊次搭配，要求门诊专科排班诊次、频次相对均衡，符合就诊人流峰值变化。

⑤ 严格履行首诊负责制，做好双向转诊、科间会诊、线上诊疗、多学科会诊、疑难疾病会诊等相关工作，配合门诊及相关部门妥善处理投诉纠纷。

⑥ 保证医疗质量并做好医患沟通，保持"一室一医一患"，保护患者隐私，按照医院感染防控要求进行传染病防控。

⑦ 对违反或不服从出门诊管理规定的，暂停当事医师门诊工作，扣发当月门诊绩效，上报医务部。当事医师通过学习整改后，个人提出恢复门诊申请，并经门急诊医技党总支、门诊部及医务部再次评估，上报分管院领导同意后，方可恢复门诊工作。

二、医师停（换）诊管理制度

① 门诊医师不得随意停（换）诊，若需停诊，应在规定时间内向门诊部提出申请。

② 因公（包括突发公共卫生事件、出差、培训、学习等）及特殊因私（身体健康、个人特殊原因等）情况停诊，需递交申请并附件证明。

③ 科室专业组长停（换）诊需由学科负责人或科主任审核签字；科主任、代理科主任或主持工作的副主任的停（换）诊，需分管院长审核签字。

④ 同一挂号科室同一诊次停诊率不得大于50%。

⑤ 停诊医师安排代诊医师时，应尽量为同一级别。严禁规培医师、进修医师、实习医师代替门诊医师出诊。

三、门诊医师考核标准与质控管理

① 对门诊医师考核实行"驾照式"计分规则，全年每位医师个人质控总分为12分。以一年为周期，每年1月1日给予基础分12分。对违反相关管理规定的按照《门诊管理考核标准》执行。

② 全年个人质控扣分≥6分者，暂停门诊工作。

③ 门诊质控与专业技术职称评审、门诊挂号绩效、出诊安排、科室绩效挂钩。

四、门诊病历书写管理制度

① 门诊病历应遵循客观、真实、准确、及时、规范的书写原则。

② 所有门诊医师均应按照规定认真书写门诊病历，包括首诊、复诊、慢性病、开药等病历。

③ 门诊病历基本项目涵盖：患者姓名、性别、年龄、门诊病历号、就诊时间、就诊科室、主诉、病史、体征、诊断、处置等。

④ 主诉内容言简意赅。

⑤ 现病史及相关既往史、过敏史、流行病学史要求突出重点。

⑥ 体格检查要求突出本次就诊的重要阳性体征和鉴别诊断的阴性体征。

⑦ 诊断应根据患者本次就诊主要症状，做出相应的第一诊断及重要的或与用药相符的其他诊断。诊断应尽量按照国际疾病分类书写。

⑧ 开出的医嘱，包括检查、检验、处方及注意事项应依次记录在案。

⑨ 入院患者应在门诊病历中体现入院指征、目的及注意事项。

⑩ 门诊病历应字迹清晰易辨，有门诊医师签名，内容不得涂改。若需修改，应在修改处签名并注明修改时间。

⑪ 电子门诊病历纳入电子病历管理系统，当日归档后不得修改。

五、门诊处方管理制度

① 每张处方限 1 名患者的用药，每张处方限制 5 种药品，处方有效期为 3 天。

② 门诊处方应字迹清晰易辨，有处方医师签名。原则上不得涂改，若确需修改，应当在修改处签名并注明修改日期。

③ 处方中用药应与临床诊断相符合。

④ 根据药品说明书适应证、用法、用量、禁忌证及注意事项开具处方，不得超说明书使用。

⑤ 普通处方一般不得超过 7 日用量，急诊处方不得超过 3 日用量，慢性病、老年病或特殊情况不得超过 30 日用量。

⑥ 严格执行抗菌药物分级管理制度，门诊医师根据患者病情和抗菌药物处方权限遴选抗菌药物。

⑦ 开具精神药品、麻醉药品、毒性药品，应遵守法律法规，使用指定颜色处

方，处方用量按照国家相关规定执行。

六、退休专家门诊管理规定

① 副高级及以上职称退休专家可申请退休后继续出门诊。

② 学科负责人根据学科发展、科室规划等情况，合理安排退休专家的出门诊时间、诊次。

③ 退休专家归属专业学科管理，遵循谁同意谁负责的原则，退休专家应严格遵守医院相关制度和规定，业务考核管理与在职医师相同。

④ 退休专家出诊期间的门诊工作量、医疗投诉纠纷、合理检查及合理用药等医疗指标、门诊质控指标均纳入所在学科。

七、门诊质控考核标准

门诊管理考核标准见表6-1。

表6-1　门诊管理考核标准（出门诊医师质控管理细则）

分类	属性	指标	扣分	备注
医德医风	医德医风	《医疗机构工作人员廉洁从业九项准则》	12	违反任意一项者，扣个人质控分12分
管理规定	停诊、换诊	计划外停诊（无代诊）	1	①计划内停诊是小于等于规定时间完成停（换）诊流程；②计划外停诊是超过规定时间完成停（换）诊流程；③计划内停诊且有代诊者不扣分
		计划外停诊（有代诊）	0.5	
		计划内停诊（无代诊）	0.2	
	劳动纪律	迟到、早退	1	迟到指超过15分钟仍未到岗；早退指提前15分钟离岗
		脱岗、缺勤	3	脱岗、缺席指未通知门诊部工作人员，无故离岗30分钟以上；由规陪医师、进修医师、实习医师代替门诊医师出诊，对医院造成恶劣影响的，除扣医师个人质控分外，暂停当事医师门诊工作
医疗质量	门诊病历	门诊病历书写标准	0.5	每份不合格病历扣0.5分
	门诊处方	根据点评标准每月进行处方点评	0.5	每张不合格处方扣0.5分
	病情诊断证明书	门诊病情诊断证明书管理规定	0.5	每张不合格证明书扣0.5分
	医院感染防控	经查实未严格执行三级预检分诊，未按要求进行标准防控	1	每违反一项医院感染防控要求扣1分

续表

分类	属性	指标	扣分	备注
服务质量	首诊负责制	因首诊负责制问题引起的投诉	1	现场抽查,职能部门督办,每查处1起扣1分
	投诉纠纷	有效投诉或纠纷	1	
	保护患者隐私	未注意患者隐私保护,未执行"一室一医一患"制度	1	

注：1. 每月无（停）换诊科室，科室质控加1分。

2. 每月预约诊疗率前五名科室，科室质控加1分。

3. 每月对临床科室医师个人质控扣分合计，科室质控扣分排名第一名扣3分，第二名扣2分，第三名扣1分。

第三节　门诊诊断证明管理规定

一、《门诊诊断证明书》管理规定

① 出具《门诊诊断证明书》的医师必须具有执业医师资格证，且注册在医院，对所出具的诊断证明书负有法律责任。进修医师、实习医师不可开具《门诊诊断证明书》。

② 门诊医师应以科学、严谨、求实的态度开具《门诊诊断证明书》，不能跨科、跨专业、跨执业范围。

③ 门诊医师开具诊断证明书必须书写门诊病历，且内容应保持一致。《门诊诊断证明书》一式两联，一联由患者本人保存，一联由门诊部保存。患者联由门诊部审核盖章后生效。

④ 由于违反"门诊诊断证明书的管理规定"所引起的相关问题，均由出具证明书的医师承担。

⑤《门诊诊断证明书》书写规范：

a. 证明书中的休息时间数字应要求中文大写，例如：壹、贰、叁。

b. 门诊证明书中的休息时间一般不超过7天，慢性病不超过14天，特殊情况不超过1个月。

c. 医师签名必须是电子签名或者医院统一核发的印章。

d.《门诊疾病诊断证明书》用作诊断证明及病休时间等的治疗建议，不能出现休学、疗养、调换工种、伤残鉴定等跟医疗不相关的处理意见。

二、门诊诊断证明专用章管理规定

① 门诊诊断证明专用章必须由专人保管、盖章，不得随身携带，不得随意交由他人使用保管，严禁擅自借用或私自将公章带出本单位使用。

② 门诊诊断证明专用章适用于门诊诊断证明书、门诊病历、门诊检查检验报告单，盖章位置要恰当，具体要求如下：

a. 门诊诊断证明书：治疗建议的最后。

b. 门诊病历：处置内容处。

c. 门诊检查、检验报告单：报告结果处。

③ 盖章印迹要清晰、端正。

④ 专用章盖章人员依序核对门诊诊断证明书内容（姓名、性别、年龄、门诊号、单位或住址、诊断、治疗建议、医师签名、日期等）是否正确，是否符合制度规定，凡不符合及涂改后的证明书，管理人员应拒绝盖章并逐级上报相关负责人。

⑤ 门诊诊断证明书应在开具后三日内盖章，非当日出具的诊断证明书盖章需提供对应挂号凭证或门诊病历，盖章人员需在患者联上注明盖章日期。

⑥ 门诊诊断证明书存根联的右上角应签上盖章人员姓名及工号，并对当日门诊诊断证明书汇总后标注年月日存档备查。

⑦ 凡需查询非本人门诊诊断证明书、门诊病历者，需持单位介绍信通过医务部或纪委监察室联系后，由门诊办公室接待，并联系印章管理人员核查。

⑧ 因印章使用或保管不当而出现严重事故者，将追究使用部门、负责人及使用人员的责任。

第四节　互联网门诊管理制度

一、日常管理

① 及时了解并掌握国家、省、市互联网医院相关政策、法规，规范互联网门诊诊疗行为。

② 制定互联网门诊管理制度，保障互联网门诊诊疗工作的安全开展。

③ 每月定期组织相关职能科室召开工作沟通协调例会。每月定期举行月度总结会，对上月数据进行分析，并向分管院长提交上月运营情况汇总。

二、网络医师管理

① 互联网门诊医师应具有执业医师资格证且在互联网医院注册。医师诊疗服务范围与互联网医院注册诊疗目录一致。

② 互联网门诊办公室对网络医师进行规范化岗前培训，待网络医师经培训并考核通过后，方可为其开通线上诊疗权限。

③ 岗前培训内容包括互联网诊疗平台操作技能、诊疗礼仪、医患沟通技能、线上诊疗流程、电子医疗文书书写规范、电子处方管理、线上诊疗风险与风险防范预案等。定期开展互联网平台操作指南更新、互联网诊疗法律法规等培训。

④ 网络医师医疗质量管理同医院门诊医师一致。

⑤ 设置患者满意度反馈机制，患者可对医师进行评价，不良评价及投诉由互联网门诊办公室在例会上进行甄别后，如实反映至平台展示。

三、服务规范

① 医院统一设置视频问诊办公室，保持室内清洁、安静，视频背景统一、规范。

② 网络医师进行视频问诊时，必须穿工作服并佩戴工牌，注意仪容仪表整洁。

③ 网络医师应提前到达互联网门诊办公室，打开电脑，调整好摄像头角度。

④ 遵守《中华人民共和国执业医师法》规定的医师在执业活动中应履行的义务，严格遵守医疗质量安全核心制度。

⑤ 严格执行首诊负责制，严禁消极问诊、敷衍患者，不隐瞒、误导、夸大病情。

⑥ 诊断不明、检查不完善、疾病复杂等情况应引导患者转线下医院继续就诊。

⑦ 及时书写互联网医院门诊病历，病历规范按照门诊电子病历书写要求执行。

⑧ 问诊中发现的问题，反馈给互联网医院办公室，由办公室协调处理。

⑨ 网络医师应爱护办公设备，问诊前，检查问诊相关的设备是否正常，若有异常，需及时告知工作人员。问诊结束后，将所有设备放回原固定位置，关闭电脑和电源，严禁采取强制关机、突然断电等非正常方式关闭。

⑩ 严禁利用互联网门诊电脑设备观看网络电影、电视或进行游戏等娱乐活动以及浏览、下载与工作无关的资料。

⑪ 发生以下情况之一，将取消医师在互联网门诊的问诊资格，并上报医院，按照医院相关条例处理。

a. 违反国家相关法律法规，包含但不仅限于以下几种情况：法律明文禁止的、非医疗健康问题涉嫌危害自身或他人健康的、谈论政治敏感内容、涉嫌谈论色情话题、涉嫌个人骚扰等。

b. 在网络问诊过程中，使用非法手段为自己或他人谋取非法利益。

c. 医师与患者沟通过程中，使用不文明语言，对患者进行辱骂、骚扰或人身攻击等。

d. 其他未列出，但实际行为会危及患者安全或对互联网门诊造成严重不良影响的。

四、互联网医院投诉管理

互联网门诊办公室设有专职岗位，并公布患者咨询、投诉及工作时段联系方式。投诉处理流程详见图 6-1（互联网门诊患者投诉处理流程图）。

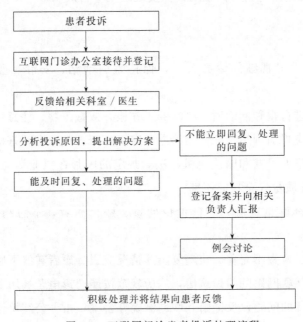

图 6-1 互联网门诊患者投诉处理流程

第五节　门诊查对制度

一、患者身份查对制度

① 患者实行实名制就诊，身份证号码作为门诊就诊的唯一识别码。

② 患者在门诊的所有诊疗活动中，以有效身份证件办理电子就诊卡，14 岁以下的患者可携带户口本办理电子就诊卡。

③ 在门诊实施任何诊疗活动前，医院工作人员应与患者或家属有效沟通，严格执行查对制度，准确识别患者身份，至少同时使用"姓名、性别、年龄"三种患者身份识别信息作为患者的身份识别方式。

④ 在实施操作前，应严格执行查对制度，医院工作人员应主动邀请患者或家属陈述患者姓名、诊疗项目、有无过敏史等，确保信息准确。

⑤ 当医院工作人员发现患者使用的身份信息与本人不符时，应进行核实。信息相符，方可进行诊疗；信息不符合，应暂停该患者门诊相关诊疗活动。

⑥ 对门诊无法确认身份的无名患者，需及时与相关部门确认身份后就诊，若病情危重应立即联系急救中心及时救治，诊疗前须双人查对。

二、诊疗工作查对制度

① 帮助患者预约挂号前，除核对患者身份信息外，还需仔细核对患者需要预约的医师姓名、就诊时间，操作完成后应向患者重复一次预约挂号信息。

② 协助患者打印报告、发票前，应先在电脑/自助机上核对患者信息、缴费时间、检查时间，确认无误后再打印。打印完成后，再次检查核对纸质单据与患者信息，并请患者确认信息，无误后方可交予患者。

③ 门诊诊疗工作，例如：门诊注射、门诊输液等，应严格按照"三查七对"执行。

第六节 门诊危急值的管理

① 设置专人负责门诊危急值的管理流程更新，确保危急值信息准确，传递及时，信息传递各环节无缝衔接且可追溯，制度落实到位，各部门负责人负责督查。

② 建立"门诊患者危急值报告登记本"，对危急值处理过程与结果等相关信息做详细记录，内容遵循"谁处理，谁记录"的原则，每一步通知、上报工作均需准确登记时间、处理人和接收人。

③ 加强门诊医护人员学习，掌握门诊患者危急值处理制度及流程。

④ 门诊办公室每月对"门诊患者危急值报告登记本"内容进行汇总，针对存

在的问题提出改进措施并落实，持续质量改进。

第七节　门诊便民服务

① 门诊大厅提供导医咨询、预检分诊、指导微信挂号等便民服务。

② 工作人员应热情接待，礼貌问答，为患者提供就医指南、路线指引、咨询服务，共同维持良好的就诊秩序。

③ 为特殊人群（如年老体弱者、残疾军人、重症患者等）就诊提供推送服务。

④ 在门诊大厅及各楼层显著位置张贴门诊楼层科室分布图，并在各通道上设置明显的指示牌，指引患者到相应科室就诊、检查。

⑤ 门诊大厅设置电子显示屏，滚动播放健康宣教小常识、诊疗项目、收费价格、新业务新技术等。

⑥ 提供温馨便捷服务，如休息区域、优先窗口、医患沟通点、轮椅借用、失物招领、充电服务、免费纸杯、免费热水、爱心雨伞、健康资料整理台、针线包、老视镜等服务。

⑦ 采用多种形式开展健康宣教，如开放式健康讲座、电子版、纸质版宣传小册子，各类推文，线上宣教与线下宣教结合。

⑧ 不断根据患者的就医需求和就医体验，提供便民新举措。

第八节　门诊患者告知制度

一、告知制度

① 在对患者进行诊疗活动前，应向患者详细交代注意事项，履行告知义务。

② 医护人员应以口头说明、门诊告示、各类须知等形式告知患者病情和检查项目、治疗措施和存在的医疗风险、医院规章制度和诊疗秩序等。

③ 认真做好病情咨询预约及解答工作。

④ 告知人在履行告知义务时，应采取合适的方式，避免对患者产生不利影响，且应注意保护患者的隐私，不得随意泄露涉及患者生活方式和个人隐私等信息。

⑤ 告知人在实施医疗行为，履行告知义务时应当注意：

a. 患者意识清楚，年满 18 周岁，具有完全民事行为能力的，一般情况下由患者本人签署知情同意书方为有效，其亲属次之。患者可委托其亲属签署知情同意书（患者签署授权委托书），被委托人顺序为：配偶、父母、成年子女、祖父母、外祖父母、成年的兄弟姐妹，没有近亲属的，亦可委托其关系人签署。

b. 患者未满 18 周岁，或不具备完全民事行为能力的，由其法定监护人签署知情同意书，监护人亦可委托近亲属签署知情同意书（患者监护人签署授权委托书）；被委托人顺序同上。

c. 患者因各类原因无法授权时，应当告知患者的监护人或亲属，并将患者无法正确表达自己意愿的有关情况做好书面记录。

d. 若涉及保护性医疗，可先向患者近亲属决定是否向患者讲清病情、检查、用药方法等医疗相关事宜。若患者近亲属不同意告知患者，须由患者签署委托近亲属代理签字的授权委托书。

⑥ 告知前必须做好充分准备，并将告知内容记录在门诊病历，告知结束后要求患者家属在病历上签字。

二、告知的主要内容

告知内容涉及患者病情，检查项目，治疗措施的目的、方法、步骤，预后及可能存在的医疗风险等相关情况。告知内容主要包括：

① 实施各类有创检查、治疗、手术。

② 输注血液及血液制品。

③ 实施麻醉。

④ 开展新业务、新技术。

⑤ 实施临床试验性治疗。

⑥ 对患者实施放疗、化疗等。

⑦ 可能引起超敏反应的药物及敏感试验。

⑧ 可能引起意外风险的操作。

⑨ 进行操作的经济花费大，可能给患者造成较大经济负担。

⑩ 超出医保范围的药品、器材和诊疗项目。

⑪ 患者自动放弃或拒绝治疗可能出现的不良后果、注意事项、预防措施等。

⑫ 医院规定的其他告知内容。

第九节 门诊医患沟通制度

一、沟通的原则

与患者及其家属沟通时，应本着"诚信为主，尊重患者，维护患者的合法权益，维护良好的医疗秩序，尊重科学，人文并重"的原则，有效化解医患矛盾。不隐瞒、误导或夸大病情，确保医疗质量与安全。

二、沟通的制度

① 在对患者进行诊疗活动（包括常规咨询，诊疗，开具检查、检验、处方、入院证等）前，向患者详细交代注意事项，履行告知义务。

② 认真做好咨询预约及解答工作，认真听取患者或家属的意见和建议，回答患者或家属提出的问题，不敷衍、搪塞、夸大。

③ 设置门诊意见箱或意见簿，专人定期收集整理。针对门诊的问题每月例会提出讨论，针对其他部门的问题由门诊办公室转达到相关负责人。

④ 出诊医师严格执行首诊负责制，医护人员态度严肃认真，本着实事求是的原则，采用患者能听懂的语言，耐心、翔实地向患者及家属阐明患者目前的病情，诊疗行为对患者诊断、治疗的重要性和必要性，治疗、预后及转归，强调其可能引起的并发症及可能出现的不可避免的其他问题，并将下一步治疗与处理作详细说明，使患者和家属充分知情，尊重患者及家属意见。加强对目前医学技术局限性、风险性的讲解，使患者和家属心中有数，从而争取他们的理解、支持和配合，保证临床医疗工作的顺利进行。

⑤ 出诊医师在谈话前必须做好充分准备，并据实记录谈话内容，谈话结束后要求患者/家属在记录上签字。

三、沟通的内容

① 患者的病情：包括既往史、现病史、体格检查、辅助检查目的及结果分析、初步诊断及诊断依据、拟行治疗方案及方案的利弊、初期预后判断等。

② 采取的医疗措施和风险：包括门诊或住院治疗、是否手术、术式的选择、麻醉方式、血液制品的使用、医疗美容、特殊检查、特殊治疗、药品的毒副作用等。

③ 超出医保范围的药品、器材和诊疗项目。

④ 特殊护理项目、患者住院须知和陪护人员须知。

⑤ 患者放弃治疗可能出现的不良后果。

⑥ 医院规定的其他告知内容。

第十节　门诊投诉管理制度

① 负责受理并处理门诊患者的现场来访、来电、信访等投诉事件。

② 通过公布投诉监督电话、设置公众场所的意见投诉箱等途径，建立适宜的投诉处理流程（图 6-2）。

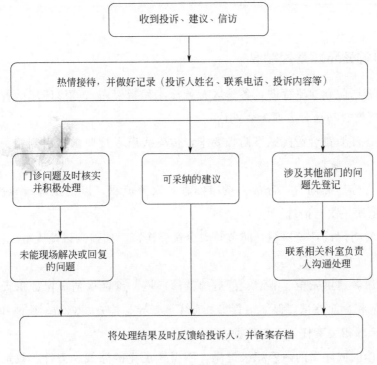

图 6-2　门诊患者投诉处理流程

③ 患者投诉中心应做好《门诊患者投诉接待记录本》的记录。匿名信件和电话的投诉，按国务院《信访工作条例》和中央纪律检查委员会对匿名信处理规定等有关文件精神办理。

④ 投诉受理后，能当场协调处理的应尽量当场协调处理；不能当场处理的，一般应当于 5 个工作日内办结，并向投诉人反馈处理情况；涉及多个科室，需组

织、协调相关部门共同研究的投诉事件，应当于 10 个工作日内办结，并向投诉人反馈处理情况；若因问题复杂而需增加时间进一步核实、协商、处理时，应当告知投诉人，取得投诉人的理解。

⑤ 定期（每月）对投诉事件进行总结、分析，从门诊流程、制度、质控、沟通等方面提出整改措施及意见，避免类似事件再次发生。

⑥ 投诉接待实行"首诉负责制"，做到谁接待谁负责，及时受理患者任何形式的投诉。

⑦ 接待人员应恪尽职守，秉公办理，及时、恰当、正确地处理投诉事件，不得推诿、敷衍、拖延。

第十一节　门诊环境管理制度

一、门诊就诊环境管理制度

① 设有医院建筑平面图，各诊区有就诊流程指引图，就诊区域的各类标识指引正确、清晰、易懂，方便患者就诊。

② 就诊环境符合医院感染防控要求，传染病患者按要求指引到相关科室、区域就诊。

③ 设立分诊咨询台，分诊人员应熟悉各服务流程，以便正确指导患者就医，并提供各项便民服务措施。

④ 定时对门诊环境巡视，防范与减少意外伤害。加强高风险人群、区域管理，制定意外风险应急预案。

⑤ 为患者提供安全、清洁、舒适的就诊环境。诊区保洁员保证每天至少两次的地面湿拖和台面擦拭。保洁主管每月有环境督导、检查、总结、反馈和持续改进记录。门诊部相关责任人不定期抽查。

⑥ 门诊区域展示的内容积极健康，不得违反党的路线、方针、政策，不得违反国家法律法规，不得违背社会公序良俗，不得进行商业宣传。确保用语用字规范，内容真实科学，文图使用恰当，杜绝具有歧义、误导等问题的用语用图。门诊办公室和门诊诊区负责人定期巡查、督导。

⑦ 卫生间清洁、无味、防滑。保洁员在清洁卫生间时，应在卫生间外设有"暂停使用"或"防滑"的警示标识。

⑧ 安保人员负责医院的消防、防盗和院内医务人员、患者及家属的人身财产

安全，维护医院的正常秩序，并在门诊开诊期间对门诊区域进行定时巡查。

二、门诊诊室管理制度

① 门诊诊室是重要的公共医疗资源，任何部门或个人不得占为己有，未经许可不得随意更改或挪为他用、不得随意改变诊室布局。

② 诊室内用物按照专科诊疗需求配置，包括诊疗基本用物、专科用物等，实行定点放置、专项管理。任何人或部门不得据为己有、不得带出诊室。根据临床学科发展规划，需增加诊室内用物或改变诊室内用物大小或位置，应由学科负责人向门诊负责人提出申请，经讨论同意后方可实施。

③ 诊室环境和设施保持清洁、备用状态，诊室内墙面不得随意私设或张贴各种标识、宣传单及广告。服务标识规范、清楚、温馨、醒目。

④ 工作人员应自觉爱护诊室内所有设备、设施，主动维护诊室环境和安全。

⑤ 不得在电脑上使用移动硬盘，不得接入其他非医院官方软件和硬件。

⑥ 严禁私自在诊断室内牵拉电线、插线板、网线；严禁安装非诊疗所需电子设备。

⑦ 不得将诊室作为个人办公室，因公需配备诊室钥匙，应向相关负责人报备。

第十二节　门诊例会制度

一、门诊晨交班

① 工作日门诊开诊前 10 分钟进行门诊晨交班，由门诊部主任与科护士长主持，副主任及全体工作人员参加。

② 门诊晨交班主要内容包括党风廉政建设与行风建设，院党委、院纪委和院内的重大文件精神，前一日的工作情况，重点工作项目实施推进情况。

二、门诊科干会

① 门诊科干会由门诊部主任主持召开，门诊全体科干成员及重点项目负责人参加。可根据讨论议题，邀请分管院领导参会。特殊情况需其他职能科室支持、协调的，可邀请相应部门负责人参加。

② 门诊科干会每月召开一次，特殊情况临时召开。

③ 门诊科干会由门诊办公室负责安排，并指定专人做好会议记录，会议记录

要求真实、准确、全面、完整。

④ 门诊科干会的主要任务是分析、汇总并反馈门诊医疗质量、服务态度、管理等方面存在的问题，讨论采取相应的措施，分工负责，落实到位。

第十三节　门诊学习培训制度

一、门诊科内业务学习制度

① 门诊科内业务学习每月一次，由科室教学秘书提前安排并通知。

② 严格考勤，根据各部门岗位值守情况安排人员参加学习，参会人员须按时出席并签到。除值班人员外，原则上不得无故缺席，因特殊原因需要请假，需向相关负责人报备。

③ 科内业务学习出勤率作为年终个人考评、评先、评优、晋升、绩效的重要依据之一。

④ 科内业务学习时将手机调至震动状态，不要在教室内接电话或随便走动。

二、门诊外出学习制度

① 院内学习：在不影响正常工作安排、保证患者安全的情况下，鼓励门诊工作人员积极参加。

② 外出学习：由各分管领导，根据会议内容、岗位职能安排门诊工作人员轮流参加全国、全省、市内各种门诊相关学习、培训、会议，并在教学秘书处登记报备。

③ 外出学习前，需安排好本职工作。

④ 外出学习期间，妥善处理工作事宜，不能以"外出学习"为借口推诿，工作电话应做到传达、转告、处理到位；遵守所在培训地、培训班的规章制度，主动维护门诊及医院形象。

⑤ 学习结束后1周内向门诊其他工作人员进行学习分享。

第十四节　门诊志愿者服务管理制度

① 门诊志愿者由医院分配调拨，且在医院备案。志愿者到岗后由门诊部进行统一培训，包括医院概况、各项规章制度、工作规定、职责职能等。

② 严格遵守国家的法律、法规、法令及医院的各项规章制度，服从医院、所在团队的管理和工作岗位安排。

③ 遵守医院和志愿者管理部门制定的各项规章制度。志愿服务期间，遵守劳动纪律，不迟到，不早退，不无故缺勤。上岗前做好必要的工作准备，坚守工作岗位，换岗时按要求认真做好交接，不得出现空岗现象。

④ 认真参加业务培训和其他技能学习，熟知并准确掌握所在岗位的职责、工作标准、流程、应急预案以及各项相关管理规定。

⑤ 开展专业、合格的志愿服务，且无报酬要求和任何营利性目的；不以志愿者的身份或志愿服务的名义从事任何以营利为目的或违背社会公德的活动。不得以志愿工作或志愿工作组织的名义，组织或参与违反志愿服务工作原则和志愿服务团队形象的活动。

⑥ 不可利用工作之便为自己或他人谋求不当利益，不得向服务对象索要礼品或小费，不得以任何形式增加志愿服务对象的经济负担，不得擅自接受服务对象的馈赠，不得收取任何单位或个人的钱物。不得以医院志愿者身份从事营利或其他违背社会公德的活动。

⑦ 自觉维护医院的整体形象，珍惜志愿者的公众形象，保持仪表整洁、举止文明、态度亲和，面对他人，主动微笑，不得从事与志愿服务工作无关的活动。

⑧ 对所有的服务对象保持尊重、平等、热情的态度，按照职责规定提供志愿服务。

⑨ 志愿者与工作人员之间，要积极沟通，注重团结合作，相互尊重、相互理解、相互帮助、相互提醒，关心鼓励，密切配合，团结协作，共同完成好服务任务。

⑩ 遵守各项工作纪律。不泄露患者隐私，不私下接受媒体采访。

⑪ 如遇突发事件，在确保人身安全的前提下，按照应急流程处置。第一时间向志愿服务所在岗位负责人、门诊办公室、科室负责人汇报，积极争取周边其他工作人员的支持，注意维持现场秩序，避免扩大事态。

⑫ 志愿服务期间，一经发现有违反规定，经劝阻、警告无效，或情节严重、引起不良后果的，将取消其志愿者资格，并依法追究相关责任、赔偿损失。

第七章

门诊工作制度

第一节　门诊办公室工作制度

① 遵守医院各项规章制度，着装符合职业要求，具有良好的仪表、仪容。主动服务，具有高度责任感和良好沟通技巧，对患者提出的问题应耐心、热情、专业地给予答复。

② 做好门诊的行政管理工作，监督落实医院有关医师门诊坐诊的相关规定，就诊高峰时段及时协调有关科室。

③ 负责门诊医疗服务质量的监督和管理工作，按照医院规章制度和考核标准检查门诊各级各类人员劳动纪律和岗位职责履行情况。

④ 负责门诊各楼层的巡查和安全隐患排除工作。

⑤ 做好医疗投诉、纠纷的接待沟通及处理工作，并做好登记工作，按职责分工将投诉及时移交各职能部门处理，必要时上报医务部或分管院长。

⑥ 做好各科室联系工作，认真收集医院各部门对门诊工作的反映意见，提出合理建议，及时提交门诊部，领导研究解决。

⑦ 负责制定门诊相关工作制度、流程、职责、预案和工作计划。

⑧ 负责上级部门及医院各类迎检准备、布置及接待工作。

⑨ 负责管理、使用门诊部行政章。

⑩ 负责医院部门的相关文件的上传下达、收集、汇总，接受、处理各种公文函件，做好登记存档工作。协助完成外单位请求配合事项及需门诊部配合的其他部门事项。

⑪ 认真完成领导安排的临时性事务。

第二节　门诊一站式服务中心工作制度

① 着装仪表符合要求，热情服务，文明用语，解答疑问耐心仔细，认真落实首问负责制。

② 实行弹性工作制，根据患者就诊高峰时段，合理安排工作人员。

③ 严格执行医院各项规章制度，认真履行岗位职责。

④ 熟悉门诊各项预约挂号流程，妥善处理电话、支付宝、微信、自助机等各种挂号平台在患者挂号过程中的投诉及纠纷。

⑤ 按要求做好出诊科室、出诊医师、专家门诊、停（换）诊医师情况的公示工作。

⑥ 熟悉门诊医师出诊信息，各学科专业、亚专业及各专科开展的新业务、新技术情况，根据患者病情合理分诊，正确引导患者就诊。

⑦ 熟悉医保及慢性病相关政策及申办流程。

⑧ 树立良好的医德医风，客观、公正、公平、合理分配号源，进行号源管理，严格执行退换号制度。

⑨ 按财务制度执行每日交账流程，做到当日账目清楚，有完整记录。

第三节 门诊预约挂号及退号制度

一、预约挂号管理制度

① 门诊部负责预约挂号服务的监督和管理。本着公开、公平的原则加强门诊预约挂号管理。

② 预约挂号须采取实名制。

③ 预约挂号适用于初诊、复诊和转诊等患者。

④ 预约挂号方式包括现场窗口预约、自助机预约、电话预约、微信预约、支付宝预约、官方app预约、网站预约、诊间预约和病区预约等。

⑤ 预约挂号范围包括专科门诊、特约特需门诊、多学科门诊、简易门诊等。

⑥ 医师停诊导致的暂停预约挂号，应在挂号窗口、微信、支付宝等挂号渠道上公示。

⑦ 与对口支援的医疗机构之间开通绿色预约挂号通道，提供专科门诊预约号。

二、退号制度

1. 退号规则

预约号源如需退号，需至少提前24小时申请，不足24小时不予退号退费。当日挂号成功，原则上不予退号退费。

2. 特殊情况处理

① 因系统故障、医师临时停诊、突发公共事件等原因退号，患者持有效凭证到挂号窗口办理。

② 其他特殊原因退号，由医师在医院信息（HIS）系统上申请退号，患者持有效凭证到挂号窗口办理。

第四节　门诊导诊工作制度

① 门诊导诊服务人员具有良好的仪表、仪容，着装符合职业要求，佩戴服务牌。

② 严格执行医院、护理部及门诊各项规章制度，认真履行岗位职责。

③ 语言文明，接待患者主动、热情，解答疑问耐心仔细，认真落实首问负责制。

④ 主动向患者介绍医师诊疗时间、医院的咨询电话、预约挂号方式、预约挂号流程、双向转诊流程，宣传医院开展的各项新业务、新技术。

⑤ 认真落实导医队各项优质服务措施，根据患者需要正确引导患者到相应诊区就诊。

⑥ 实行弹性工作制，根据患者就诊高峰时段及流量的变化规律安排门诊导诊人员班次及能力层级搭配，保证服务质量，满足患者就诊需要。

⑦ 严格执行消毒隔离制度，做好传染病或疑似传染病预检分诊，加强发热患者登记，积极做好传染病的疫情防控及登记和上报工作。

⑧ 加强门诊患者的健康教育，负责制作、宣传和发放健康教育资料，做好科普知识宣传。

⑨ 加强医德医风建设，做好门诊患者满意度调查，反馈患者意见和建议。

第五节　门诊诊区工作制度

① 遵守各项规章制度，坚守职业道德规范，树立"以患者为中心"的服务理念，为患者提供优质服务。

② 着装整洁，仪表端庄，佩戴胸牌，热情服务。不串岗、离岗、脱岗，不闲谈。耐心解释，及时解决患者在就诊过程中的各种问题。

③ 提前到岗，做好开诊的各项准备工作，包括检查仪器设备及相关用物，并

保持完好。

④ 执行交接班制度，保证各项物资及设备齐备、完好，急救物品处于功能位。

⑤ 熟悉当日出诊医师的动态及各科就诊情况，根据患者病情正确引导患者就诊。

⑥ 定时巡视诊区，合理分流患者。熟悉急救流程，对急、危、重症患者优先处置。对老、弱、残、军人等特殊患者主动帮助，优先安排就诊。对诊后患者主动做好二次导诊，引导患者进入下一步诊疗环节。

⑦ 严格执行医院感染相关管理制度，防止交叉感染，做好防控工作。

⑧ 加强医护沟通，护患沟通；保持诊区安静有序，维持"一室一医一患"就诊秩序，尊重患者，保护患者隐私。

⑨ 掌握疾病知识，做好健康宣教工作，提高分诊护理工作内涵，建立良好的护患关系。

⑩ 节假日各诊区做好交接班工作，保证各项物资、设备及急救车完好，并处于功能位。同时做好防火、防盗等安全工作。

⑪ 加强自身素质提升，积极学习专业知识。对突发事件及时汇报、处理。

第六节　入院准备中心工作制度

一、入院准备中心管理制度

① 热情耐心接待患者，开展优质服务。

② 入院准备中心工作人员 24 小时值班，严格执行交接班制度。

③ 统筹协调各院区床位使用，与病房保持紧密联系，及时了解病床使用和周转情况。按照医院规定的床位排序原则依序收治。

④ 负责各院区入院手续办理工作。办理手续时，使用身份证实名办理，并核对与补全患者基本信息。

⑤ 有床位时，直接办理入院手续；若无空床，根据病情留急诊观察室或居家候诊。急、危、重待抢救患者可酌情先住院后补办手续。任何病房及个人不能拒收急、危、重待抢救患者。

⑥ 急、危、重待抢救及行动不便患者安排专人护送。护送时，根据患者病情，正确选择运送工具，并进行跌倒/坠床风险评估，采取相应的防范措施，需进行身体约束时，事先征得家属同意，确保患者运送安全。护送到病房后，做好交接

手续。

⑦ 入院途中，患者发生跌倒/坠床时，立即报告护士长，并按规范逐级上报处理。

二、床位统一管理制度

① 所有科室及病区的床位由医院统一管理，入院准备中心负责床位调配及住院患者床位安置，各科室只有床位的使用权。

② 除医院统一设置的单人间或双人间病房外，各病区不得擅自将多人间改为单人间使用，陪床家属不得占用床位。

③ 医师开具患者入院证后，患者需到入院准备中心办理住院登记手续，并等待排床。入院准备中心优先安排患者入住与其所患疾病相应的专业科室所在病区，如果病区床位已满，按照学科相近、病区位置相邻及避免交叉感染的原则进行安置。

④ 为保证急症患者的收治，发生急症较多的专业科室所在病区设置1～2张急诊床位，以保证急症患者及时入院。

⑤ 急诊科、儿科、产科、妇科专业，因专业特殊性不纳入住院床位统一管理。

⑥ 为保证患者安全及床位使用信息准确，各科室不得以任何理由挂床收住患者。

⑦ 原则上各病区不得加床收治患者。因突发公共卫生事件、群体伤害事件或患者病情确实需要等特殊情况，经入院准备中心、医务部及主管院领导批准，可临时加床，但要保证为正式住院床位，病情较重患者能连接电源、氧气及负压吸引等抢救设施。

⑧ 各科室及病区应积极配合入院准备中心，保证患者及时入院，任何科室和个人不得以任何理由拒收患者。

三、日间手术中心管理制度

（一）流程管理制度

① 门诊专科医师根据病种、患者情况等，向日间手术中心申请日间手术。

② 患者完成入院前评估，符合日间手术纳入标准的，由日间手术中心进行登记预约，确定手术日期。

③ 日间手术中心负责提醒次日手术的患者，如遇特殊情况患者不能如期进行

手术治疗的，日间手术中心应及时通知相关医师及科室，保证日间手术有序、高效完成。

④ 入院前需签订《收住日间病房知情同意书》，术后完成相应评估达到出院标准即可办理出院手续。

⑤ 患者在入院前评估确认不能进行日间手术治疗的，在日间手术治疗中或术后恢复期间出现日间手术临床路径变异的，出院后出现严重并发症的，需转普通病房住院治疗或延长出院的，由专科医师评估并详细记录病程后，转普通病房住院治疗。

(二) 日间手术中心健康教育制度

① 入院前，日间手术责任医师和责任护士应对预约手术之后的患者及家属，进行相关知识的宣教，包括日间手术治疗的方式、术前准备及注意事项等，保证手术能顺利进行。

② 出院时，给每个患者配置一份日间手术中心出院指南，详细告知术后康复护理知识和注意事项，医院的联系方式。

③ 患者出院后，日间手术随访医护人员应根据患者的病种、病情、手术方式及术后恢复情况等对每位出院患者进行至少 2 次的随访并记录，可以电话随访、QQ 随访、微信随访、短信随访等。

第七节   门诊检查预约中心工作制度

① 根据医院和门诊管理要求，制定符合门诊检查预约中心的规章制度、预约流程、检查须知等，并定期优化。

② 工作人员应遵守医院相关规定，符合医院感染防控规定及窗口文明礼仪，着装整洁，提前到岗。

③ 根据医技科室开诊时间，合理设置岗位，实行轮岗制、弹性制排班，保证患者预约检查的通畅性和及时性。

④ 及时了解医技科室各项工作指标，如预约等待时间、检查等待时间、结果出具时间等。指导工作人员合理调整、有序安排患者检查，针对性地开展预约优化工作，缩短患者检查候诊时长。

⑤ 根据预约系统运行状况，及时提出合理性建议，提升信息系统功能性和适用性。

⑥ 定期开展专业培训，内容包括：医技科室新技术新业务学习、检查相关注意事项重点培训、信息系统升级学习等。

⑦ 每月定期做工作小结及汇报，发现可能存在的安全隐患和低效的工作流程，分析原因并持续改进。

第八节　门诊治疗室工作制度

一、门诊注射室工作制度

① 工作人员着装符合医院感染防控要求，文明用语，态度和蔼，动作轻柔。

② 注重保护患者隐私，男注射室与女注射室分室安置。

③ 无菌物品、消毒物品、清洁物品分类放置，使用后医疗垃圾按流程规范处置。

④ 注射药品应同时具备处方、医嘱执行单和缴费单。对需过敏测试的药物，提前做好过敏试验。特殊药品、特殊患者须完成告知制度。

⑤ 严格执行安全核查制度、医嘱执行制度、查对制度、沟通制度，保障医疗安全。

⑥ 严格执行无菌操作，注射器具均为无菌、一次性物品，做到"一人一用一弃"。消毒液定期更换，保证消毒用品的有效期和有效浓度。

⑦ 设置观察区，配置专用抢救物资，定期检查、更换、补给。患者注射后30分钟方可离开，观察期间发现异常或突发事件，立即通知医师进行急救处理。

⑧ 严格执行消毒制度，注射室内空气、物体表面、地面每日消毒，定期配合医院感染防控工作人员完成采样抽查，防止院内感染。

二、门诊换药室工作制度

① 工作人员进入换药室须着装整齐，戴好口罩、帽子，无关人员不得进入换药区。

② 换药室内、台面、治疗车物品摆放有序，标识清晰，无菌与非无菌物品分类放置，无菌物品按照灭菌日期依次摆放。建立台账，专人管理，定期检查、清理，及时补充。

③ 严格执行无菌技术操作及手卫生制度，换药物品保持无菌状态。

④ 换药室做到"一室一医一患"，换药物品做到"一人一次一用一消毒"。

⑤ 同一患者清洁伤口和污染伤口分先后处理，不同患者清洁伤口和污染伤口分室处置，使用后敷料、物品处置严格按照医院感染管理规定执行。

⑥ 特殊感染伤口应特殊处理，换药完成后空气、物体表面、地面全面消杀。

⑦ 遇疑难、复杂伤口应及时主动与主管医师联系，共同讨论下一步治疗方案。

⑧ 严格区分清洁区与污染区。保持室内整齐清洁，每日采取湿式清扫，做好空气、物体表面、地面的清洁、消毒工作，每周彻底清洁。

⑨ 建立伤口换药、疑难造口及复杂慢性伤口病例档案，加强伤口、造口处理的连续性、针对性管理，做好记录和随访。

⑩ 定期开展护理查房，疑难伤口、造口讨论会，总结经验，提高专科护理质量。

第九节 巡诊工作制度

① 巡诊工作由门诊办公室负责统一管理，具体工作安排及人员分配由门诊诊区、医技科室及门诊导诊中心负责。

② 巡诊人员要求严格遵守医院、护理部及门诊各项规章制度及管理规定，责任心强，护理专业知识、专业技能娴熟，熟知门诊各项工作制度、流程、预案，具有丰富的门诊工作经验及抢救工作能力，具备敏锐的观察能力、主动发现问题能力及敏捷的应急反应力。

③ 巡视工作时间为门诊开放时段，巡诊时长要求不低于1次30分钟。

④ 门诊巡诊工作覆盖范围包括门诊区域、医技科室区域及其他门诊患者活动区域，包括所有门诊诊疗所涉及的挂号、治疗、检查、缴费、取药等患者等候区等。

⑤ 巡诊人员工作内容包括门诊诊疗咨询引导、疑问解答、健康宣教、环境管理、秩序维持、患者病情观察、紧急抢救实施、应急预案落实、安全隐患排除、各部门工作协调、投诉纠纷调解以及各类突发事件的应急处理。

⑥ 巡诊工作人员必须严格遵守劳动纪律，按时上岗，不迟到，不早退。

⑦ 巡诊工作人员着装符合职业要求，统一佩戴工牌。语言、行为文明，工作态度积极向上，对待患者主动热情。

⑧ 巡诊工作记录真实、准确、规范、完整。对巡诊工作中发现的特殊问题及处理措施等进行详细记录，对尚未完成的工作向下一班巡诊人员进行交接并记录，必要时向门诊办公室汇报。

⑨ 门诊各部门均应积极支持、配合巡诊工作人员工作。各楼层、各科室急救药品、物品定量保存、定点放置，急救器材处于功能位，确保随时可取、随取随用。

⑩ 门诊办公室定期对巡诊工作进行质量监督管理。

第十节　门诊值班和交接班制度

① 各部门应当建立符合门诊区域管理的排班体系，排班表对内公示，含岗位、姓名、电话等。实习医师、进修医师、规培医师等非本机构执业医务人员不得单独值班。

② 值班人员应明确值班岗位的职责，熟悉门诊、医技科室的开诊时间，了解相关部门（门诊办公室、信息部、保卫部等）的值班电话。

③ 值班人员不得擅自离岗，休息时应当在指定的地点休息，确保通信畅通。

④ 特殊、重要的事件应有记录，交班时当面与接班人员确认。

⑤ 接班人员应保持通信畅通，提前到岗，与上一班人员完成交接班工作，包括医师出诊情况、特殊仪器设备、抢救物资、重点关注问题等。

⑥ 值班人员应完成本班工作，接班人员应做好上岗前准备，做到当面交接，交接未完成或未达成一致意见前，交班人员不得离岗。

第十一节　仪器设备管理制度

① 门诊仪器设备由专人管理，所有仪器、设备应有资产卡片，并与固定资产登记目录相符合，每季度配合资产管理办公室、归口部门共同盘点，做到账、物、卡三相符。

② 仪器设备有标准操作程序（SOP），使用仪器设备前必须经过培训，考核合格后方可使用。

③ 设备故障及时维修并有记录，包括故障日期、维修人员及联系电话、送修人员及部门、返回接收人员及日期、存放地址等。

④ 急救仪器（呼吸机、除颤仪、电动吸痰器、简易呼吸器）每日检查，保持性能良好处于功能位，并有记录。

⑤ 了解仪器设备的基本维护保养方法，及时按规范清洁、消毒处理，确保仪器设备的安全完好。

⑥ 仪器设备的领用、退库、调出、借出、停用、报废等需严格按照流程执行，

经主管部门、归口部门及有关领导批准，方可施行。

⑦ 仪器设备调动、外借等须做好交接手续，交接双方共同清点并签名。

⑧ 仪器设备一般不外借，紧急情况下可邻近区域调用，用后及时归还。

第十二节　门诊抢救工作制度

一、抢救工作制度

① 定期对门诊所有工作人员进行抢救知识培训，包括医师、护士、护工、保洁人员等，提高门诊工作人员的业务素质、应急能力。

② 当诊医师、在岗护理人员均有义务积极参与抢救工作。抢救患者时做到严肃认真、行动敏捷、有条不紊、分工明确、密切配合、听从指挥。其余人员做好应急准备，同时坚守岗位。

③ 抢救过程中，严密观察患者病情变化，正确执行医嘱。口头医嘱要求准确清楚，执行前必须复述一遍，确认无误后执行，保留安瓿以备查。

④ 开展抢救工作的同时，通知急诊抢救室派医护人员支援。由急诊科医护人员、门诊护理人员共同护送患者至急诊抢救室，并完成交接记录。

⑤ 抢救结束后，及时填写"门诊抢救记录"，内容完整、准确，包括抢救患者基本信息、时间、地点、使用药品情况、抢救人员、交接科室和人员等。

⑥ 及时清理抢救用物，按规定对抢救物品进行消毒、添补、使用登记等。

二、抢救物资管理制度

① 抢救物品不准任意挪用或外借，必须处于备用状态。

② 保持抢救车整洁，物品放置有序，每日核对抢救物品，班班交接，做到账物相符。

③ 各种抢救药品、器材及物品应做到"五定"：定数量品种、定点放置、定专人管理、定期消毒灭菌、定期检查维修。

④ 抢救车内药品、物品一览表规范放置，护理人员熟悉抢救用物放置位置，熟悉抢救仪器、设备性能并熟练使用。

⑤ 无菌物品须注明灭菌日期，保证在有效期内使用。

⑥ 抢救物品齐备，用后及时补充；抢救设备用后及时清洁、消毒并处于功能位。

第十三节　特约门诊工作制度

① 严格执行医院及特约门诊各项规章制度，认真履行岗位职责，由门诊部统一管理、监督、考评。

② 出诊专家应具备副主任医师及以上的职称，出诊时间由特约门诊统一安排并予以公示。

③ 出诊专家应按医疗服务制度和职业规范要求进行诊疗，严格执行"首诊负责制"，认真书写门诊病历及相关医学法律文书；当诊疗结束后，首诊医师应详细告知患者下一步诊治流程并在病历中记录；耐心解释，严禁推诿患者，做到合理检查、治疗、用药等，确保特约门诊医疗安全和服务质量。

④ 特约护士接待患者应积极主动，询问应详尽全面。正确预检分诊，做到有问必答，耐心解释。严格落实"首问负责制"，杜绝"生、冷、硬、顶"和推诿患者。主动与专家、医技科室人员协调沟通。保护特约患者的隐私和安全，做好患者的保密工作。

⑤ 认真核对特约患者"特约医疗证"和就诊证件，在诊疗过程中护士严密观察患者病情变化，若出现病情加重应及时抢救并做相关处理，护送至急救中心进一步治疗。

⑥ 严格遵守传染病法律法规。加强学习传染病相关知识，对发热患者、传染病或疑似传染病患者及时上报，做好消毒隔离管理及登记工作。

⑦ 严格遵守劳动纪律，准时到岗，不得迟到、早退、脱岗，上班时间不会客。经核实为有效投诉，将严格按照相关规定处理。

⑧ 医护人员对特约患者开展形式多样的健康教育，宣传防病治病科普知识。

第十四节　特需门诊工作制度

一、日常管理制度

① 严格执行医院及门诊部各项规章制度，认真履行岗位职责，保障患者合法权益。

② 定期组织法律法规、规章制度、专业知识及基础技能学习、培训和考核，确保依法执行、抢救及时、措施到位。

③ 严格遵守劳动纪律，按时上岗，不迟到、不早退。

④ 严格执行相关考核细则，对工作人员定期检查考核，对存在问题制订整改措施，做到工作质量持续改进。

⑤ 护理部、科主任、科护士长定期对特需门诊护理质量进行检查，及时反馈。

⑥ 加强工作人员自身素质建设，提高服务意识和水平。增强医患沟通能力，定期进行沟通技巧培训，注意语言文明，对待患者应热情周到，耐心解释回答。

⑦ 特需工作人员接待患者应积极主动，询问应详尽全面。正确预检分诊，做到有问必答，耐心解释。严格落实"首问负责制"，杜绝"生、冷、硬、顶"和推诿患者。主动与专家、医技科室人员协调沟通，保护患者的隐私和安全。

⑧ 确保患者健康资料安全，按"5S"标准规范管理，如需外借一定要做好登记签字工作。

⑨ 特需门诊诊室由特需组长合理安排，同时根据患者挂号情况灵活安排。出诊时间由特需门诊统一安排并向医师告知、向患者公示。

⑩ 特需工作人员应严格遵守传染病防治法律法规，加强传染病管理、防控、预防、上报等相关知识的培训学习。

⑪ 多途径、多方式对特需患者开展健康教育工作，包括宣传册、微博、推文、视频等。

⑫ 工作人员保持通信通畅，公示办公联系电话及工作人员值班情况。

⑬ 每月定期举行例会，汇报上月工作情况。按照数据汇总情况进行下月医师资源、排班计划及服务方向的调整。

二、特需医师管理制度

(一) 特需医师准入条件

① 具备副主任医师及以上的职称、副教授及以上职称，或经医院专家技术委员会审核通过评定为专家级别。

② 无投诉纠纷，患者满意度高，严格遵守医院各项规章制度。

③ 门诊预约率排名本科室的前十位。

④ 同时具备下列条件之一者优先考虑：获得国部级或者厅局级人才称号、担任省级以上学术团体常务委员及以上职务。

(二) 建立特需医师库

① 每个临床科室需推荐至少 2 名符合条件的医师进入特需门诊医师库，增强

各专科特需服务能力。

② 每个临床科室需推荐至少 1 名英语沟通能力强、副高级职称以上的医师进入特需医师库，以满足患者多元化的就诊需求。

③ 满足出诊条件的医师，采取科室主任安排或自主报名的形式，填写特需门诊出诊申请表，经学科主任签字批准，医疗技术管理委员会审核通过后，纳入特需医师库。

④ 以半年为一个周期对医师进行考核评估，根据质控考核进行专家库动态管理：

a. 出现纠纷投诉，经查实为有效投诉，且确为医师原因，取消特需门诊资格 6 个月。

b. 患者满意度低、频繁（≥3 次/月）出现各种形式投诉的医师，取消特需门

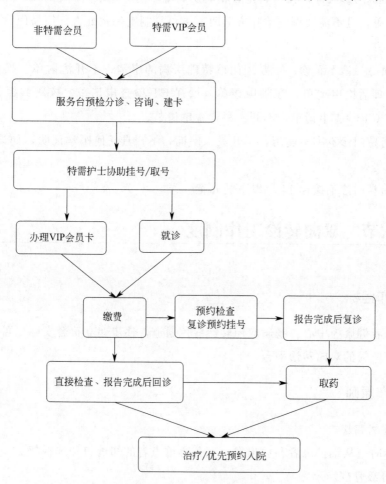

图 7-1 特需门诊就诊流程

诊资格 3 个月。

　　c. 停（换）诊率排名本科室前五位的取消特需门诊资格。

三、特需门诊就诊流程

　　特需门诊就诊流程图见图 7-1。

第十五节　简易门诊工作制度

　　① 简易门诊接待已经确诊且病情稳定的来取药或做常规检验、检查的慢性病患者，不得接待初诊患者，不得接待病情不稳定的患者。

　　② 简易门诊医师须在患者持有相关疾病就诊病历记录资料、就诊卡或社保卡、药品处方单，且不需要调整治疗方案时，方可复制上一次处方。简易门诊医师不得改动原处方。

　　③ 简易门诊不看诊；不办理门诊特殊疾病的申请；不开注射单、换药单、拆线单、病理活检申请单、穿刺申请单、增强 CT 检查申请单、核磁共振检查申请单、PET-CT 检查申请单，不开专科检查申请单。

　　④ 简易门诊不书写病历，不开具入院证，不开具任何医学证明，如诊断证明、休假证明等。

　　⑤ 简易门诊不接诊 14 岁以下的儿童。

第十六节　双向转诊工作制度

一、工作目标

　　以患者健康为中心，畅通双向转诊绿色通道，逐步建立符合实际的可追踪、可调控、可监管的双向转诊平台。

二、工作原则

　　1. 患者自愿

　　转诊时应从维护患者利益出发，充分尊重患者的知情权和选择权。

　　2. 分级管理

　　上级医院重点开展三、四级手术，疑难危重疾病及合并有基础疾病、处理有一定难度的常见病、多发病的诊疗。下级医院接诊治疗病情稳定、进入恢复期需接受康复治疗、护理支持与慢性病管理或符合相关转诊条件的患者。

3. 连续管理

加强国家慢性病综合防控建设，建立有效、严密、实用、畅通的上转、下转渠道。探索建立高血压、糖尿病、脑卒中、癌症等病种的定点下转医疗机构，派出医务人员团队，实施同质化管理，为患者提供整体、持续的医疗服务，实现管理干预全覆盖、全程无缝、方便快捷的就医服务。

三、双向转诊条件

（一）上转条件

① 临床各科急、危、重症，首诊机构难以实施有效救治的病例。

② 不能确诊的疑难复杂病例。

③ 突发公共卫生事件或重大伤亡事件中，处置能力受限的病例。

④ 疾病诊治超出首诊机构核准诊疗登记科目的病例。

⑤ 因技术、设备限制或其他原因不能处理的病例。

⑥ 需要到上一级医院做进一步检查，明确诊断的病例。

⑦ 急性传染病及原因不明的传染病患者（此类患者需转传染病指点医院）。

⑧ 精神障碍疾病的急性发作期病例（此类患者需转精神专科医院或有精神专科诊疗条件的医院）。

（二）下转条件

① 急性期治疗后病情稳定，需要继续康复治疗的患者。

② 诊断明确，治疗后病情稳定，已无需继续住院但需长期管理的慢性病（稳定期、康复期）及需护理的老年病例。

③ 各种疾病晚期仅需保守、支持、姑息治疗的病例。

④ 术后康复患者。

⑤ 一般常见病、多发病病例。

四、转诊制度

① 转诊双方医疗机构应明确转诊流程以及双方责任义务，在规定的范围开展双向转诊工作，建立双向转诊医疗机构目录，建立双向转诊绿色通道，确保医疗质量和医疗安全。

② 设立双向转诊工作管理岗，确保工作运行流畅。制定双向转诊对接实施流程，规范管理，确保双向转诊落实到位。

③ 做好转诊患者随访工作，由专人负责完成上转、下转患者登记随访工作。转入的急、危、重症患者应优先安排诊疗，认真做好登记，并及时安排专人将患者送至病区；转出的急、危、重症患者，转出机构需派出专人护送并书面和口头同时向接诊医师介绍病情。

④ 定期实地调研或者与转诊联系人沟通，了解转诊中存在的问题，及时优化流程；定期组织召开"提高转诊质量的相关培训和指导"联系会，与双向转诊联系人加强沟通，改善转诊患者的就医体验；定期到临床各科室沟通，联系床位紧张及住院时间较长科室的患者，将符合下转条件的患者下转至下级医院进行后续治疗及康复，协助临床科室做好与各部门的沟通协调工作。

⑤ 严禁私自外转患者，未按照规定流程私自外转患者（包括私自口头或书面外转检验、检查、手术、购药等行为）一律视为违规转诊。

第十七节　多学科联合门诊工作制度

一、多学科联合门诊工作制度

① 多学科联合门诊是"以患者为中心、以疾病为链条"组建的门诊诊疗团队，诊疗模式是由多个相关临床学科、医技科室的专家组成团队，联合诊治某一疾病，由门诊部、医务部负责运营管理，为患者提供"一站式"诊疗服务。

② 开设多学科联合门诊，需向医院报备团队的组织架构、职责分工、工作制度（包括团队联合诊疗时间及地点）、随访制度等。

③ 多学科联合门诊团队接诊患者的信息要可追溯，包括患者基本信息、讨论意见、执行情况、随访信息等。

④ 讨论期间，保持会场严肃、安静；会后将谈论会结果告知患者，尽到告知义务。

二、团队秘书工作内容

① 团队秘书需熟悉多学科团队、首席专家、临床科室医师的专业及特长。

② 团队秘书负责收集患者相关病历资料，落实团队讨论会专家名单和讨论会开展时间，做好诊治相关的组织、协调、管理工作。

③ 会前准备。明确病例讨论的原因和目的，准备的临床资料至少包括必要的病史、检查检验结果等。

④ 会中组织。讨论会参会人员签到，讨论会主席主持会议，秘书汇报病史，专家根据情况补充询问病史及查体结果。参会人员围绕讨论病例充分发言，讨论会主席总结归纳团队意见，秘书记录会议意见。

⑤ 会后工作。及时将讨论意见与患者和（或）家属交流沟通，确保团队的治疗方案在临床实施，参与治疗专家应遵从集体意见并积极执行治疗方案，主治医师按要求完成医疗文书书写。

⑥ 定期追踪、随访患者的病情进展、治疗情况。协助建立疑难疾病、罕见病数据库及患者的生物标本库。做好数据库的建立、数据录入及管理工作。

⑦ 做好多学科联合门诊工作的定期总结，梳理工作中存在的问题，及时反馈，保证多学科联合门诊的工作持续改进，提高诊疗质量。

第八章

门诊安全与应急管理

　　门诊安全包括患者安全、工作人员安全和环境安全，是保障一切门诊医疗活动的基础。首先应制定门诊安全管理制度，各级工作人员按制度执行。其次明确责任人，明确总负责人和各楼层负责人，不定期巡视门诊各区域，特别是各种节日放假

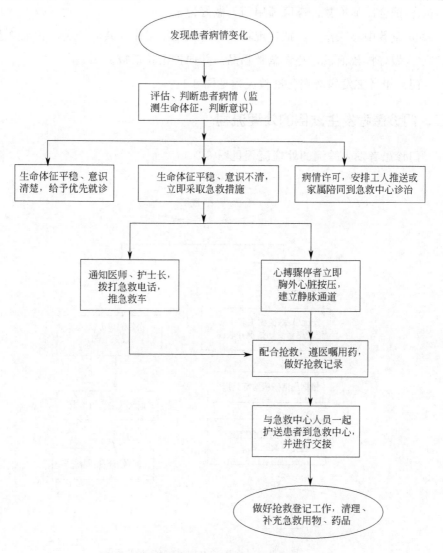

图 8-1　门诊患者突发病情变化抢救流程

前；另外每天应有专人（一般由门诊办公室人员负责）巡视公共区域及诊疗区，及时排除安全隐患。最后应制定好应急预案，发生安全事故时，让工作人员可及时执行。

一、门诊患者突发病情变化抢救预案及流程

① 发现患者病情突然变化后立即判断患者病情。

② 患者生命体征平稳，意识清楚，给予优先看诊处置或陪同患者至急救中心。

③ 患者生命体征不平稳，意识不清楚，立即实施抢救，并通知附近医师和急救中心。

④ 配合医师抢救，遵医嘱用药，做好记录。

⑤ 急救中心工作人员抵达现场后，与其交接工作，共同护送患者至急救中心。

⑥ 做好抢救记录，补充急救物品，并向护士长汇报。

门诊患者突发病情变化抢救流程见图 8-1。

二、门诊患者发生跌倒的处理流程

门诊患者发生跌倒的处理流程见图 8-2。

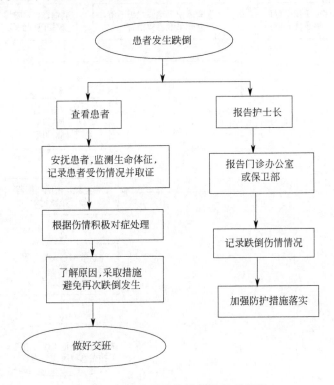

图 8-2　门诊患者发生跌倒的处理流程

三、门诊患者发生意外伤害的处理流程

门诊患者发生意外伤害的处理流程见图 8-3。

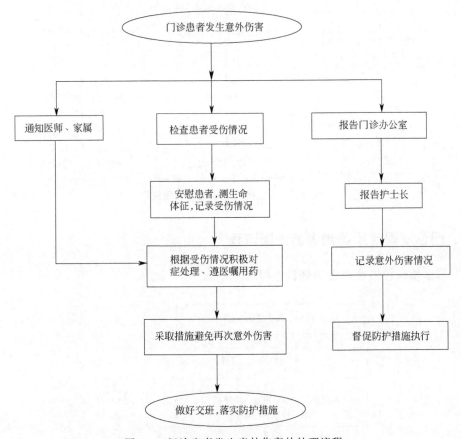

图 8-3　门诊患者发生意外伤害的处理流程

四、暴力伤医事件应急处理预案及流程

① 发生暴力伤医情况，立即将当事医务人员和患者隔离开，保护双方安全。

② 保护好现场，通知保卫部、门诊办公室。

③ 安抚当事人情绪并检查当事人身体状况，如有受伤情况立即送急救中心。

④ 如发生了肢体冲突，双方情绪激动，通知警方处理。保护好现场，配合警方调查。

⑤ 将具体情况上报至上级领导，并做好应对舆论的准备。

暴力伤医事件应急处理流程见图 8-4。

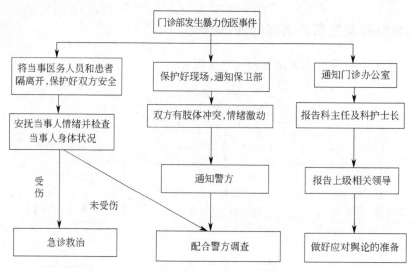

图 8-4　暴力伤医事件应急处理流程

五、门诊发现传染病患者的处置流程

门诊发现传染病患者的处置流程见图 8-5。

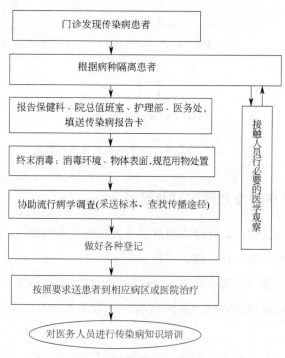

图 8-5　门诊发现传染病患者的处置流程

六、门诊发生踩踏事故的处置预案及流程

① 发生踩踏事故后，现场工作人员立即查看人员受伤情况，疏导周围人员。

② 通知急救中心、保卫部及门诊办公室，加强周边警戒，严防其他事端。

③ 根据现场情况，对伤员进行安抚，并积极对症处理，配合急救中心工作人员将伤情严重的人员立即送往急救中心救治。

④ 协助门诊办公室做好现场安抚工作，稳定现场患者及家属的情绪。

⑤ 协助保卫部保护好现场，配合公安机关调查。

⑥ 做好记录，查明发生踩踏事故的原因，落实防护措施，防止踩踏事件再次发生。

门诊发生踩踏事故的处置流程见图 8-6。

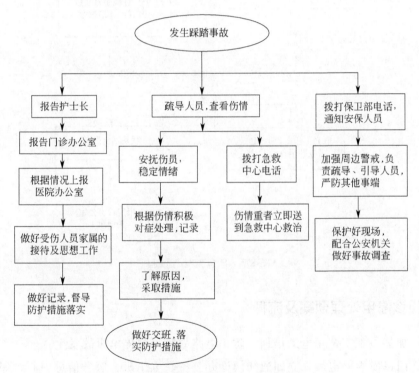

图 8-6 门诊发生踩踏事故的处置流程

七、危急值处理流程

危急值处理流程见图 8-7。

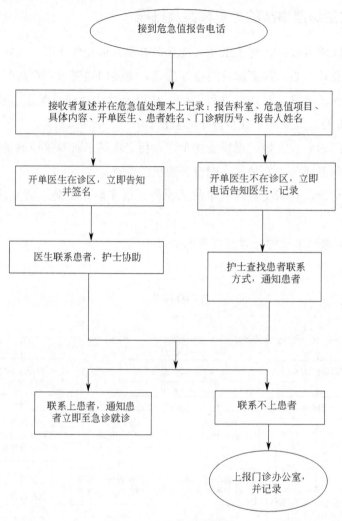

图 8-7 危急值处理流程

八、门诊停电处理预案及流程

① 加强员工安全用电的培训，防止电路故障导致停电事故发生。

② 门诊发生停电后，立即通知门诊办公室、电工班、医学信息中心、保卫部、电梯维修班及院总值班室。

③ 立即了解停电原因及停电时长，备好手电筒、应急灯，加强巡视，防火防盗。

④ 若短时间内能恢复供电，及时告知患者，安抚患者情绪，维护好现场秩序。

⑤ 若短时间内不能恢复供电，启动手工挂号、手工发票，医师看诊后手写处

方，到药房划价后再缴费。

⑥ 电梯内如有被困人员，安抚被困人员情绪并及时给予救援。

门诊停电处理流程见图 8-8。

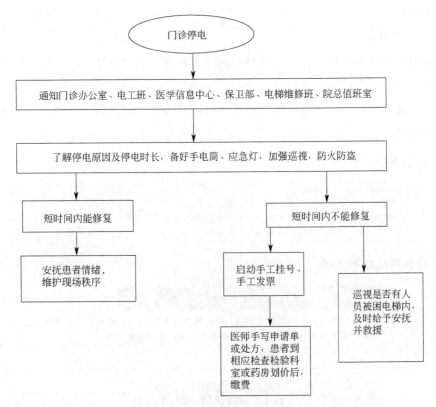

图 8-8　门诊停电处理流程

九、信息系统故障处理预案

（一）故障分级

1. 一级故障

指影响全院整个 HIS 系统运行的故障，表现为医院门急诊、住院业务的全面中断。故障的排除时间设定为 4 小时。

一级故障包括：HIS 系统相关服务器及其配套设备故障，核心、汇聚交换机及其主干光纤链路故障，数据库故障，各种不可预测的因素（停电、火灾、空调故障、雷击等的发生）。

2. 二级故障

指影响医院局部业务运行的故障，如楼层交换机及光纤链路故障，子系统数据库及应用软件故障造成医院局部业务中断。故障排除时间设定为 2 小时。

二级故障包括：PACS 系统故障、LIS 系统故障、医保系统故障、HIS 系统楼栋（层）交换机故障。其中任何一层楼的设备出现故障，该设备所支持的工作站均无法工作。

3. 三级故障

指医院各业务应用工作站、计算机及应用软件、楼层网络故障，它只影响个别业务的开展，对医院的整体业务无大碍。故障排除时间设定为 1 小时。

三级故障包括：工作站计算机操作系统程序故障，楼层网络故障，工作站应用程序的故障。

（二）应急系统启动

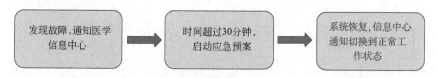

（三）信息系统故障上报

一级故障上报
- 故障发现人第一时间通知门诊信息员及门诊办公室，门诊办公室上报科主任。
- 在科室组织排除故障的同时，由科主任向主管院长汇报情况。
- 主管院长向院长汇报情况。

二级故障上报
- 故障发现人第一时间通知门诊信息员或门诊办公室，门诊办公室上报科主任。
- 在科室组织排除故障的同时，门诊办公室通知信息中心，信息中心通知受影响的部分科室及相应部门。
- 门诊信息员通知到门诊各科室。

三级故障上报
- 由故障发现人负责联系本部门信息员，信息员协调相应人员处理故障。

十、火灾的应急预案及流程

① 强化工作人员的安全意识，加强日常消防培训。

② 发现火情后立即呼叫周围工作人员一起组织灭火，同时报告保卫部及上级领导。

③ 疏散火情周围人员，根据火势，使用现有的灭火设备积极扑救。

④ 发现火情无法控制时，立即拨打"119"报警，并告知火情发生的正确地点。

⑤ 关好邻近房间的门窗，减缓火势扩散速度。

⑥ 将患者及家属撤离疏散到安全地带，安抚其情绪，检查患者是否受伤，保证患者生命安全。

⑦ 尽可能切断电源、撤出易燃易爆物品并搬走贵重物品及重要资料。

⑧ 组织患者撤离时，不要乘坐电梯，走安全通道，嘱咐患者及家属用湿毛巾捂住口鼻，尽可能以最低的姿势或匍匐快速前进。

火灾的应急流程见图 8-9。

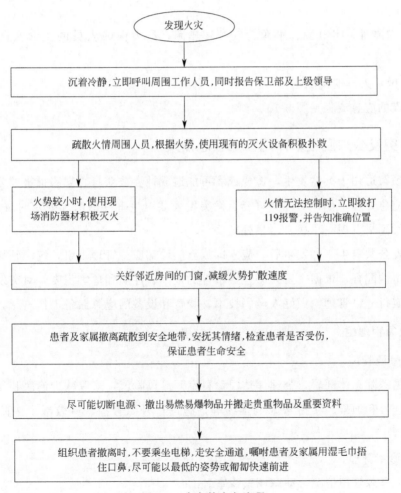

图 8-9 火灾的应急流程

十一、地震的应急预案及流程

① 发生地震时，所有工作人员必须坚守岗位，未经许可不得擅自离岗。

② 科主任、科护士长负责指挥、调度，全面疏散门诊区域内人员。

③ 人员疏散时应从安全通道撤离，不得使用电梯。根据就近原则，选择安全通道，注意维护秩序，防止因混乱造成人员伤害。

④ 晃动厉害或当时情况不允许撤离时，工作人员应沉着冷静叮嘱在场人员寻找有支撑的地方蹲下或坐下，注意保护头颈。

⑤ 听从指挥，所有人员分工合作，及时转运相关区域的人员，保障大家的安全。

⑥ 撤离时关闭电源、水源、气源、热源，尽力保障人员的生命及国家财产安全。

⑦ 做好人员安抚工作。

地震的应急流程见图8-10。

十二、突发公共卫生事件门诊部应急预案

本预案适用于突然发生，造成或者可能造成社会公众身心健康损害的公共卫生事件的应急处理工作，对各类可能引发突发公共卫生事件的情况要及时进行分析、预警，做到早发现、早报告、早处理。

突发公共卫生事件发生后，应立即成立门诊部应急管理小组，统一领导、分级负责、协调配合，根据突发公共卫生事件的范围、性质和危害程度，对突发公共卫生事件实行分级管理，做好人员、技术、物资和设备的应急储备工作。

（一）应急管理组

1. 号源管理

根据医院总体部署，合理评估门诊科室开诊风险值，采取减少诊次和诊量、暂停当日挂号和加号、实行号源全预约等措施进行号源管控，有效减少医院患者流动量。

2. 诊室管理

根据号源管控情况，动态调整诊室。

3. 现场管理

根据通道和诊室的空间布局调整，及时调整各类标识标牌，引导患者就诊。

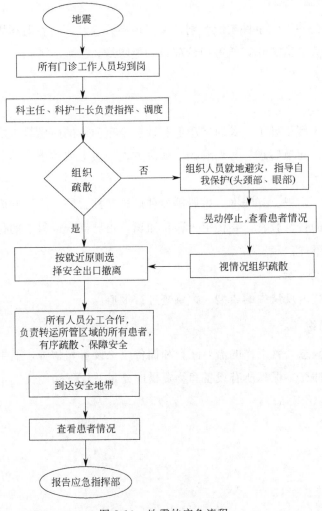

图 8-10　地震的应急流程

4. 医院感染管理

根据医院感染防控制度进行医院感染知识培训，确保人人参与、人人掌握。合理设置清洁区，对清洁区严格管理，做好医院感染监督检查并记录，发现问题及时整改。督促各部门做好环境消毒、个人防护、医疗垃圾处理工作，防止院内交叉感染和污染。

(二) 信息组

① 网络门诊：扩大网络门诊医师参与范围，开通网络门诊免费咨询通道，有效减少患者到院量。

② 数据报送：及时报送相关数据，数据报送应坚持公开、透明、真实原则。

（三）预检分诊组

根据突发公共卫生事件响应级别，落实预检分诊制度，及时识别有感染风险的患者，做好患者分流工作，筑好门诊部第一道防线。

（四）宣传组

1. 就诊提示

在医院宣传部指导下，及时向患者和社会公布门诊的应急管理措施，包括门诊预检分诊流程、通道管理、号源管控、就医方式（线上或线下）等。

2. 科普宣传

利用广播、影视、互联网、手册等多种形式对社会公众广泛开展突发公共卫生事件应急知识的普及教育，宣传卫生科普知识，指导群众以科学的行为和方式对待突发公共卫生事件。

3. 典型事迹宣传

对门诊在抗击疫情中的典型人物事迹进行报道。

（五）后勤保障组

根据门诊应急处置工作的需要配置和储备应急设备和物资，卫生应急储备物资使用后要及时补充，保障所有设备和物资供应充足并处于功能位。

第九章

门诊医院感染管理

医院感染管理的意义重大，做好医院感染管理，不仅能提高医疗质量，更重要的是保障患者安全，维护医务人员执业安全。门诊部作为医院感染管理的前线部门，人流量大，人群范围广，就诊流程中易发生聚集，而且工作人员每天接触数以万计的患者和家属，一旦门诊院感管理工作没有达到标准和规范的要求，就会导致医院内部感染风险的增加，对医院整体的感染控制十分不利。高效的门诊医院感染管理，能降低患者及医务人员感染的风险，提升医院的感染控制能力。

第一节　门诊医院感染管理的组织构架及职能职责

① 建立门诊医院感染管理小组，负责门诊医院感染管理工作。小组由门诊负责人担任组长，人员应包括医师和护师，小组成员为本区域内相对固定人员。

② 门诊医院感染管理小组职能职责

a. 门诊医院感染管理小组应依据医疗感染特点和门诊医疗工作实际，制定门诊医院感染管理相关制度，包括门急诊医院感染管理小组及其职责、门诊医院感染管理制度、门诊医院感染病例报告制度、门诊医务人员培训制度、医务人员手卫生制度、门诊清洁和消毒制度、门诊预检分诊制度、门诊隔离制度、门诊个人防护制度、门诊医疗废物管理制度、门诊职业暴露报告处置制度等。

b. 根据国家实时更新的医院感染相关制度规范，门诊医院感染管理小组应每年制订培训计划，负责组织工作人员开展医院感染管理知识和技能的培训及考核，并依据工作人员岗位特点开展有针对性的培训。

c. 发现问题，及时反馈整改，建立问题台账，销账落实。对门诊岗位医院感染高风险科室和人员，进行医院感染风险评估和定期督查。全面督查各部门标准预防、清洁消毒、手卫生、医疗废物处置、职业暴露处置等落实情况。

d. 门诊医院感染管理小组应接受医疗机构对医院感染管理工作的监督、检查与指导，落实医院感染管理相关改进措施，评价改进效果，做好相应记录。

第二节 门诊医院感染防控管理

一、预检分诊

(一) 根据本机构的服务特性建立和落实相应的预检分诊制度

① 医疗机构应根据传染病的流行季节、周期、流行趋势和卫生行政部门发布的特定传染病预警信息，或者按照当地卫生行政部门的要求，加强特定传染病的预检、分诊工作。

② 二级以上综合医院应设立感染性疾病科，没有设立感染性疾病科的医疗机构应当设立传染病分诊点。感染性疾病科和分诊点应当标识明确，相对独立，通风良好，流程合理，具有消毒隔离条件和必要的防护用品。

③ 门诊可通过挂号时询问、咨询台咨询和医师接诊时询问等多种方式对患者开展传染病的预检；在必要时，可建立临时预检点（处）进行预检。

④ 预检、分诊点（处）应配备体温计（枪）或红外线体温成像仪、手卫生设施与用品、个人防护用品和消毒产品等，以便随时取用。

⑤ 医疗机构各科室的医师在接诊过程中，应注意询问患者有关的流行病学史、职业史，结合患者的主诉、病史、症状和体征等对来诊的患者进行传染病的预检。

⑥ 经预检为传染病患者或者疑似传染病患者的，应当将患者分诊至感染性疾病科或者分诊点就诊，同时对接诊处采取必要的消毒措施。

⑦ 医疗机构应设置醒目标识、告示、指引牌等，指引需要隔离的确诊或疑似传染病患者至感染性疾病科门诊或分诊点就诊。医疗机构不具备传染病救治能力时，应及时将患者转诊到具备救治能力的医疗机构进行诊疗。

⑧ 从事预检、分诊的工作人员接诊患者时，应采取标准预防的措施。如怀疑其患有传染病时，应依据其传播途径选择并使用适宜的防护用品，并正确指导患者使用适宜的防护用品。防护用品应符合国家相关标准要求。

(二) 预检分诊工作的注意事项

① 从事预检、分诊的工作人员在进入工作岗位前，建议进行预检分诊工作职责与流程、医院感染防控（至少包含标准预防、防护用品选择与穿脱、手卫生等）内容的专项培训与考核，合格后方能上岗。

② 对预检分诊点的物资与仪器定期进行核对和维护。

③ 经预检为传染病患者或者疑似传染病患者的，建议建立分诊引导流程，内容至少包括：引导路线、引导工作人员个人防护用品、交接登记等。

二、标准预防

(一) 强化标准预防措施的落实

标准预防是指针对医院所有患者和医务人员采取的一组预防感染措施，是保护医患双方安全的重要措施。

(二) 遵循标准预防的原则

所有就诊患者均被视为具有潜在感染性的患者，即认为患者的血液、体液、分泌物、排泄物均具有传染性，必须进行行为隔离；不论是否有明显的血迹污染或是否接触非完整的皮肤与黏膜，接触上述物质者，必须采取防护措施。

(三) 门诊预检分诊中基于传播途径的预防措施

① 宜早期识别有呼吸道症状、腹泻、皮疹、引流伤口或皮肤损伤等可能有活动性感染的患者。

② 应在标准预防的基础上，遵循《医院隔离技术规范》（WS/T 311—2009）的规定，根据疾病的传播途径，采取以下相应的隔离与防护措施：

a. 接触传播的隔离与预防：对经接触传播疾病如肠道感染、多重耐药菌感染、皮肤感染，及存在大小便失禁、伤口引流、分泌物、压疮、安置引流管或引流袋以及有皮疹的患者，应采取接触传播的隔离与预防措施。

b. 飞沫传播的隔离与预防：对 WS/T 311—2009 中规定的情况及 A 群链球菌感染治疗的最初 24 小时内，应采取飞沫传播的隔离与预防措施。宜将患者安置于房门可关闭的诊室，特别是剧烈咳嗽和痰多的患者；患者病情容许且能耐受时应戴外科口罩，并执行呼吸道卫生/咳嗽礼仪。

c. 空气传播的隔离与预防：对 WS/T 311—2009 中规定的情况及播散性带状疱疹等疾病的患者或免疫缺陷并局部患有带状疱疹的患者，应做好空气传播的隔离和预防措施。接诊此类患者的诊室宜与普通诊室分开，并将患者安置于房门可关闭的单间。有条件的医疗机构，宜尽快将患者安置于负压隔离诊室。患者病情容许且能耐受时应戴外科口罩，并执行呼吸道卫生/咳嗽礼仪。

(四) 防护用品的正确选择

① 根据突发公共卫生事件疾病传播途径，采取相应隔离措施，如飞沫隔离、空气隔离、接触隔离等防护措施。工作人员根据不同情形，做到以下防护：

a. 接触患者的血液、体液、分泌物、排泄物、呕吐物及污染物品时：戴清洁手套，脱手套后洗手。

b. 可能受到患者血液、体液、分泌物等喷溅时：戴护目镜或防护面屏、穿防渗透隔离衣。

c. 为呼吸道传染病相关的突发公共卫生事件期间就诊患者实施可能产生气溶胶的操作时：采取空气隔离措施；佩戴医用防护口罩，并进行密闭性能检查；做好眼部防护（佩戴护目镜或防护面屏）；穿防体液渗透的长袖隔离衣或防护服，戴手套；操作时应当在通风良好的房间内进行。

② 根据《医院感染管理办法》和《医院隔离预防制度》等规定，执行医务人员分级防护。

a. 一级防护：是指对于从事一般诊疗活动、普通诊区时，穿工作服、正确戴医用外科口罩、戴一次性工作帽，必要时戴手套。

b. 二级防护：是指对发热门诊、口腔科、眼科、耳鼻喉科、感染科、呼吸科等专科医师和实施预检分诊人员实行二级个人防护。工作时穿工作服、戴一次性工作帽、戴医用外科口罩或医用防护口罩、穿隔离衣或防护服、戴一次性乳胶手套、戴护目镜或防护面屏。

c. 三级防护：凡是接触突发公共卫生事件呼吸道传染病疑似或确诊患者，以及涉及可能产生喷溅或气溶胶操作的工作人员，如门诊口腔气动式外科专用切割手机等器械操作、超声骨刀等操作、内镜检查操作等，应穿工作服、戴一次性工作帽、医用防护口罩（N95）、护目镜/防护面屏/防护面罩，穿医用防护服，戴一次性乳胶手套，穿防护靴套/鞋套，必要时戴全面型呼吸防护器或正压式头套。

（五）防护用品的正确使用

根据疾病的传播途径，门诊部不同岗位工作人员应根据感染风险等级设立防护用品制度，并进行个人防护用品穿脱的专项培训和考核，内容包括防护用品选用、穿脱、处置，以及发生职业暴露后处置流程等。工作人员能正确选择适宜的个人防护装备，规范穿脱和正确处置。

（六）工作人员个人防护督导机制

根据医务人员个人防护工作流程及标准，建立现场督导机制。

（1）科室层面 感染防控小组成员或诊间护士在巡视工作中随时检查并提醒工作人员正确执行相关防护措施。

（2）院级层面 医院感染管理科，或联合医务、护理、纪检等部门形成督导组进行不定期巡查，对发现的问题，进行针对性反馈，持续整改。

三、手卫生

（一）手卫生设施要求

　　① 门诊每间诊室均应设置手卫生设施，包括流动水洗手设施、洗手液、干手设施或速干手消毒剂。在为患者提供相关消毒用品的同时，提高医护人员洗手、自我防护意识。

　　② 可能高频率接触血液、体液、分泌物的诊疗室如换药室、皮肤科、烧伤科、耳鼻喉科、妇科、口腔科、感染性疾病科等应设置流动水洗手设施和干手设施。新建、改建的门诊每间诊室均应设置流动水洗手设施和干手设施。

　　③ 诊间护士每班提前到岗，检查和备好各诊室快速手消毒液、洗手液、擦手纸等物资。

（二）洗手与卫生手消毒指征

　　（1）下列情况医务人员应洗手和/或使用手消毒剂进行卫生手消毒

　　① 接触患者前。

　　② 清洁、无菌操作前，包括进行侵入性操作前。

　　③ 暴露患者体液风险后，包括接触患者黏膜、破损皮肤或伤口、血液、体液、分泌物、排泄物、伤口敷料等之后。

　　④ 接触患者后。

　　⑤ 接触患者周围环境后，包括接触患者周围的医疗相关器械、用具等物体表面后。

　　（2）下列情况应洗手

　　① 当手部有血液或其他体液等肉眼可见的污染时。

　　② 可能接触艰难梭菌、肠道病毒等对速干手消毒剂不敏感的病原微生物时。

　　（3）手部没有肉眼可见污染时，宜使用手消毒剂进行卫生手消毒。

　　（4）下列情况时医务人员应先洗手，然后进行卫生手消毒

　　① 接触传染病患者的血液、体液和分泌物以及被传染性病原微生物污染的物品后。

　　② 直接为传染病患者进行检查、治疗、护理或处理传染病患者污物之后。

（三）洗手与卫生手消毒方法

　　（1）医务人员洗手方法

① 在流动水下，淋湿双手。

② 取适量洗手液（肥皂），均匀涂抹至整个手掌、手背、手指和指缝。

③ 认真揉搓双手至少 15 秒，注意清洗双手所有皮肤，包括指背、指尖和指缝，具体揉搓步骤为（步骤不分先后）：

a. 掌心相对，手指并拢，相互揉搓，见图 9-1(a)。

b. 手心对手背沿指缝相互揉搓，交换进行，见图 9-1(b)。

c. 掌心相对，双手交叉沿指缝相互揉搓，见图 9-1(c)。

d. 弯曲手指使关节在另一手掌心旋转揉搓，交换进行，见图 9-1(d)。

e. 右手握住左手大拇指旋转揉搓，交换进行，见图 9-1(e)。

f. 将五个手指尖并拢放在另一手掌心旋转揉搓，交换进行，见图 9-1(f)。

④ 在流动水下彻底冲净双手，擦干（宜使用纸巾擦干），取适量护手液护肤。

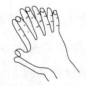

(a) 掌心相对，手指并拢，相互揉搓　(b) 手心对手背沿指缝相互揉搓　(c) 掌心相对，手指交叉沿指缝相互揉搓

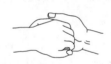
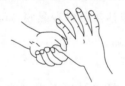
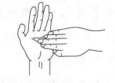

(d) 弯曲手指关节在掌心旋转揉搓　　(e) 大拇指在掌心旋转揉搓　　(f) 五指并拢，指尖在掌心旋转揉搓

图 9-1　医务人员洗手方法

（2）医务人员卫生手消毒方法

① 取适量的手消毒剂于掌心，均匀涂抹双手。

② 按照医务人员洗手方法中揉搓的步骤进行揉搓。

③ 揉搓至手部干燥。

（3）手消毒剂选择　卫生手消毒时首选速干手消毒剂，过敏人群可选用其他手消毒剂；针对某些对乙醇不敏感的肠道病毒感染时，应选择其他有效的手消毒剂。

（4）注意事项　戴手套不能代替手卫生，摘手套后应进行手卫生。

（5）宜定期开展手卫生依从性的监测，至少每季度一次。

① 观察前设计监测内容及表格，内容主要包括：

a. 每次观察记录观察日期和起止时间、观察地点（诊区、科室名称等）、观察人员。

b. 记录观察的每个手卫生时机，包括被观察人员类别（医师、护士、技师、工人等）、手卫生指征、是否执行手卫生以及手卫生的方法。

c. 可同时观察其他内容，如手套佩戴情况、手卫生方法的正确性及错误原因。

d. 观察人员可同时最多观察 3 名医务人员。一次观察一名医务人员不宜超过 3 个手卫生时机。

② 计算手卫生依从率，并进行反馈。

手卫生依从率＝手卫生执行时机数/应执行手卫生时机数×100%

四、环境及物体表面清洁消毒

为预防和降低患者及家属、医务人员门诊交叉感染的发生，落实门诊环境清洁消毒和监测工作是非常重要的。

(一) 空气净化

① 空气净化措施应符合《医院空气净化管理规范》（WS/T 368—2012）的要求。

② 普通诊室首选自然通风，建议开窗通风每日 2~3 次，保持空气流动，每次建议不少于 30 分钟。自然通风不良可采用机械通风、集中空调通风系统、循环风紫外线空气消毒器或其他合格的空气消毒器。应根据产品特性、使用区域空间大小配置适宜的消毒器。

③ 诊治经空气或飞沫传播疾病的患者时，其诊室宜采用安装空气净化消毒装置的集中空调通风系统，或使用空气净化消毒设备。有条件的医疗机构，可使用负压隔离诊室。

(二) 物体表面日常清洁消毒

(1) 门诊环境按污染程度可分为以下三区

① 轻度环境污染风险区域，指基本没有患者或患者只作短暂停留的区域。包括门诊办公室、门诊药房内部、挂号室内部、工作人员值班室等区域。采用清洁级湿式卫生，每日 1~2 次。

② 中度环境污染风险区域，指有患者体液、血液、排泄物、分泌物对环境表面存在潜在污染可能性的区域。门诊部大部分区域，如门诊大厅、挂号和缴费窗口、候诊区、普通诊室、检验科、医技科室功能检查室等区域。采用卫生级湿式卫

生，每日 2 次，要求达到区域或环境表面菌落总数≤10CFU/cm^2。

③ 高度环境污染风险区域，指有感染或定植患者居住的区域以及对高度易感患者采取保护性隔离措施的区域。包括采血室、换药室、穿刺室、注射室、耳鼻喉科诊室、妇科诊室、感染性疾病诊室、肠道门诊、发热门诊、门诊手术室、口腔科、血液透析室、内镜室等区域。

（2）不同区域应实施不同等级的日常环境清洁与消毒管理，具体要求见表 9-1。

表 9-1　不同等级的日常环境清洁与消毒管理

风险等级	范围	方法	频次	标准
低度环境污染风险区域	物体表面	清水擦拭	1～2 次/日	区域内环境干净、干燥、无尘、无污垢、无碎屑、无异味等
	地面	清水擦拭	1～2 次/日	
	墙面/天花板	清水擦拭（如果可以）	1 次/月	
中度环境污染风险区域	医疗设备表面	消毒剂（季铵盐或 75％酒精）	2 次/日	区域内环境表面菌落总数≤10CFU/cm^2，或自然菌减少 1 个对数值以上
	地面	清水＋清洁剂	2 次/日	
	高频接触物体表面	清水＋清洁剂	2 次/日	
	墙面/天花板	清水＋清洁剂（如果可以）	1 次/月	
高度环境污染风险区域	非高频接触的环境表面	清水＋清洁剂	≥2 次/日	要求达到区域内环境表面菌落总数符合《医院消毒卫生标准》（GB 15982—2012）要求
	高频接触的环境表面	中、低水平消毒		

注 1. 工作人员在开始清洁、消毒前，应穿戴好必要的个人防护用品。

2. 各类风险区域的环境表面一旦发生患者体液、血液、排泄物、分泌物等污染时应立即实施污点清洁与消毒。

3. 凡开展侵入性操作、吸痰等高度危险诊疗活动结束后，应立即实施环境清洁与消毒。

4. 在明确病原体污染时，可参考《医疗机构消毒技术规范》（WS/T 367）提供的方法进行消毒。

5. 高频接触表面是指患者和医务人员手频繁接触的环境表面，如床边桌、呼叫按钮、监护仪、微量注射泵、床帘、门把手、计算机、电梯按钮、自动扶梯扶手、自助机键盘按钮、密码输入键盘等。

（三）立即实施污点清洁与消毒

① 发生患者体液、血液、排泄物、分泌物等污染时。

② 凡开展侵入性操作、吸痰等高危诊疗活动结束后。

（四）终末消毒

对于门诊诊室、医技科室、功能检查室等房间，凡接诊疑似或确诊传染病患者，直接接触患者的物品如床单等建议"一用一更换"。该患者诊疗活动结束后，对患者所在的环境应立即进行终末消毒，至少包括空气、物体表面、地面、使用过的仪器设备和诊疗用品。

（五）开展环境清洁与消毒质量评估工作

至少包括环境清洁消毒日常登记记录、清洁消毒效果评价，可使用《医疗机构环境表面清洁与消毒管理规范》（WS/T 512—2016）描述的方法对环境清洁、消毒的依从性进行评估。环境微生物评估方法按 GB 15982—2012 执行。工作中存在的问题，应及时反馈、分析整改。

五、医疗废物处置

（一）医疗废物处置要求

门诊应符合《医疗废物管理条例》和《医疗卫生机构医疗废物管理办法》的要求，对医疗废物进行分类、密闭运送，相关登记保存 3 年。

（二）规范设置医疗废物的收集处

① 门诊公共区域应放置生活垃圾桶，内装黑色垃圾袋。

② 门诊换药室、采血室、注射室、耳鼻喉科诊室、妇科诊室、感染性疾病科诊室、肛肠科诊室、泌尿外科诊室等可能进行诊疗操作的房间应放置医疗废物桶，内装黄色医疗废物袋。

③ 普通诊室宜放置生活垃圾桶。

④ 放置生活垃圾桶或医疗废物桶的区域应有醒目、清晰的标识。

（三）规范包装容器

① 医疗废物专用包装袋、利器盒在盛装医疗废物前，应检查其有无破损和渗漏，外表面应有警示标识。

② 医疗废物收集桶应为脚踏式并带盖。

③ 医疗废物达到包装袋或者利器盒的 3/4 时，应当有效封口，确保封口严密。

（四）医疗废物安全收集

① 按照医疗废物类别及时分类收集。

② 盛装医疗废物的包装袋和利器盒的外表面被感染性废物污染时，应当增加一层包装袋。

③ 分类收集使用后的一次性隔离衣、防护服等物品时，严禁挤压。

④ 每个包装袋、利器盒应当系有或粘贴中文标签，标签内容包括：医疗废物产生单位、产生部门、产生日期、类别。针对门诊部接诊突发公共卫生事件中的疑似或确诊患者的部门和科室产生的医疗废物包装袋、利器盒，在特别说明中标注突发公共卫生事件名称或符号。

(五) 做好病原标本处理

门诊部产生病原标本的科室部门，如检验科、核医学科、病理科等，医疗废物中含病原体的标本和相关保存液等高危险废物，应当在产生地点进行压力蒸汽灭菌或者化学消毒处理，然后按照感染性废物收集处理。

(六) 加强医疗废物的运送贮存

1. 安全运送管理

① 在运送医疗废物前，应当检查包装袋或者利器盒的标识、标签以及封口是否符合要求。

② 工作人员在运送医疗废物时，应防止医疗废物直接接触身体，避免医疗废物泄漏和扩散。

2. 规范贮存交接

① 医疗废物暂存处应当有严密的封闭措施，并单独存放，设有工作人员进行管理。

② 对医疗废物暂存处地面进行有效消毒，每天 2 次。

③ 门诊部医疗废物运送人员，要逐层登记交接。

3. 做好转移登记

① 严格执行危险废物转移联单管理，建立医疗废物登记制度。

② 交接部门双方应建立登记表，登记内容包括医疗废物的来源、种类、重量或者数量、交接时间、去向以及经办人签名。

(七) 加强医疗废物相关工作的培训、监管和督导

(1) 培训　及时学习国家相关规范文件，并及时更新，根据科室部门特点，制订医疗废物知识的培训计划，有相应培训记录。医疗废物相关工作人员培训内容至少应包括：职业防护、标准预防、职业暴露、医疗废物分类收集、处置和运送。

(2) 监管和督导　门诊部对医疗废物处置工作人员进行的日常医疗废物收集、处置和交接等工作进行属地化监管和督导，发现问题及时分析整改。

六、门诊特殊区域的医院感染管理

（一）换药室医院感染管理

① 严格执行标准预防及无菌技术操作规程，加强个人防护。

② 布局合理，清洁区、污染区分区明确，标识清楚。

③ 规范设置手卫生设施，设有非手触式流动水洗手设备，落实手卫生指征。

④ 换药室内严禁闲杂人员入内，如遇行动不便的患者，可由一名家属陪护进入，待换药体位准备完毕后家属离开换药室，以减少污染机会。

⑤ 换药操作应按清洁伤口、感染伤口、隔离伤口依次进行，处置后严格进行终末消毒。

⑥ 无菌物品必须"一人一用一灭菌"。无菌物品柜每日清洁，无菌物品按灭菌日期和类别依次放入柜内，摆放有序，每日检查灭菌物品的有效期，过期物品不得使用，应重新灭菌。

⑦ 换药室物体表面日常清洁消毒工作应采取湿拭方法，保持室内湿度，如遇污染，根据污染度可增加消毒剂浓度、清洁/消毒频率。每次清洁消毒处理后及时填写《环境消毒清洁记录表》。

⑧ 换药室日常操作台面清洁消毒中，应重点关注高频接触物体表面的清洁消毒工作，确保清洁消毒效果，不留死角。

⑨ 加强对换药前准备、实施换药操作和换药操作完成后医疗废物处置等的全过程风险管理、监测与控制，严格按照医疗废物分类目录做到医疗垃圾分类收集处理。

⑩ 根据 WS/T 512—2016，换药室按污染程度为重度环境污染风险区域，环境及物体表面清洁消毒原则应遵循相应要求。

⑪ 空气净化，推荐使用紫外线照射或空气消毒机，至少 2 次/日，每次不少于 60 分钟。

⑫ 对手、空气、物体表面、使用中的皮肤黏膜消毒剂进行环境卫生学监测，每季度 1 次，监测要求空气平均菌落数≤4CFU/皿；卫生手消毒，菌落总数≤10CFU/cm^2；外科手消毒，菌落总数≤5CFU/cm^2。

（二）注射室医院感染管理

① 严格执行安全注射管理制度。安全注射管理制度是医疗机构及医务人员在诊疗活动中，为有效防控因注射导致的感染风险所采取的，对接受注射者无害、使

实施注射操作的医务人员不暴露于可避免的风险，以及注射后医疗废物不对环境和他人造成危害的临床注射活动的管理制度。

② 严格执行标准预防及无菌技术操作规程，加强个人防护。

③ 医务人员应掌握治疗和用药的指征。

④ 注射室布局合理，清洁区、污染区分区明确，标识清楚。规范设置手卫生设施。

⑤ 无菌物品按灭菌日期依次放入专柜，过期重新灭菌，无菌物品必须"一人一用一灭菌"。

⑥ 注射应使用一次性的灭菌注射装置。诊疗活动中使用的一次性注射用具应当"一人一针一管一用一废弃"；使用的可复用注射用具应当"一人一针一管一用一清洗灭菌"；杜绝注射用具及注射药品的共用、复用等不规范使用。

⑦ 尽可能使用单剂量注射用药。多剂量用药无法避免时，应保证"一人一针一管一用"，不应使用用过的针头及注射器再次抽取药液。

⑧ 对血源性传播疾病的患者实施注射时宜使用安全注射装置。

⑨ 治疗车/台上物品摆放有序，上层为清洁区、下层为污染区。进入注射室的治疗车应配有快速手消毒剂。

⑩ 使用后的注射针头等锐器应及时放入符合规范的锐器盒内。科室配备数量充足、符合规范的个人防护用品和锐（利）器盒。

⑪ 加强对注射前准备、实施注射操作和注射操作完成后医疗废物处置等的全过程风险管理、监测与控制，强化对注射全过程中各相关操作者行为的监督管理。

⑫ 根据 WS/T 512—2016，注射室为重度环境污染风险区域，环境及物体表面清洁消毒原则应遵循相应要求。空气净化监测方法同门诊换药室。

⑬ 对手、空气、物体表面、使用中的皮肤黏膜消毒剂进行环境卫生学监测，监测方法同门诊换药室。

七、门诊医院感染防控培训与考核

（一）培训组织与管理

1. 培训目标

使全体在岗人员熟悉与理解医院感染防控相关法律、法规、标准，掌握手卫生、消毒、隔离、防护等感染防控基本知识和技能，做好自身防护，防控院内感染。

2. 培训师资

医院感染管理办工作人员、医务部工作人员、护理骨干师资、部门管理人员。

3. 培训对象

门诊部全体工作人员，包括医师、护士、技师、工人、导医、志愿者、进修医师、实习医师、第三方公司派驻工作人员等。

4. 培训内容

医院感染控制相关法律、法规，医院感染控制中心制定的相关规章制度和与感染防控相关的专业知识。

包括但不限于以下内容：医院感染管理办法、标准预防措施、手卫生知识、个人防护用品的正确选择和使用、预警病例的处理与医院感染病例上报、医疗机构环境与物体表面消毒技术规范、医疗机构环境卫生学监测规范、医务人员职业暴露与职业安全、医院感染暴发控制指南、医疗废物的分类与收集。有疫情发生时，培训内容应包括相应的预防与控制知识及技能。

5. 培训方式

（1）专人负责 指派专人负责，做到全面培训与重点培训相结合，及时培训更新内容。

（2）线上、线下相结合 线上主要通过网络在线授课、线上答疑，制作视频、PPT 等方式。线下采取小范围的现场培训，如上岗前实战培训，工作现场督导及时发现问题再培训，现场抽问等方式，做到全员覆盖。有年度培训计划，有相应培训记录。

（二）培训考核

考核可采取线上答题、现场操作相结合的方式进行，各部门每月自行考核，并做好记录，科室每年进行考核 2 次。要求全员参与医院组织的各类医院感染防控知识考核，并做好记录。

培训效果与培训质量的好坏直接决定工作质量，关系着工作人员身体健康和患者生命安全。因此在考核的基础上，建立培训管理体系及质量评价标准，持续不断改进非常重要。

八、门诊医院感染监督指导

门诊各部门分别设医院感染监督员一名，门诊部设院级医院感染交叉监督员一名。各部门医院感染监督员每日上报医院感染防护监督记录表，每周上报医院感染防控措施落实情况督查表，组长汇总后上报医院感染控制中心。院级医院感染交叉监督员每月按照医院感染控制中心分配，对医院其他科室进行医院感染检查并上报，同时负责门诊部医院感染交叉检查中发现问题的整改及上报工作。

第三节　新型冠状病毒感染期门诊医院感染防控应急预案

为进一步做好新型冠状病毒感染（以下简称新冠病毒感染）的预防与控制工作，最大限度降低感染发生，根据国家联防联控机制，《医疗机构门急诊医院感染管理规范》（WS/T 591—2018）、《医疗机构内新型冠状病毒感染预防与控制技术指南（第三版）》《新型冠状病毒肺炎防控方案（第九版）》等文件要求，建立新型冠状病毒感染期门诊医院感染防控应急预案。

一、成立门诊医院感染管理小组及明确职责

成立医院感染防控小组，确立小组成员及其职责分工。主要职责内容需涉及：门诊部医院感染防控指挥、医院感染防控流程布局、工作人员个人防护、患者引导与宣教、环境清洁消毒、医疗废物处置、应对突发公共卫生事件工作人员医院感染知识培训等方面。根据不同职责内容，建立更新相关制度和流程。

门诊医院感染管理小组及职责见图 9-2。

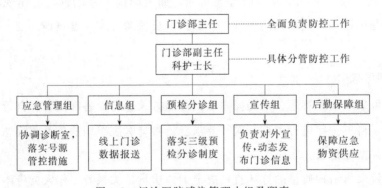

图 9-2　门诊医院感染管理小组及职责

二、应急处置工作

（一）三级预检分诊制度

推荐"门诊大厅入口—各诊区分诊台/医技科室分诊台—各诊室/检查室"的三

级预检分诊设置模式，实施以"早发现、早报告、早隔离、早治疗"为基础的感染防控措施。优化体温检测、核验健康（行程）码和流行病学调查等预检分诊内容和流程，提升预检分诊能力。落实首诊负责制，加强流行病学问诊，早期识别新冠病毒感染临床症状。对具有可疑症状不能排除新冠病毒感染的患者，应当规范引导至发热门诊就诊。

1. 三级预检分诊管理架构

三级预检分诊管理架构见图 9-3。

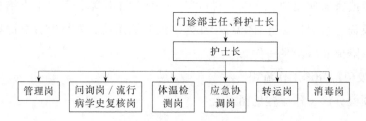

图 9-3 三级预检分诊管理架构

2. 三级预检分诊岗位设置及工作职责

一级、二级预检分诊设置管理岗、问询岗/流行病学史复核岗、体温检测岗、转运岗、消毒岗、应急协调岗，从事预检分诊的工作人员由具有一定临床经验的人员担任。熟练掌握患者就诊流程及就医分诊相关知识，严格遵守卫生管理法律、法规及有关规定，认真执行临床技术操作规范、常规，其工作职责：

（1）管理岗 负责管理人力资源、物资设备、应急协调、流程布局、培训考核、数据统计上报等工作。

（2）问询岗/流行病学史复核岗 负责检查进入门诊大楼的人员是否规范佩戴口罩，逐一询问流行病学史并核对是否网上填报流行病学史，指导未网上填报流行病学史的人员扫码填写。如有流行病学史或发热立即按照要求登记，并通知转运岗。

（3）体温检测岗 负责体温检测，使用红外线体温成像仪或红外线体温枪测量体温，有发热者经水银温度计复检，按要求登记并通知转运岗。

（4）转运岗 负责一对一护送有流行病学史患者或发热患者到发热门诊就诊，做好自我防护，并做好交接登记工作。

（5）消毒岗 负责所有仪器、物品、空气的消毒和用后物品的处置，督查在岗人员的个人防护是否规范，负责疑似患者或确诊患者所经过区域的日常和终末消毒工作。

（6）应急协调岗 负责现场管理，特殊事件的处理、协调，人员增援、人员轮换等应急工作。

三级预检分诊由接诊医师再次询问患者有无流行病学史或发热，并记录在门诊电子病历首页。如有流行病学史和/或发热的患者，立即通知转运岗一对一护送到发热门诊，患者接触过的物体表面、地面等由消毒岗进行消毒后再接诊下一位患者。

3. 物资配备

供患者或家属使用的一次性外科口罩、一次性工作帽、手卫生设施与用品、医疗废物垃圾桶、水银体温计/体温枪/红外体温监测系统、发热患者登记本、一次性乳胶手套、隔离衣（至少一件）。

4. 三级预检分诊工作流程

三级预检分诊工作流程见图9-4。

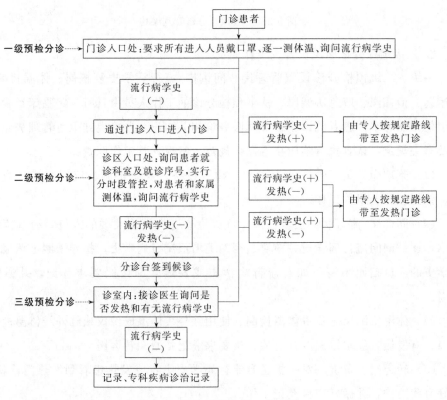

图 9-4 三级预检分诊工作流程

（二）设置三区两通道

建议按照"三区两通道"进行区域划分，即污染区、潜在污染区、清洁区和清洁通道（医务人员和清洁物品通道）、污染通道（患者和污染物品通道）。

清洁区：不易受到患者血液、体液和病原微生物等物质污染及传染病患者不应进入的区域。包括医务人员的值班室、卫生间、男女更衣室、浴室以及储物间、配餐间等。

潜在污染区（半污染区）：位于清洁区与污染区之间，有可能被患者血液、体液和病原微生物等物质污染的区域。包括医务人员的办公室、治疗室、诊区分诊台/诊区护士站、患者用后的物品及医疗器械等的处理室等。

污染区：传染病患者和疑似传染病患者接受诊疗的区域，包括被其血液、体液、分泌物、排泄物污染的物品暂存和处理的场所。包括门诊诊室、医技科室、患者检查室、处置室、污物间等。

缓冲间：清洁区与潜在污染区之间、潜在污染区与污染区之间设立的两侧均有门的小室，为医务人员的准备间。

患者通道和工作人员通道：应对呼吸道传染病相关的突发公共卫生事件时，为减少医疗机构工作人员、就诊者之间交叉感染风险，建议患者通道与工作人员通道分开设置，设立门诊部患者进口、出口专用通道，维持患者正常就诊秩序，建立"一室一医一患"的就诊模式。

（三）医务人员个人防护

1. 加强标准预防和额外预防，建立行为屏障

标准预防是保护医患双方安全的重要措施，落实标准预防的关键措施是医务人员的行为要规范，建立起行为屏障。

额外预防是在标准预防基础上，针对感染性疾病病原学特点和传播途径，以阻断接触传播、飞沫传播或空气传播途径为目的，而采取的针对性综合防控措施。

（1）严格执行手卫生　根据《医务人员手卫生规范》（WS/T313—2019），医务人员应当在接触患者前、清洁或无菌操作前、暴露患者血液体液后、接触患者后、接触患者周围环境后5个时刻采取手卫生措施。手卫生措施包括流动水洗手和卫生手消毒等，如有可见污物，应当使用流动水和洗手液清洗双手；如无可见污物，宜使用对新冠病毒有效的含乙醇等成分的手消毒剂进行卫生手消毒。

（2）正确使用个人防护用品　医务人员防护用品选用原则见表9-2。

（3）环境清洁消毒　新冠肺炎常态化疫情防控医疗器械及环境物体表面消毒方法推荐方案见表9-3。

表 9-2 医务人员防护用品选用原则

区域(人员)	个人防护用品类别							
	医用外科口罩	医用防护口罩	工作帽	手套	隔离衣	防护服	护目镜/防护面屏	鞋套/靴套
医院入口	＋	－	±	－	－	－	－	－
预检分诊	＋	－	±	±	±	－	－	－
引导患者去发热门诊人员	＋	－	±	±	±	－	－	－
门急诊窗口(非侵入性操作)	＋	－	±	－	－	－	－	－
门诊 患者佩戴口罩	＋	－	±	－	－	－	－	－
门诊 患者需摘除口罩	＋	±	±	±	±	－	±	±
门诊 有血液体液暴露	＋	±	±	＋	±	－	±	±
行政部门	＋	－	－	－	－	－	－	－

注 1. "＋"指需采取的防护措施。

2. "±"指根据工作需要可采取的防护措施;隔离衣和防护服同时为"±",应二选一。

3. 医用外科口罩和医用防护口罩不同时佩戴;防护服和隔离衣不同时穿戴;防护服如已有靴套则不需另加穿。

表 9-3 新冠肺炎常态化疫情防控医疗器械及环境物体表面消毒方法推荐方案

一、诊疗用品与医疗设备清洁、消毒与灭菌方法					
范围	消毒对象	清洁	消毒与灭菌	清洁消毒频次	备注
诊疗用品	简易呼吸器	流动水冲洗、干燥	1. 含有效氯 500mg/L 的消毒液擦拭消毒,作用时间 30 分钟 2. 使用流动纯化水漂洗干净后使用无菌巾擦干	一人一用一消毒	1. 清洗时可拆卸部分充分拆卸 2. 浸泡消毒前将面罩内气体抽出,以免不能完全浸没于液面下
诊疗用品	开口器、舌钳	流动水冲洗、干燥	送消毒供应中心压力蒸汽灭菌	一人一用一灭菌	
诊疗用品	体温计	流动水清洗、擦干	有效氯 500mg/L 的消毒液浸泡 30 分钟或 75% 的乙醇擦拭,清水冲净擦干备用	一人一用一消毒	1. 体温计专人专用,用后清洁干燥保存 2. 消毒液现用现配,24 小时更换,每日监测消毒液浓度并记录
诊疗用品	吸引器、吸引瓶	流动水冲洗、干燥	浸泡于含有效氯 500mg/L 的消毒液中 30 分钟,流动水冲净,干燥备用	1 次/日	一用一消毒,不用时干燥保存

一、诊疗用品与医疗设备清洁、消毒与灭菌方法

范围	消毒对象	清洁	消毒与灭菌	清洁消毒频次	备注
诊疗用品	血压计袖带、听诊器、叩诊锤	袖带清洗、干燥	1. 血压计、听诊器用75%乙醇或含有效氯500mg/L的消毒剂擦拭 2. 袖带浸泡于含有效氯500mg/L的消毒液中30分钟,清洗干燥备用	1. 血压计、袖带、听诊器每周清洁消毒1次 2. 有污染时消毒剂浸泡消毒处理	1. 日常保持清洁 2. 多人共用时每次使用前擦拭消毒 3. 多重耐药菌感染患者、传染病患者专人专用
诊疗用品	止血带	流动水冲洗、干燥	在含有效氯500mg/L的消毒液中浸泡30分钟,清洗干燥备用	1. 一人一用一清洁 2. 有污染时消毒	多重耐药菌感染患者、传染病患者专人专用
医疗设备	重复使用器械、器具(治疗碗、剪刀、拆钉器等)	流动水冲洗干净	压力蒸汽灭菌或低温灭菌		科室预处理后交由消毒供应中心集中处理
医疗设备	除颤仪、心电图仪、B超诊断仪	湿式擦拭	1. 一次性消毒湿巾擦拭 2. 75%乙醇擦拭	直接接触患者部分使用完应立即清洁消毒,其余部分每日擦拭2次	按厂家说明书要求
医疗设备	耳温仪	保持清洁	耳温仪外表使用75%乙醇擦拭	耳温套专人专用	

二、环境物体表面清洁与消毒方法

范围	消毒对象	日常清洁	消毒	清洁消毒频次	备注
环境物体表面	床单元(床、床头柜、椅子等)	日常清水加医用清洁剂清洁	1. 一次性消毒湿巾擦拭 2. 含有效氯500mg/L的消毒液擦拭消毒	1. 每日清洁1次 2. 污染时随时清洁消毒	感染高风险部门每班次清洁消毒
环境物体表面	电脑、电话、键盘	湿式清洁	1. 一次性消毒湿巾擦拭 2. 使用屏障保护膜	1次/日	感染高风险部门每班次擦拭一次
环境物体表面	共用洁具(水龙头、水池、坐便器)	清水或加清洁剂湿式清洁	含有效氯500mg/L的消毒液擦拭	1. 1次/日; 2. 污染时随时擦拭消毒	
环境物体表面	公共诊疗区域物体表面(电梯按钮、电梯扶手、门、桌、椅子、门把手、电源开关等)	清水或加清洁剂湿式清洁	1. 一次性消毒湿巾擦拭 2. 75%乙醇擦拭 3. 含有效氯500mg/L的消毒液擦拭	1. ≥2次/日 2. 污染时随时消毒擦拭	感染高风险部门每班次擦拭一次(每日≥3次)

续表

二、环境物体表面清洁与消毒方法

范围	消毒对象	日常清洁	消毒	清洁消毒频次	备注
环境物体表面	床单、被套、枕套	可集中送洗衣房清洗、消毒	首选热洗涤方法	1. 住院患者、急诊室患者应一人一套一更换 2. 污染时应及时更换，清洁、消毒	传染病患者的病员服、被单等放橘红色污物袋或可溶性污物袋或可做好标识，送洗衣房单独清洗
	地面	1. 湿式清扫 2. 清水或加清洁剂湿式清洁	含有效氯500mg/L的消毒液擦拭	1. ≥2次/日 2. 污染时随时消毒	1. 擦拭地面地巾不同病室及区域之间应更换，用后清洗消毒，干燥保存 2. 清洁剂/消毒剂使用严禁"二次浸泡"（指将使用后已污染的清洁用具再次浸泡）
	空气	1. 开窗通风 2. 自然通风不良时，使用空气消毒器	动态空气消毒器消毒30分钟或参照使用说明	1. 自然通风：每日开窗通风≥2次，≥30分钟/次 2. 空气消毒器：每日≥2次，≥30分钟/次，或参照机器使用说明	有人情况下不能使用紫外线灯辐照消毒或化学消毒
	1. 空调净化设备出、回风口 2. 空调通风系统风口	湿式清洁		1. 出、回风口1次/周 2. 空调系统风口1次/月	1. 定期清洗过滤网 2. 定期更换过滤器
	便器	流动水冲洗、干燥	1. 浸泡在含有效氯500mg/L的消毒液中30分钟，流动水冲洗，干燥备用 2. 便器清洗消毒器处理	1. 专人专用 2. 非专人专用的便器一用一消毒	
复用清洁用具	布巾	流动水清洗	1. 在含有效氯250～500mg/L的消毒液中浸泡30分钟，清水冲洗，干燥备用 2. 采取机械清洗、热力消毒、机械干燥、装箱备用	1. 一床一巾 2. 不同患者之间和洁污区域之间应更换 3. 擦拭两个不同物体表面或布巾变脏时应更换	1. 清洁剂/消毒剂使用严禁"二次浸泡" 2. 布巾擦拭时按照"S"形走势、八面法，勿重复擦拭已清洁区域
	地巾（拖把头）	流动水清洗	1. 在含有效氯500mg/L的消毒液中浸泡30分钟，清水冲洗后干燥备用 2. 采取机械清洗、热力消毒、机械干燥、装箱备用	每个房间1个拖把头	清洁剂/消毒剂使用严禁"二次浸泡"

（4）医疗废物处理

① 明确医疗废物的分类收集范围

a. 门诊部有风险接诊疑似或确诊新冠肺炎感染患者的部门和科室，如门诊特定诊区、检验科指定项目部门、医技辅助科室指定检查室等。这些科室部门产生的废弃物，包括医疗废物和生活垃圾，均当按照医疗废物进行分类收集。

b. 其他科室和部门，如普通诊区、医技科室非特殊诊室等产生的废弃物，按照常规的医疗废物要求规范处置。

② 特殊医疗废物处理

门诊部接诊疑似或确诊新冠肺炎感染患者产生的医疗废物，应当在其外面加套一层医疗废物包装袋，在外包装上标识为"新冠医疗废物"，转运至指定的"新冠"废物暂时存处。

③ 加强医疗废物的运送贮存

a. 安全运送管理：在运送医疗废物前，应当检查包装袋或者利器盒的标识、标签以及封口是否符合要求。

b. 运送医疗废物时，应防止医疗废物专用包装袋或利器盒的破损，防止医疗废物直接接触身体，避免医疗废物泄漏和扩散。

c. 医疗废物暂存处应为单独、封闭的区域，专人管理，并尽快进行处置。

d. 对医疗废物暂存处地面进行有效消毒，每天 2 次。

e. 医疗废物的运送要逐层登记交接。

2. 各门诊区域需要重点关注的内容

（1）挂号窗口　设置警示牌，要求患者排队间距 1m 以上。加强预约挂号方式宣传与引导，使患者逐步养成提前预约挂号（特别是线上预约挂号）的就诊习惯，从而减少现场挂号，减少门诊部范围内的人员聚集。

（2）诊区　需二次候诊的医院，可严格限制进入诊区人员。进入诊区后应保持候诊患者间距，防止人员聚集，严格做到"一室一医一患"。

（3）接受诊疗措施时需患者摘除口罩的科室/部门（如进行鼻/咽拭子采集、口腔诊疗、支气管镜或上消化道内镜诊疗等诊疗措施的科室）

① 所在地区发生多点散发或聚集性疫情时，应当严格实行"一室一医一患"，必要时可安排一名医务人员辅助开展工作，避免交叉感染。

② 诊室通风良好，必要时采取机械通风或动态空气消毒措施。

③ 实施易产生气溶胶的诊疗操作时，相关医务人员应当做好个人防护，诊疗

不同患者应当合理更换个人防护用品。

④ 进行支气管镜或上消化道内镜诊疗时，根据疫情防控需要和患者实际情况，可先行新冠病毒核酸检测。

⑤ 检查科室：宣传分时段预约与检查，按照检查时间到医院；根据排队人数动态调整预约窗口数量；候检区尽量限制陪伴者进入。

(四) 呼吸道职业暴露后的处置流程

1. 呼吸道暴露

缺乏呼吸道防护措施、呼吸道防护措施损坏（如口罩松动、脱落等）、使用无效呼吸道防护措施（如使用不符合规范要求的口罩）与新冠肺炎确诊患者密切接触；被新冠病毒污染的手接触口鼻等。

2. 处置流程

① 发生呼吸道职业暴露时，应当即刻采取措施保护呼吸道（用规范实施手卫生后的手捂住口罩或紧急外加一层口罩等），按规定流程撤离污染区。

② 紧急通过脱卸区，按照规范要求脱卸防护用品。

③ 根据情况可用清水、0.1%过氧化氢溶液、碘伏等清洁消毒口腔或/和鼻腔，佩戴医用外科口罩后离开。

④ 及时报告当事科室的主任、护士长和医疗机构的主管部门。

⑤ 医疗机构应当尽快组织专家对其进行风险评估，包括确认是否需要隔离医学观察、预防用药、心理疏导等。

⑥ 高风险暴露者按密接人员管理，隔离医学观察 14 天。

⑦ 职业暴露人员所在科室的医院感染管理员及时填写新冠肺炎医护人员职业暴露记录表（表9-4），尤其是暴露原因，认真总结分析，预防类似事件的发生。

表 9-4 新冠肺炎医护人员职业暴露记录表

暴露人姓名		暴露时间	
电话号码		身份证号	
暴露原因			
上报主管领导时间		主管领导签字	
填报人		接收部门签字	

参 考 文 献

[1] 马全福,王发强,黄茂辉.现代医院门诊管理 [M].北京:化学工业出版社,2006.

[2] 吴欣娟.医院临床护理质量安全评审指南 [M].北京:中国协和医科大学出版社,2004.

[3] 张利,张芳芳,李洪云,等.新型冠状病毒肺炎定点医院门诊管理策略 [J].中华护理杂志,2020,55(S1):550-552.

[4] WS/T 368—2012 医院空气净化管理规范.

[5] 国家卫生和计划生育委员会令【2017】第18号.消毒管理办法.

[6] 卫生部令(第48号).医院感染管理办法.

[7] 姚希,张冰丽,巩玉秀,等.《医院空气净化管理规范 WS/T 368- 2012》实施情况调查 [J].中国感染控制杂志,2019,18(11):1032-1037.

[8] 联防联控机制综发【2022】71号.新型冠状病毒肺炎防控方案(第九版).

[9] WS/T 591—2018 医疗机构门急诊医院感染管理规范

[10] 联防联控机制综发【2021】96号.医疗机构内新型冠状病毒感染预防与控制技术指南(第三版)

[11] 中华人民共和国卫生部令第36号.中华人民共和国卫生部.医疗卫生机构医疗废物管理办法,2003.

第四篇

门诊精细化服务与实践

第十章

门诊服务的概述

随着经济水平的不断提高，患者的就医需求越来越高，不再只停留于疾病的诊治上，还关注就诊过程是否便捷等，因此门诊服务已经逐渐成为患者最关注的方面。提升门诊服务质量，是很多医疗机构正在努力的方向。门诊精细化服务，既可以通过调整就诊流程结构，对各环节进行优化，提高患者的就诊效率；也可以通过信息技术，使得医患双方信息不对称的情况有所改善，促进医患双方的信息交流。医患之间的信任感增强，是提升门诊服务质量的重要抓手。

第一节　门诊服务

一、医疗服务及门诊服务的概念

（一）医疗服务的概念

中华人民共和国财政部、国家税务总局在《关于医疗卫生机构有关税收政策的通知》（2000）第 42 号文件中指出："医疗服务是指医疗服务机构对患者进行检查、诊断、治疗、康复和提供预防保健、接生、计划生育方面服务，以及与这些服务有关的提供药品、医用材料器具、救护车、病房住宿和伙食的业务。"人民卫生出版社在《医院管理辞典》中将医疗服务的定义分为狭义与广义两种，狭义的医疗服务只局限于诊疗的范围，广义的医疗服务包括预防、保健、康复和健康医疗咨询以及狭义的医疗。

医疗服务主要的对象是患者和社会人群，医务人员运用医疗设备和自身的医疗技术为患者治愈疾病或为健康的人群提供保健服务。传统的医疗服务以挽救生命为最高目标，现代医疗服务领域、服务对象、服务内容、服务层次不断扩大。现代医疗服务主要分为三个层次，即核心医疗服务：实际可测的医疗产出；形式医疗服务：医疗服务的外在体现；附加医疗服务：为患者带来无形利益和更高层次的满足。

（二）门诊服务的概念

门诊，是指医师在医院或诊所里对患者进行诊疗，给予不住院的初步诊断和用药指导，或者收住院治疗的行为以及区域的总称。根据门诊患者的病情、救治事件的紧急程度以及患者的健康状况，我国医院的门诊可分为急诊、保健科和一般门诊三个类别。专门为某类疾病设立的门诊是"专科门诊"，如心脏病门诊、骨伤科门诊等，也是一般门诊。医院门诊的任务是组织和完成门诊患者的诊疗工作，对在门诊无法处置的患者进行收治入院或转院的决定；负担医院所在地区的低一级医疗机构转诊过来的患者并且对其进行业务指导；到患者家里或者社区进行出诊和访视、防病工作；定期完成健康检查的任务。在我国医院的门诊通常要经历挂号、候诊、就诊、医技科室检查及治疗、取药、离院或入院的流程，其中挂号、医师诊断、科室检查、取药、治疗是医院就诊过程的五大环节。

服务是指依据自身的职责或自愿为他人做事，并使他人受益或者感到满意，根据其性质的不同可分为有偿服务和无偿服务。这种活动是以劳动的形式来实现和满足他人的某种需求。服务的几个特点是：①服务是一种或是一系列活动；②服务可用于买卖；③服务的提供者需要具备体力、智力和技能，有时也需要借助一些工具、硬件设备和医疗设施来达到自己的工作目标；④服务的对象是消费者，包括生产和生活两类消费；⑤服务的目的是让接受服务的对象感到满意；⑥服务是无形的"商品"，具有不可储存性。门诊服务是指医院通过训练有素的医护人员，借助一定的工具，为患者提供一系列的诊疗服务来满足其就医需求的一系列活动和行为的总和，这个过程中包括具备相关医疗专业技能的医护人员、先进高效的设备、合理的流程设计及制度安排、内容多样且贴心的服务内容、舒适的门诊大楼等一系列安排。

二、门诊服务的内涵

在我国的大部分医院中，门诊主要发挥以下作用：①为患者的整个就诊流程提供指引。②收治患者并开展相关救治工作。③开展相关疾病的健康知识宣教。④对患者进行双向转诊：对于没有办法救治或现有条件不足的情况需要及时将患者转送至上一级的医院；对下一级医院转送过来的患者开展相关救治工作。⑤针对一些特殊情况，门诊的工作还需要延伸到患者的住所或社区，进行健康状况检查以及开展相关疾病预防工作。

狭义的门诊服务是指在医院一般门诊为患者提供诊疗服务，五大主要环节是挂号、诊断、检查、治疗及取药，具体就诊流程包括：①挂号或取号。a. 预约挂号：患者自行通过医院微信公众号预约界面、支付宝预约界面或者拨打所在城市的114预约挂号平台进行预约挂号。b. 现场挂号/取号：患者如未先在公众号或者电话进行预约，当患者到医院之后，需要先到导医问询处，了解大致的门诊流程或者需要挂号的科室，后至挂号缴费处窗口挂号。提前通过公众号或电话等渠道预约挂号的患者，也需要凭借预约挂号信息到挂号缴费处取号并交挂号费用。②排队候诊。挂号或取号成功后，患者可以依照门诊楼的方位图指引，到达对应的预约科室等待就诊。一般由于患者数量很多，到达科室后，需要将挂号单放在护士站进行排队，并要在科室外面等待一段时间，避免错过自己的排队号码。等候室外面的电子屏幕上会展示即将接受诊断服务的患者名字以及相对应的科室号，护士站的工作人员也会依据相关需求叫号。③患者就诊。在接受医师的诊断之后，如果患者要通过药物治疗，那么医师就会列出所需的药物名单，如果患者要通过深入检查并且得到相应的科室治疗，那么医师就会给患者开检查单，这一系列的流程所包含全部的单子都是从电脑中打印的，并且要传到医院的 HIS 系统中进行保存管理。④缴费。患者在完成诊断之后，所有的取药或者治疗等都要到缴费处缴纳各项费用，并且在交完费用之后，系统会将患者的姓名以及需要的药物或者检查内容上传到药房系统页面。⑤取药。患者在缴纳费用之后，药房可以收到缴费清单以及相应的患者名字和所要开的药物，直接为患者开药，患者不用将药单给药房，药房在完成开药之后，会借助电子屏幕或者语音提示让患者到窗口拿药，患者通过缴费清单拿药。⑥检查。患者在缴纳检查费用之后就可以到相对应的科室检查。⑦复诊。患者在完成检查之后，回到原先的科室，医师会根据诊断结果对患者开药或者给出治疗单，患者根据诊疗单缴费、治疗或拿药。⑧治疗。患者缴费后到相应的科室治疗，在完成治疗之后就可以自行离院。⑨离院。取完药后，仅接到处方药单的患者则可以自行离开医院。

三、门诊服务的特点

1. 无形性

门诊服务具有无形性，当患者进入医院就诊之前，是无法感知医院服务的，因此无法提前确认其服务质量的高低。门诊医疗服务是一种无形的特殊健康服务，其效果与产出都难以准确把握。医疗服务质量的评价很大程度上取决于患者的主观感知与期望。而医院社会声誉、患者就医经验、医疗服务态度等都会较大程度地影响患者期望。

2. 异质性

医疗服务的质量会因医务人员不同的技能水平、心理状态、科室、时间，患者自身的病情、体质、经济水平、学历、地区，医患双方的互动程度等因素产生差别，难以全部实现标准化输出。

3. 同时性

与一般有形产品先生产后购买使用的流程不同，医疗服务的生产与消费是同时进行的。患者有可能会参与医疗服务的生产过程，患者的态度与评价、医患之间或患者之间的互动是医疗服务质量的重要因素，这也是医疗服务异质性的主要原因。

4. 不可储存性/易逝性

当患者离开医院则无法继续接受现场诊疗，就医期间获得的服务也无法被储备继续使用，因此门诊服务具有不可储存性。医疗服务的易逝性是医疗服务的无形性和同时性的必然延伸，医疗服务的产能缺乏弹性，不能被储存和返修。因此，医疗服务的需求与供给之间更加需要平衡管理。

5. 专业性

医疗服务是关乎生命的高风险行业。医务人员准入制度严格，培养周期长；医疗学科分工细化；医疗设备要求精密先进；医患之间的信息不对称，医疗行业有高度垄断性。

6. 伦理性

医疗服务的提供有严格的伦理规范和道德准则，医疗服务过程中应充分尊重患者的医疗选择权、知情同意权、安全保障权和医疗隐私权。由于价值观不同，加之医疗信息不对称，医患关系紧张。

基于以上特性，在门诊服务过程中，服务效率和服务态度是评价服务质量的重要指标。

医疗服务由于其特殊性质，难以定性和定量测量。有研究建议采用问题管理模式，将医院服务评价交给患者，通过患者自身的实际体验与个人评判，判断门诊服务质量，挖掘门诊服务的问题。在问题管理模式下，将无形医疗服务现状转化为具体问题，从而将问题细化分类，针对性制订解决方案，形成问题管理模式。

第二节 门诊精细化服务

一、门诊精细化服务的背景

(一) 政策要求

近年来，随着改革开放的深入，党和国家对医药卫生事业越来越重视，关注的问题点也越来越具体。2009 年,《中共中央国务院关于深化医药卫生体制改革的意见》(中发〔2009〕6 号)明确提出要推进公立医院改革试点,并把大力改进公立医院内部管理,优化服务流程,规范诊疗行为,调动医务人员的积极性,提高服务质量和效率,明显缩短患者等候时间,实现同级医疗机构检查结果互认,努力让群众看好病设置为这一改革的主要内容。

2011 年,国务院办公厅在《国务院办公厅关于印发 2011 年公立医院改革试点工作安排的通知》(国办发〔2011〕10 号)中更加明确地指出,要通过普遍开展预约诊疗服务,优化医院门急诊环境和流程,广泛开展便民门诊服务,推广优质护理服务等来改进群众就医服务。可见,门诊服务流程的优化与改革已经被党和国家提上了公立医院改革的重大议事日程。"没有全民健康,就没有全面小康",全民健康一直都是国计民生关注的重点问题。2014 年 12 月 14 日,习近平总书记在南京镇江考察时明确要求"解决好大医院处于'战时状态',人满为患的问题";中华人民共和国国家卫生和计划生育委员会下发通知,决定从 2015 年起,利用 3 年时间在全国医疗卫生系统实施"进一步改善医疗服务行动计划"。

(二) 患者的就医需求

当患者身体出现异样产生不适感时,患者的心理和行为会显现出不同层次的变化。门诊患者来到医院就医通常会表现出以下的就医行为和心理变化:①心理恐慌焦虑。首先,医院对于患者来讲是一个产生恐惧感和陌生感的地方,对于就诊流程的陌生和科室布局的不熟悉会让门诊患者的焦虑感逐渐上升。②缺乏疾病系统科学认知。门诊患者对于自身的疾病存在错误认知,会无限放大自身的疾病感受,心理上失去安全感和信赖感,不善于与医务人员沟通交流,对于诊疗方案和检查结果及治疗效果产生疑问和担忧,同时也会对医师的治疗经验产生怀疑等。③认知障碍。门诊患者的焦虑、恐慌心理会造成认知障碍,尤其是对于年龄大、身体残障的患者来讲,表现出对医务人员的极度不信任感。

随着我国生产力水平的大幅提升,国民的生活水平有了显著提高,人们对健康的认识发生了深刻的变化,就医意愿明显提高,就医需求已从"能看到病"向"能看好病"再向"能满意地看好病"转变。然而由于我国卫生事业总体投入相对不足及医疗资源配置结构不太合理等问题的存在,医疗服务的供需矛盾日趋激化,"看病难"问题成为我国卫生事业发展过程中亟须解决的问题。国家卫生和计划生育委员会卫生统计年报显示,以上问题虽有所改善,但截至 2021 年,三级医院门诊人次的增长率远高于二级以下医院。数据显示我国医疗机构等级与门诊就诊数量之间存在严重倒置且有加重趋势。三级医院人满为患、一号难求，二级以下医院门可罗雀、冷冷清清的现象，是我国医疗资源结构性失衡的表现。随着居民健康需求的增加，大型综合医院就诊人次不断增多，患者对优质医疗服务的期盼越来越高。

(三) 医院发展需要

医院门诊是医院直接对外提供服务的"窗口"，其提供服务的好坏，如患者排队等待的时间是否过长，医师是否有足够的时间面对患者，划价收费是否快速、准确，缴费取药是否方便、快捷等，直接影响医院的医疗秩序和医疗质量，甚至影响医院的效益和声誉。然而，一方面，由于我国卫生资源配置的不合理，绝大部分"高、精、尖"的技术设备和人才都聚集在大型医院，大型医院尤其是三甲医院常常人群密集，门诊"三长一短"（即挂号排长队、就诊排长队、缴费排长队，看病时间短）现象突出，长时间的等待不仅是工作效率低下和资源浪费的表现，也会导致患者的不满和忠诚度的下降，从而影响医院的效益和市场竞争力。另一方面，随着医院竞争的不断激烈，患者对医疗服务要求的不断提高，"以患者为中心，不断提高医疗服务质量"成为医院可持续发展的必要条件。因此，门诊排队等待问题对大型医院提出了严峻的挑战。不仅如此，医院的管理方式也面临着变革的需求，以往以权力为推动力的科层等级管理、以专业技能为推动力的职能分工管理等已渐渐不适应市场的需求，而目前最为先进和推荐的是以患者的价值实现为拉动力的流程管理方式。

门诊作为医院为患者提供医疗卫生服务的第一道窗口，其服务流程设置的简洁性、顺畅性、高效性将直接影响患者的就医体验和满意度。建立"以患者为中心"的门诊服务流程，实现管理模式转型是现代医院为患者提供满意服务的必然要求。大型医院为了缓解门诊压力也采取了多种形式来改善门诊流程，如预约挂号、自助缴费、叫号系统等。虽然门诊流程服务的效率和质量因此有了很大的改善，但依然存在诸多问题需要解决。医院门诊服务流程依然以医院内部的运作为主导，患者需要根据医院已经安排好的流程和环节来就诊。这样的流程安排使患者不能清晰地明了就诊的进度，从而导致信息不对称和患者满意度下降，同时也使得医院门诊管理效率低下，门诊拥挤且无序，服务质量难以保障，患者满意度低。

二、门诊服务质量的目标

良好的医疗服务质量并不意味着一定要达到最高水平和面面俱到，当一项服务满足其目标患者的期望（无论患者期望的高低）时，服务质量可以被认为达到了优良水平。

参照美国医学会提出医院质量控制的 6 个目标，制订以下门诊服务质量目标。

（1）安全 避免诊疗、服务过程中所带来的医源性损伤，避免诊疗、服务不及时而贻误最佳的诊疗时机。

（2）实用性 落实各项便民、惠民的服务措施，满足不同层次患者需求。

（3）及时性 尽量减少患者非医疗等候时间，及时回应患者投诉。

（4）高效率 避免浪费，包括设备、人员、供应物资、时间、精力。

（5）平等 无论患者的性别、年龄、经济状况、社会地位及宗教信仰如何，医院都要一视同仁，提供同样的服务。

（6）以患者为中心 包括对患者负责、尊重患者，在诊疗和服务过程中尊重患者的选择、需求、价值。在所有临床过程中，以患者的价值为工作导向，并注意保护患者的隐私。

三、门诊精细化服务举措

门诊服务的内容涉及患者就诊前中后的各个环节，包括预约、预检分诊、挂号、候诊、就诊、收费、检查、取药、患者投诉处理等。为提供精细化的门诊服务，需要完善门诊服务管理体系，从而改善患者的就医体验。

（一）落实门诊管理制度

坚持门诊管理例会制度，发挥管理效能。定期召开门诊管理人员工作例会、门诊医疗例会、门诊负责人工作例会、门急诊护士长工作例会，及时总结门诊工作，部署下一段工作。落实门诊管理制度，将门诊管理制度制定成册，发放给门诊所有医务人员；对门诊医师出诊及停（改）诊情况进行专项调研，推出《关于规范管理医师门诊出诊的规定》《关于规范医疗工作门诊排班的规定》等相关规定。持续开展医务人员出诊情况专项督查，实时监测门诊号源情况，及时登记号源动态，定期对医务人员出诊情况、门诊患者流量、门诊病种、楼层诊室进行统计分析，落实"弹性工作制"。按照患者实际就诊量，及时调配门诊坐诊医师数量，持续改进门诊工作。

（二）创新"一卡通"服务流程

优化诊室布局，分层设置挂号缴费窗口，合理配置自助设备，帮助患者预约诊疗和准确挂号，科学安排就诊过程。为提高自助就医效率，更新自助终端机，满足患者便捷快速地自助挂号、充值、缴费、打印导诊单、预约挂号、预约取号、打印诊疗清单和打印化验结果单等需要；医师可在诊间协助挂号和打印导诊单；持有预交金诊疗卡的患者可以在医院诊疗的任何环节自动扣费；利用门诊信息系统"一卡通"模式，轻松实现医院各诊疗科室资源及各就医环节无缝对接，有效地缩短患者等候时间，提高门诊医疗服务质量，营造和谐的就医环境。门诊"一卡通"与住院信息相整合，实行院内"一卡通"，提升医院管理水平。

(三) 推进门诊信息化建设

全面上线门诊电子病历系统，以门诊电子病历为抓手，实现门诊各项医疗信息的实时动态采集，使得门诊质量管理借助互联网平台深入到患者门诊就诊过程的各个环节中，在优化服务流程、规范医疗行为上发挥了重要作用，进一步保障了患者的医疗安全。同时创新理念，紧紧依托信息系统，优化门诊流程，丰富服务内涵，开展住院结算服务等的探索和实践，将门诊工作变得更加安全、便捷、高效，从而提升患者满意度。一方面，通过网络、新媒体、微平台宣传该院支付宝服务窗、微信服务号和支付宝客户端，方便患者手机预约挂号、缴费、了解医院就诊信息，查看医嘱、检验、检查报告等，开启信息化一站式管理新模式，科学引导患者错峰就诊。另一方面，充分利用报刊、网站、电子显示屏等公示医师出诊时间及停（改）诊信息。发放预约宣传卡片，在媒体、报刊、网站公示预约挂号渠道和方式。

(四) 丰富门诊服务中心内涵

以关注就诊患者的人文关怀为核心内涵，重点提升对患者的院前、院中、院后服务能力，在导诊、挂号、候诊、接诊、缴费、检查、治疗及取药等门诊患者就诊流程中体现人文关怀意识，以此丰富门诊服务中心内涵。整合医院门诊、医保部、医患管理部等部门集中办公，受理患者的投诉建议和各项业务的咨询及办理，最大限度深化医患沟通，减少医疗纠纷的发生，以此得到广大患者的认可和信赖。规范门诊服务行为与服务流程，着力提高分诊导医、收费、门诊医疗、护理、医技5个团队的服务质量，完善与推出人性化服务举措，让以患者为中心的服务理念实实在在落实在门诊管理、流程和服务细节中。

(五) 开展"关注患者感受，提升就医体验"主题竞赛活动

为改善门急诊医疗服务，优化服务流程，创新方便患者看病就医的措施，在门急诊范围内开展"关注患者感受，提升就医体验"竞赛活动，采取多种形式让每位医务人员积极参与，提升医务人员职业荣誉感，使"关注患者感受，提升就医体验"活动理念深入人心。查找患者看病就医中存在的具体问题，逐个分析原因，打造患者挂号、候诊、诊疗、检查、检验、治疗、取药等全流程无缝隙对接服务，患

者全流程就医体验不断改善。

（六）以疑难复杂疾病为目标，大力推广多学科联合诊疗（MDT）

加强门诊疑难病例会诊和多学科联合门诊建设，探索创新 MDT 管理模式，改善服务设施和工作环境，优化服务流程，为广大患者提供"一站式"诊断治疗新模式，切实提升疑难复杂疾病的诊治能力和水平。完善多学科联合门诊的制度与流程，适应研究型医院门诊转型要求，积极探讨大型综合医院门诊接诊新模式，推行"以患者为中心、以疾病为链条"的多学科诊疗模式，切实解决门诊疑难病例就诊难点。

第十一章

门诊服务的实践

第一节 一站式服务

随着生活水平的提高，人们对医疗质量、医疗环境就医体验的需求增高。习近平总书记在 2016 年 8 月召开的全国卫生与健康大会上强调，要树立大卫生、大健康的观念，把以治病为中心转变为以人民健康为中心，建立健全健康教育体系，提升全民健康素养，推动全民健身和全民健康深度融合。要求医疗卫生服务领域以建机制为重点，围绕重点领域和关键环节，力争在基础性、关联性、标志性改革上取得新突破。医院为了满足患者的需求，完善各种服务流程，本着以人为本的原则，不断创新，引进企业文化，采用一站式服务模式。

一、一站式服务的概念

"一站式"最早源于英语"one-stop"，意思为资源外包服务，应用于金融领域的管理部门，主要是通过对各种服务流程、项目资源进行优化，以集成的方式简化流程，从而在较短时间内向客户提供更高效、优质的服务，同时整个服务过程操作便捷，具有较强的可行性。"一站式服务"（one-stop service）理念是基于医院诚信发展而来的，通过对患者满意度的提升，来反向促进患者对医院的忠诚度，达成对患者群的巩固，最终实现医院利益最大化。因此，"一站式服务"的本质是以集成的方式将服务项目、服务流程整合起来，优化原有的流程，让患者少跑腿，从而让患者及家属能够享受到快捷、优质的服务。

一站式服务的服务宗旨是指把需要审批的事项集中到一个大厅、一个窗口，简化操作流程，集中受理，内部运作，方便办事人，提高效率。应用到医院，把医务部、医保部、财务部、检查预约和结果打印、投诉调解等一些有对外服务的窗口整合在一起办公，减少患者办理事宜在医院内来回奔波，切实方便患者、解决问题、缩短时间。

二、一站式服务的目的

一站式服务是采用了服务的集成整合，使得服务流程和服务内容整合，解决患者及家属所需要解决的问题，满足他们的需求。其主要目的为：

（1）省时　医院占地面积大，各个楼间分布比较散，住院楼、门诊楼、行政楼之间相对独立，一个对环境不熟悉的患者，如果无人对其进行指引，患者及家属找寻会比较困难。此外，由于不同工作人员可能外出，审批表格的签名和盖章一次性完成几乎不可能，需要来回几趟，花费较多的时间和精力。

（2）快捷　一站式服务不仅仅意味着服务"量"的变化，更是服务"质"的提高。从理论上讲，一站式服务的实质就是服务的集成整合，既可以是服务流程的整合，也可以是服务内容的整合，或是服务流程和服务内容的整合。实际上，一站式服务是指，无论目标群体有什么需求，只要进入了一站式服务中心，则遇到的困难都可以解决，其特点是服务的整合。医院各部门启动一站式服务，可以将繁杂的医疗科室需求统一到一站式服务中心，通过服务中心处理各个事件。

（3）满意度提高　通过设立一站式服务中心，在减少医院内部流动情况的基础之上，给予患者更加便捷的服务，一定程度上减轻了患者和家属身心的疲惫感，充分体现了当代医疗机构以人为本的服务思想。

（4）方便　一站式服务可有效减少患者业务办理时间、等待时间、在多个部门间往返距离，并且更规范及更充分地加强医患沟通。还能一定程度上缓解患者的焦虑，并且改善患者体验。采取一站式服务还可以将原先复杂的工作流程进一步简化，去除掉了以往冗杂的传递过程，同时加以数字化信息建设，方便医师可以更加直接地了解和掌握患者的所有信息以及各项诊断结果，大大提升了门诊部门的效率。有时患者对需要办理事项的办事流程不熟、需要准备的材料不齐，严重影响患者对医院满意度的提升，本着以患者为中心的服务理念，设立一站式服务就可协助复印病历、补发票、盖章、告知审批流程。

（5）存在问题的及时发现、反馈、整改　在办理业务过程中还可以了解医院的不足，如有的操作流程不熟、制度执行不落实等，并对存在的问题和缺陷进行总结、归纳，寻找原因，从而对医务人员进行有针对性的培训，对制度执行不落实者进行告知和劝诫。

三、门诊一站式服务中心的设立和服务项目

一站式服务的宗旨"患者不动管理动、患者不动信息动、患者不动医护动"，表现在患者来到一站式服务中心，即可坐等结果，由服务中心人员协调，需要信息支持按规定申请，需要医务人员办理就通知其到中心来，这样可以减少患者来回奔跑，既节约时间，又节省精力。当前，医院门诊一站式服务包含一站式自助服务

机、关联预储值账户、自助挂号功能、自助缴费功能、自助存退款功能、自助预约功能、自助打印报告功能等。

不同的省份和医院对门诊一站式服务进行了探索和实践，如浙江省确定了"最多跑一次"的重要任务后采取了十大举措、江西省人民医院改造了"一站式服务中心"、厦门市中医院刘丽华等人提炼了"一站式服务"的内容，归结起来主要包括：

① 外观改造。"一站式服务中心"窗口外观改造，拉近医患距离。改造后的一站式服务中心窗口全部为开放式，没有玻璃隔阂，消除办事群众的陌生感；内外同冷暖、共气候、拉近医患距离。台面高度经过精心设计，适合当地百姓身高；设有物品搁置台，让医患交流更加从容方便。

② 深化服务内涵，提升服务品质。将原本分散在全院各处的服务窗口集中到门诊大厅，涵盖了便民服务、门诊预约、投诉接待、医保咨询、药事服务、财务服务、医务服务等服务内容，使患者在院内办事无需在多部门间来回奔波，节省了精力和时间。同时各窗口服务内容根据患者需求不断优化调整。

③ 提供便民服务，让患者感到宾至如归。a. 便民服务。提供一次性水杯及开水、针线包、纸、笔、老视镜、复印服务、电话机等；为年老、体弱、行动不便的患者提供轮椅、平车；病情较重的患者由导医护士全程陪同护送到急诊科，并且与急诊科护士做好细致全面的交接，保障每一位就诊患者的安全，同时为特殊患者开通绿色通道。b. 相关资料打印及代寄，如化验单、病历、商业保险报销材料、外地医保报销材料等。医院门诊设有检验报告单自助打印设备，方便患者自行获取报告，遇代取报告者，代办人出示有效证件，即可在"一站式服务中心"行化验单打印，同时为外地患者提供代寄报告单等服务。c. 寄存服务。设立储物柜，为患者储存物品提供方便，为携带较多物品的患者，特设立"爱心寄存屋"。d. 开通咨询热线电话。在医院官方网站、微信服务号、微博上公布门诊一站式服务中心电话，工作时间内由专人礼貌接听，回答各种咨询，做到有问必答，并做好登记工作。e. 接待投诉力求满意答复。针对医护工作期间患者与医护人员发生的冲突和矛盾问题，一站式工作人员耐心倾听，提供理解、关怀、安慰，为患者提供与就诊有关的问题协调服务，如受理患者投诉、意见和建议、现场解答问题、现场协调处理，尽力帮患者解决问题并留存记录，留下患者联系电话，事后由工作人员联系相关责任人，协调处理。f. 强化志愿者引导，设立"综合服务中心"，使便民惠民服务更贴心。

④ 提供全方位预约方式，节省就诊等候时间。提供多途径预约挂号使患者更方便，实现各科室检验分时段预约，检验检查结果电子化。在不影响疾病诊断的情

况下，检验结果互认共享，让患者检查少跑腿，让患者看病少排队。针对老年患者或不会使用网站、公众号挂号的患者，特开通专线电话预约，在新闻网站公布预约电话，并做好预约登记相关工作。患者到院后由导医人员指导完成取号就诊，大大方便了患者，节省了就诊等候时间。

⑤ 提供医保咨询服务。一站式服务中心医保窗口由医保处派专业人员上岗，对医保政策非常熟悉，可为前来就诊的患者提供满意的咨询服务，对于患者的特殊病种申请进行审核，完成与外地医保的接洽、特殊病种的办理、转外就医，最大程度上方便患者。

⑥ 提供药事咨询服务，保障患者用药安全。实施慢性病长处方制度，推进智慧药房建设。一站式服务中心药事窗口由药学部派专业人员上岗，随时为患者做到口服药相关知识的耐心、细致、正确的讲解；对于特殊药物的使用情况进行审批；同时负责退药盖章，让患者更加方便和满意。提供快递送药服务、中药代煎代送配送到家服务，让配药更方便。

⑦ 提供财务服务，缩短患者非医疗耗时。门诊上线银医系统，大大方便了患者挂号、缴费。用自助服务设施、诊间结算和第三方支付平台完成缴费，让付费更便捷。自助缴费后为避免人工收费窗口排队打印发票而影响窗口正常业务，一站式服务中心财务窗口可实现发票统一打印和遗失补打，同时还可完成门诊患者退费相关流程。

⑧ 提供医务服务，提高患者办事效率。主要承担疾病证明、出生证明审批盖章，慢性病相关检查报告盖章及诊断复印件等资料审核盖章。

⑨ 急救实行"精准救治"。设立胸痛救治中心、卒中救治中心、创伤救治中心、危重孕产妇救治中心、危重儿童和新生儿救治中心等，使急救更快速。

⑩ 设立入院准备中心，一站式完成床位预约、入院缴费、入院检查等手续办理；提供床边结算，出院小结和自助发票打印；设立日间病房，开展日间手术，让住院更省心。

⑪ 推广"互联网＋"健康服务模式，优化整合服务资源，为群众提供基于互联网的政策宣传、服务提醒、信息查询、健康指导、互动交流等母婴健康服务，让母婴健康服务更温馨。依托医疗联合体、医疗服务共同体建设，将预约转诊信息系统端口延伸到基层医疗卫生机构，使转诊更顺畅。发展"互联网＋医疗健康"。完善省、市、县三级全民健康信息平台，实现电子健康档案和电子病历互通共享，加快建立全省统一的互联网健康服务门户。推广区域共享中心建设，积极发展远程医疗服务，构建覆盖城乡、功能完善的远程医疗服务平台。

⑫ 规范"一站式服务中心人员"服务行为。要求工作人员仪表端庄，服装整洁，挂牌上岗，熟悉本科室业务及操作流程，了解医院内的相关规定、政策和操作流程，树立主动服务意识，主动询问患者的病情，主动去解答患者的疑问，做好相关政策的宣传和咨询，让每位患者都得到热忱接待、仔细解答、亲切问候、微笑迎送，切实落实门诊的各项优质护理措施。

下一步可借助信息的力量全面推进"实现大型检查诊间实时综合预约，同时强化门诊服务中心的检查预约和医患沟通"，做到"一站预约，多点检查"，集中各种检查预约功能，患者只需要通过一个窗口就能完成所有预约，减少中间环节，避免患者"四处奔波"，做到"最多跑一次"，节约患者无效排队等候，提高就诊效率，进一步提高满意度。

四、一站式服务的实施和优化

（一）强化智慧应用，提升服务效率

1. "智慧"覆盖"全流程"

"智慧"项目覆盖看病就医全流程，包括从院前急救到院后就诊、从预约挂号到付费结算、从门诊就医到出入院服务等，以信息化建设为基础提升就医效率，如5G救护车、"智慧药房"建设、刷脸就医等。

2. 预约挂号"全省通"

利用省卫生健康委员会推出全省统一的医院预约诊疗服务平台及手机app，开展多途径便民服务，各医疗机构提供个性化服务并与省平台无缝对接，完善预约挂号、健康科普等多项功能。所有省级医院完成号源池整合，网络开放绝大部分号源。

3. 付费结算"全院通"

研究显示，门诊患者等候时间影响患者对医疗服务质量的总体评价。积极推进自助结算、诊间结算、床边结算、移动结算等多种结算方式，同时，推出"居民电子健康卡"取代社会保障卡实行脱卡支付，"医后付"等方法，减少就医过程中的排队次数，压缩患者排队等候时间。

4. 院内服务"全自助"

门诊提供网上自助预约挂号、自助缴费等自助服务。充分开展个性化服务，如提供自助租借轮椅、自助查询检查检验报告单等服务，提供检查检验报告的多种智慧查询方式，推出血常规、肝功能、核酸检测等检查检验自助申请服务，让患者免

去就诊排队环节，提升就医效率。

(二) 强化便民惠民，提升服务满意度

医患满意度不仅是衡量医疗服务质量及客观反映医疗机构社会效益的重要测评指标，而且已成为全面深化公立医院综合改革、治理并构建和谐医患关系的重要考量指标。要坚持以群众满意为标尺衡量改革成效，推动医疗服务和健康管理转型升级。

1. 优化流程

拓展智慧预约、增加志愿服务等多种举措，缩短门诊高峰时段平均排队时间。积极推进出入院"一体化"服务，提供出院费用结算、出院小结和自助发票打印等"病区服务"，设立入院准备中心，提升了出入院服务效率。

2. 统筹资源

深入开展改善医疗卫生服务行动，大力推广日间手术；设立胸痛、卒中、创伤、危重孕产妇救治及危重儿童和新生儿救治等医疗中心，畅通向下级医院和基层医疗卫生机构转诊渠道。

3. 贴心服务

设立投诉沟通中心、检查预约中心及门诊综合服务中心，一站式提供投诉咨询、病历资料复印、相关证明审核盖章等各类便民惠民服务。全面推广医务社会工作者与志愿者服务，一站式提供投诉、咨询、审核等便民服务，不断提升服务精准度和群众满意度。

第二节 就诊服务

布局位置标识不清晰，服务设施陈旧、数量不足，布局不合理，医疗资源稀缺等问题，导致出现挂号难、等候时间长、就诊时间长、医师看诊时间短的"三长一短"现象。

一、优化线下服务

(一) 调整门诊布局

调整门诊布局，疏解门诊拥堵：①根据科室功能进行就近调整，集中管理，诊室数量或面积略有增加，改善就诊环境。以中心的形式设置医疗服务区域，区域内配备常用检查设备，减少患者往返各部门的时间。②提供多种方式的位置导引。包

括配备电子导航、扫描二维码、手机移动导航；更新位置标牌；梳理诊疗单上的位置引导提示等。要求有当前位置标志和引导位置标志，标识清晰明了易懂，具有良好的导向性。③配备多项服务设施。包括设置健康站，为患者提供测血压、测视力、测体重体脂、阅读等服务；配备售货、挂号、缴费、打印胶片、领取报告、充电等自助设施，拓展自助平台应用，提升门诊服务效率；配备充足轮椅、储物柜、候诊椅等设施；更新诊室和治疗的隔帘，保护患者隐私。④将封闭式窗口改为开放式窗口，工作人员主动从窗口内走到窗口外，缩短医患之间的距离，确保诊疗服务的连贯性。⑤定期粉刷墙壁，适当悬挂赏心悦目的绘画，保持就诊环境整洁、温馨。⑥保证就诊环境温度适宜。⑦根据老年人特点改善就医环境，配备必要且符合国家无障碍设计规范的无障碍通道和设施。在门诊设置无障碍卫生间，门宽应当适宜轮椅进出。医疗机构主出入口应当设置方便老年人等行动不便人群上下车的临时停车点，并有安全标识。⑧预检分诊环节设立老年人快速通道。常态化疫情防控期间，医疗机构应当优化老年人进入本机构的预检流程，在入口处安排专门人员，指导老年人查询健康码，协助无法提供健康码的老年人完成流行病学调查。

在发展互联网医疗服务的同时，结合老年人就医需求，保留挂号、缴费、打印检查检验报告等人工窗口。推动通过身份证、社保卡、医保电子凭证等多介质办理就医服务，鼓励在就医场景中应用人脸识别等技术。在门诊设立标识清晰的老年人综合服务点，为老年人提供咨询、助老器具借用等综合服务。设置老年医学科，开设老年人综合服务门诊，提供诊疗、康复、护理、用药指导等"一站式"服务预约挂号的基本内容。

（二）完善导医服务

安排社会工作者、志愿者或其他工作人员，为老年人提供导医服务，在预检分诊台、自助机、挂号窗口、缴费窗口、综合服务点、投诉受理中心等老年人就医容易发生不便的节点提供引导和必要的帮助。采用通俗易懂的形式向老年人宣传运用智能技术就医，开展适宜老年人的医疗相关智能技术的培训，帮助老年人熟悉互联网医疗服务流程和操作程序，引导老年人运用智能技术就医，逐步适应现代就医模式。

二、畅通线上服务

利用信息技术，优化流程，"让信息跑在患者的前面"。预约机制主要应用于挂号和等待时间较长的检查项目上，预约挂号目前使用的主要方式包括网络、电话和短信，需复诊的患者也可在分诊台或医师处进行现场预约。预约检查主要针对病情不紧急且当天检查项目安排不过来的患者。

（一）预约挂号

为了有针对性地解决群众反映突出的"看病难"问题，适度改善医疗资源的配置合理性，兼顾公平，着力提高医疗机构的医疗服务能力和水平，方便群众就医，2009 年 9 月，国家卫生部正式下发《卫生部关于在公立医院施行预约诊疗服务工作的意见》（卫医管发〔2009〕95 号）文件，决定在公立医院率先施行预约诊疗服务，标志着我国以政府主导的国家层面的门诊预约诊疗工作正式全面展开。文件指出预约诊疗服务工作是公立医院以患者为中心开展医疗服务的重要举措，对方便群众就医、提高医疗服务水平具有重要的意义，要求自 2009 年 11 月开始，公立医院中的所有三级医院都要开展预约诊疗服务，二级医院也要逐步开展这项工作。同时，文件还对公立医院推进预约诊疗工作的具体内容从定期更新门诊诊疗科目信息，改进预约诊疗服务的组织实施方式，逐步提高门诊预约挂号的比例，加强出院患者复诊的预约服务，拓宽提供预约挂号服务的途径，规范医务人员出诊管理，做好预约诊疗患者的服务工作等七个方面做了详细的部署，并要求医院加强对预约诊疗服务工作的管理，从完善医院工作制度，加强保障条件建设，规范预约诊疗收费管理，做好分诊和预检分诊工作四个方面稳步推进预约诊疗工作。

2011 年 2 月 28 日，国务院办公厅发文《国务院办公厅关于印发 2011 年公立医院改革试点工作安排的通知》（国办发〔2011〕10 号），将开展预约诊疗服务作为改进群众就医服务的首要便民措施，要求普遍开展预约诊疗服务，全国所有三级甲等综合医院实行多种方式预约诊疗，社区转诊预约的优先诊治。同时，各级医院要优化门急诊就诊环境和流程，按照"填平补齐"的原则，改善三级医院门诊设施和条件，开展错峰服务和分时段诊疗，简化就医手续，缩短群众等候时间。完善门诊信息管理平台，公开医疗服务信息，提供预约挂号、叫号、报告单打印等服务。2011 年 8 月 18 日，卫生部办公厅印发《卫生部办公厅关于进一步推进预约诊疗服务工作的通知》（卫办医管发〔2011〕111 号）文件，一年内第二次对预约诊疗工作提出重要指示，要求各省级卫生行政部门要加强组织领导，研究制订本省（区、市）医院实施预约诊疗服务的总体目标和年度任务，细化和落实各项工作措施。各级各类医院特别是三级医院要把开展预约诊疗服务作为加强医院管理和推进改革的重点内容，加大工作力度，完善规章制度，改进服务流程，认真做好组织实施工作。

　　积极推进预约诊疗服务工作是贯彻落实科学发展观，深化医药卫生体制改革，加强医院科学管理的重要举措，是坚持以患者为中心，构建和谐医患关系的内在要求，其在改变患者就医习惯，提高患者就医体验，优化医疗资源配置，提高利用率等方面的作用日益明显。同时，随着医疗卫生事业改革的深入，分级诊疗工作进入实质性阶段，作为推进分级诊疗工作的重要手段，其对推动分级诊疗工作的作用也越来越明显，为分级诊疗制度的开展提供了一种新的尝试。门诊预约诊疗体系对优化门诊就诊流程，解决门诊"三长一短"问题，改善就医环境，提高门诊工作效率有积极作用。

　　1. 预约挂号的概念

　　预约挂号是指医疗机构通过向公众提供网上预约、电话预约、现场预约、诊间预约、社区转诊预约等方式，供患者提前安排就诊计划，以减少患者医院等候时间的一种服务方式。门诊预约挂号制度是医患双方就门诊挂号提前订立的契约，在目前我国司法领域，尚未出现明确的司法界定，其处理的原则主要依据公序良俗及契约双方的约定。由于就医模式和医疗服务供需平衡的极大不同，我国与国际上典型发达国家预约挂号制度的目的和机制存在较大差异，国内外对于预约挂号制度研究的目的和方向也存在较大的差异。

　　通过网络预约系统，可以实现对患者的分流，让患者均匀有序地到达医院，使就诊分布均匀并且可以指定医师就诊。医院对直接到医院挂号看病的患者是无法控制的，但预约的患者是可控的，通过采取一定算法来安排预约患者的就诊时间，把每天的就诊时间划分为若干个时间段（例如每半小时为一个时间档），预约挂号的患者尽量被安排在就诊低谷时间段内，使每个时间段的就诊人数趋于均衡。

　　2. 预约挂号流程

　　门诊预约挂号制度是医患双方就门诊挂号服务提前订立的契约，需要医患双方配合实施。对患者而言，患者首先需要通过现场预约、电话预约、网络预约或 app 预约等不同途径预约医疗机构的门诊资源，并按预约要求如期就诊。对医疗机构而言，医疗机构应首先按照预约挂号制度要求制定门诊排班，设置并分配门诊号源以供患者进行预约。其次，在患者进行预约后，医疗机构应对患者的预约行为进行回应，维护并确认患者的预约信息，反馈预约结果。最后，医疗机构应根据预约内容如期如约提供相应医疗服务。

　　3. 预约挂号的分类

　　(1) 按照诊疗阶段分类

　　① 初诊预约。初诊预约指患者在预约挂号前，未到预约医院就诊过，也未经

过任何形式和途径的问诊或就医过程，直接预约就诊的方式。

②复诊预约。复诊预约指患者已经接受过医疗机构的检查、诊断和治疗，并按照疾病治疗过程预约复诊的方式。

③转诊预约。转诊预约指患者经下级医院或下级医师检查、诊断后，因病情复杂或治疗效果不佳，由其他医疗机构或下级医师转诊过来的患者，包括分级诊疗转诊和下级医师的转诊预约。

（2）按照预约地点分类

①院内预约。院内预约指所有在就诊医院地域范围内的门诊预约，包括集中的门诊预约、预约挂号中心的预约、医师的诊间预约、出院患者的复诊预约。

②院外预约。院外预约指所有在就诊医院地域范围以外的门诊预约，主要包括通过电话、网络、app等不同途径的预约。

（3）按照预约方式分类

①现场预约。患者到门诊大楼预约挂号中心提出预约申请后，由工作人员在电脑上输入各项信息，如患者姓名、年龄、身份证号码和手机号码、预约医师和就诊时间。该预约方式较为传统，对医疗机构的要求除人员与办公场地以外，没有其他过多要求，操作简单，容易实施。

②电话预约。患者通过拨打医院或第三方预约平台的预约挂号电话提出预约申请，然后由工作人员登记其相关信息，与患者沟通确定就诊时间，完成门诊预约的方式。该预约方式对医疗机构的要求基本与现场预约方式相同，但在方便患者预约方面实现了患者院外预约，是医疗机构早期实施预约挂号制度普遍采用的方式，也较符合中老年患者的预约习惯，在中老年患者院外预约方式中占有较大的比例。

③网上预约或手机终端预约。患者登录医院或第三方预约平台的网站或手机app，在完善注册信息后进行预约挂号的制度模式。该预约诊疗方式有赖于计算机技术和信息化水平的提高，跳过了医疗机构的干预，对医疗机构或第三方预约平台的信息化水平要求明显高于现场预约和电话预约，同时对医疗机构的门诊坐诊安排，预约挂号流程的透明度等都提出了更高的要求。

④医师诊间预约。患者当天就诊结束后由门诊医师现场预约，同时需电脑确认已预约完成，该预约方式满足医疗的延续性和完整性。

⑤出院预约。患者出院前，由住院医师根据患者复诊时间而进行的预约方式，该预约方式是相对于门诊的预约方式，以满足住院患者医疗的延续性和完整性。

⑥下级医师预约。在本单位就诊后，因病情复杂或治疗效果不佳，或涉及不同科室疾病，由下级医师或其他科室医师提出的预约方式，该预约方式是为了满足

疾病治疗需要所提出的。

⑦ 下级医院转诊。由医疗联合体或建立一定转诊预约关系的下级医院根据患者病情治疗原则，由下级医院提出的预约转诊，该预约方式是国家为了推进分级诊疗服务模式所提出来的。

4. 预约挂号的实施和优化

（1）建立不同的挂号途径和平台

① 多渠道，全天候。24 小时全天候预约，网络、电话、短信、现场都可以挂号，预约挂号不受时间、地点的限制。医疗机构在建立预约诊疗制度的过程中，建立统一号源池，设立军人、老年人、残疾人专窗，方便该类人群就诊。应当提供方便老年人预约挂号的方式，畅通家人、亲友、基层医务人员等代为老年人挂号的渠道。医疗机构应当根据本机构就诊患者的实际情况，为包括老年人在内的特殊就医人群提供一定比例的现场号源。三级医院应当为基层医疗卫生机构提前开放一部分号源，优先用于老年人挂号。推动医联体牵头医院逐步将预约诊疗信息系统延伸至医联体内的医疗卫生机构、医养结合机构，畅通双向转诊通道。

② 分时段挂号。开展分时段预约，并精准到 30 分钟，患者预约挂号单上设定来院就诊时间，将上午及下午分为几个就诊时间段，如 8:00～8:30，9:00～9:30，以此类推。时间段设定长短以 1 小时以内为宜，要求患者按时均匀就诊，将患者分流，以便充分利用门诊资源，改善就诊秩序。建立退号和爽约管理机制，不断优化停诊和替诊及重新预约流程。

③ 网上挂号。有三种方案可供选择，即加入卫生行政部门提供的全市或全省医院联合网上预约挂号系统，或加入第三方机构建设的开放或半开放的预约挂号平台，或开发独立的网上预约挂号系统并放在医院的主页上。

a. 建立统一开放集约化的预约挂号平台。由于预约挂号制度实施之初，国家并未限定预约挂号制度的形式和内容，各医疗机构和第三方预约挂号平台都在一边摸索一边建立一边完善各自的预约挂号制度，导致目前各预约挂号平台标准出现了较大分歧。一方面，统一的预约挂号平台建设便于老百姓更好地掌握预约技巧，方便操作，有利于患者预约。另一方面，统一的预约挂号平台建设可以降低平台的开发成本，减少运行压力，避免医疗机构重复建设和过度建设，减少预约挂号平台的支出。集约化预约挂号制度指在一个区域内建立一个共享的预约挂号平台，作为该区域内预约挂号的统一入口。集约化预约挂号平台能有效避免患者在多个预约平台间反复预约，同时集中的管理可以有效分流医疗机构预约的数量，降低医院的管理和运营成本。此外，基于集约化的预约挂号平台使得医疗资源的互通与共享成为可能，起到一定分流作用的同时，提高医疗资源的使用率。

江苏省医院管理学会在 2005 年和第三方公司合办了江苏健康网，该网由医疗健康信息服务系统、网上预约挂号系统、专家咨询系统、慢性疾病家庭康复管理系统和医疗机构网上采购系统等组成。其中，网上预约挂号系统汇集了全省大部分医院及专家的资讯，健康网会员只需输入卡号和密码，便可在网上选择自己希望就诊的医师和合适的时段，进行预约挂号。广东省医疗预约服务中心纳入多家医院，可实行网上挂号和电话挂号，提供了统一的预约电话，可按专家和专科选择就诊时间段。深圳市卫生局也推出了"医院预约挂号系统"，该系统采用了先进的 NET 技术，通过系统虚拟的"健康卡"完成网上支付，为医院提供了一个实用的多路分流挂号渠道，全市已有多家医院加入。因此，根据现有情况，医院可选择加入卫生局推出的"医院预约挂号系统"。

b. 建立开放或半开放的预约挂号平台。开放的预约挂号平台已经得到了医疗机构和患者的普遍认可，预约号池的实时交互性，使得患者实时选择就诊时间或号序成为可能，是目前预约挂号制度中响应速度最快，患者体验最佳的模式。然而由于号池建设需要对数据库进行反复的读取，瞬间数据流量巨大，对预约挂号平台的信息化建设水平要求高，致使部分医疗机构并未实施，而第三方预约挂号平台受医疗机构影响而无法实施。因此建议建立开放或半开放的预约号池，由第三方专门机构建设，降低医疗机构建设成本，并兼顾预约效率，满足患者预约挂号需求。

c. 独立网络预约挂号系统。若没有区域性的联合网上预约挂号系统，医院可自行开发。医院独立开发的预约挂号系统需具备患者端口、医师端口、管理科室端口、科室主任端口四个终端。

● 患者端

预约患者可以通过网络登录医院的网站，找到网上预约菜单，进入网上预约界面，首先阅读网上预约须知，然后可快速查询专家或普通医师的门诊时间和挂号所余的号额，以及专家或普通医师的基本情况（个人简介、职称、照片等信息），以满足预约患者的挂号需求。系统挂号采用实名制，预约患者必须在网上输入个人基本信息，如真实姓名、年龄、联系电话、E-mail 及有效证件（身份证或军人证等）号码。

预约者在网络上可以实现以下功能：

-掌握最新的门诊时间表，了解专家或医师的个人简介、照片、职称、挂号费，以及每个诊次的所余挂号数量。这是预约之前必须了解的信息。

-按需进行预约，"足不出户选医师"。可以按科室预约，也可按医师预约。患者可选择具体时间段，如果时间段已被他人选择，则需要预约患者重新选择时间段（若只选择日期，没有选择时间，则由系统设置），如果系统有剩余号可选择，预约患者也满意，则进行预约，待提交成功，系统会提示"预约成功"；如果没有剩余的号可选择或不满意，预约患者则选择放弃。

-如果预约者预约当天不能按时就诊，可以提前取消相应诊次的预约，相应诊次的号额返回；如果又决定预约，可再次进行预约。

-查询历次预约记录的清单。

-患者留言。患者通过留言板，留下投诉、表扬和建议等，以供医院管理部门处理，共同促进医院服务质量和管理水平的提升，为患者提供更优质的服务。

● 医师端

对医师来说，每个医师可以修改自己的个人信息；能根据自己的具体情况对可开放网络预约时间进行个性化的设置；并随时通过预约登记查询已预约患者的情况及预约数；患者就诊时，也可以根据自己的时间段和患者的时间安排，与患者进行下一次预约，从而方便了患者就诊，同时实现每个就诊者多次看病的整体连续性，对治疗有一定的益处。门诊医师工作站嵌入了预约功能，在就诊结束时医师可以在工作站为患者预约下次的就诊时间及相应的就诊序号，同时患者信息自动更新到预约系统。门诊预约系统与门诊医师工作站、挂号收费系统、排队叫号系统进行整合，各个系统紧密衔接，患者信息只需输入一次便可以在各系统中流转，不仅实现了信息共享，而且可以保证避免信息因多次输入而出现错误。

● 管理科室端

医务科室可以通过网络系统对科室进行统一管理，调整门诊时间表、出诊信息（修改挂号费、出诊号数量）。对医师排班顺序和时段的临时变更，还可通过查询页面找到已预约患者的具体信息并及时通知患者，避免患者空跑一趟。对挂号处人员来说，工作人员通过预约产生的流水序列号来核对患者的预约信息，进行确认，核对无误后可交费挂号。挂号单采用印制挂号单套打。预约号与当日现场门诊号通过标记加以区别。挂号顺序采用统一号码排序，便于门诊秩序的管理。

● 科室主任端

科室主任可以查询本科室的门诊流量统计图表，实时了解掌握门诊流量，来控制预约人群，合理安排预约患者的就诊时间。因为医院对直接来医院挂号看病的患者是无法控制的，但有了网络预约挂号系统的采用，一方面医院可以让预约患者优先就诊；另一方面，医院可以将系统预约时间段做出调整，尽量将预约患者安排在就诊低谷时间内，使每个时间段的就诊人数趋于平衡。此外，也可由管理员根据实际情况进行调整。

④ 电话挂号。可选择系统自动挂号和人工挂号。选择电话自动挂号，按电话提示音操作，如"普通话服务请按 1，英语服务请按 2。"操作简单、快捷。同时，为了更好地为患者服务，也可以选择人工挂号。人工挂号由专业导医服务，简单方便。患者拨通预约电话后，在服务人员的提示下，说明选择的医院和挂号类别（即普通号或专家号），然后选取看病的日期、时间，报上联名卡的账号及相关个人资料。选择确认后，挂号费从电话费中扣除。另外，患者可在预约时间前一天取消预约挂号，但是挂号费需患者持有效身份证和联名卡到医院领取。

⑤ 短信挂号。患者可通过手机编辑特定的短消息进行预约挂号。短信内容包括联名卡账号、专家代码或科室代码、预约日期和时间。发送预约信息至特定的服务号码，系统立即自动把实际的挂号信息（如您已成功挂上×月×日上午××专家门诊，序号为×，建议您于 8:00～8:30 之间就诊）通过手机短信息发送给就诊者，由其确认。患者选择确认后，挂号即完成，挂号费从手机话费中扣除。如就诊者因为自身原因需要取消预约挂号，则必须在预约时间前一天通过手机短信取消预约。

⑥ 现场预约。医师确定需要复诊的患者，可在医师处或分诊台进行现场预约挂号。根据主诊医师的出勤情况和患者的实际情况，安排就诊时间。如果患者的病情较紧急，而主诊医师近期又不出诊，主诊医师可推荐其他医师并进行交接工作。挂号费在分诊台刷卡收取。若要取消或改期，需提前一天通过电话或短信告知医院，取消的挂号费需患者三天内持有效身份证和联名卡到医院领取。

根据医院的具体情况，预约挂号可分步骤进行。相对而言，网上挂号可行性最强，比较容易实施，而且较其他方法而言，退费较为容易，因此，可以作为首选。可行性居其次的是现场挂号。而电话挂号和短信挂号还涉及与电信或移动公司的合作，难度较大，可在完善网上挂号和现场挂号后再行实施，最好能得到卫生管理部门的支持。

（2）建立并完善自下而上的预约挂号制度

① 加快推进基于分级诊疗的预约挂号制度建设。分级诊疗，指按照疾病的轻、重、缓、急及治疗的难易程度进行分级，不同级别的医疗机构承担不同疾病的治疗，实现基层首诊和双向转诊。国际上，无论是以英国为代表的国家保障制度国家，还是以德国为代表的社会保障制度国家，抑或是以美国为代表的商业保险制度国家，都不约而同地实施了分级诊疗，其在优化医疗资源配置方面的作用已被各个

国家所普遍接受。

我国的分级诊疗工作始于 2009 年，《中共中央国务院关于深化医药卫生体制改革的意见》明确要求逐步建立分级诊疗和双向转诊制度。2013 年，《中共中央关于全面深化改革若干重大问题的决定》进一步强调完善分级诊疗模式，建立社区医师和居民契约服务关系，指明了我国分级诊疗的方向。2015 年，《国务院办公厅关于推进分级诊疗制度建设的指导意见》（国办发〔2015〕70 号）确立了两个阶段的目标，分级诊疗工作进入实质性阶段。第一段是到 2017 年，主要是规范就医秩序：逐步完善分级诊疗政策体系，基本形成医疗机构分工协作机制，有序有效下沉优质医疗资源，加强建设基层医疗卫生人才队伍，进一步提高医疗资源利用效率和整体效益；第二阶段是到 2020 年，核心目标是基本建立符合我国国情的分级诊疗制度：全面提升分级诊疗服务能力，逐步健全保障机制，基本建立布局合理、规模适当、层级优化、职责明晰、功能完善、富有效率的医疗服务体系，逐步形成基层首诊、双向转诊、急慢分治、上下联动的分级诊疗模式。

分级诊疗是深化医药卫生体制改革、建立中国特色基本医疗卫生制度的重要内容，对于促进医药卫生事业长远健康发展、提高人民健康水平、保障和改善民生具有重要意义，是我国本轮医疗卫生体制改革成功与否的关键内容之一。预约诊疗制度是分级诊疗工作信息化建设工作的重要内容之一，国际上实施分级诊疗制度的国家普遍开展了预约诊疗制度，两者之间有着密切的联系。合理的预约诊疗制度可以促进分级诊疗工作的有序开展，提高双向转诊的效率；健康的分级诊疗工作可以督促预约诊疗制度的规范运行。反之则会起到相互阻碍的作用，总之两者之间互相促进，相互影响。

加快推进基于分级诊疗的预约诊疗制度既具有必要的软硬件基础，又具有良好的社会效益。基于分级诊疗的预约诊疗制度需要畅通自下而上的转诊机制，要求三级医院给予基层医疗机构一定的权限或专家号源以满足基层医疗服务转诊需求，即当基层医疗机构向三级医疗机构申请转诊时，三级医院应当给予积极协调，妥善安排。

② 建立医疗机构内的分层转诊预约制度。除医疗机构间的分级诊治之外，"分级"诊疗还应包括医疗机构内的分层诊治。医疗机构在保障外部患者分级诊疗预约挂号的同时，应树立医疗机构内分层诊治理念，给普通门诊医师转诊的患者适当的预约挂号优惠，必要时可适当预留部分专家门诊号源供普通门诊转诊。通过普通门诊向上转诊，一方面可以提高专家门诊的医疗服务效用，使专家门诊的作用最大化，减少优质医疗资源的浪费；另一方面，通过宣传普通门诊转诊机制，引导患者

建立正确的门诊就诊理念，养成良好的就诊习惯，既可以提高普通门诊预约率，同时也可以为一些预约挂号"困难户"提供一条预约专家门诊的渠道。

（3）建立监督约束机制，保障医患权益

① 加强医方"爽约"监管。由于大部分三级医院的出诊医师不仅承担门诊工作，而且肩负教学和科研任务，停诊难以完全避免。面对医师的"爽约"行为，患者只能被动接受，而医疗机构对患者这方面的权益保障较弱，特别是外地患者，时常发生患者在来医院的路上才收到停诊信息，既影响了治疗，又增加了患者的就医成本，因此应加强医疗机构预约诊疗制度的监管。医疗机构要加强出诊管理，无故不得随意停诊，降低门诊出诊医师的停诊率。对于确有原因需要停诊的，应设定审批制度，限定日期提前提请审核，审核同意后方可停诊，停诊医师应在一定时间内安排补诊，以消化已预约患者。医疗机构确认停诊信息后应第一时间发布停诊信息，通知已预约患者调整就诊计划，并尽可能妥善安排其就医或给予一定的预约挂号便利。对于因突发事件临时停诊的，医疗机构应安排同一专业相同或更高级别的医师予以接诊，为患者提供同质服务，以保障患者就医需求，将患者损失降到最小。

② 建立患方就医征信体系。患者"爽约"处理是预约挂号制度的重要内容，据文献报道国内预约挂号爽约率在5%～34%之间，造成了医疗资源的浪费，并影响了医院门诊的安排。目前，建立预约黑名单是医院处理"爽约"行为的主要措施，然而由于无法实现医疗机构间的交流互通，黑名单制度降低"爽约"率的效果并不明显。就医征信体系类似于黑名单制度，针对患者就医违约行为建立征信档案。对爽约患者特征进行分析，从而对其进行分型，针对不同分型患者给予不同的预约优先等级，征信高的给予较高的优先预约权限，征信低的降低其预约权限。就医征信体系的建设，一方面有利于患者自我管理"爽约"行为，降低爽约率和向"号贩子"买号的行为；另一方面，通过就医征信体系建设，可以加快推进先诊疗后付费模式，降低患者逃费、漏费现象，从而大幅减少患者的排队次数，降低非医疗在院候诊时间，提升患者就医体验。

（4）探索基于"互联网＋"、云计算和大数据的预约挂号制度

预检分诊是门诊就诊的首要环节，一方面预检分诊可以对传染性疾病进行有效筛查，另一方面预检分诊可以对患者疾病救治方向作一个大致的判断，告知患者疾病大致属于哪个范畴，并初步判断患者疾病的轻重缓急，给患者推荐合适的医师，对患者进行适当的分流，避免患者盲目迷信专家，盲目就医。在预约挂号制度中，由于难以实现有效的人机对话，缺乏预检分诊环节，选择权完全或绝大部分在

患者手中，而患者选择合适医师的能力较为有限，仅能凭借专家教授的宣传介绍和主观感受进行选择。出于自身健康考量，患者有选择高级别医师的动机，从而导致患者就医方向偏离或"小病"找"大医师"看的情况时有发生，部分患者存在盲目就医行为，导致少部分知名专家号源被"热炒"，一号难求，"号贩子"猖獗。

"互联网＋"是大趋势，随着计算机技术、信息化水平的提高和医疗大数据的积累，人工智能建立线上预检分诊已初见端倪。此外，随着云计算和大数据的应用，通过深入挖掘、分析预约挂号制度实施效果的数据，医院的出诊安排将会更加合理，智能化的候诊提醒功能将最大限度地降低患者的"爽约"行为，精准的就医安排将最大限度地降低患者在医院候诊的时间，从而提高预约挂号制度的效率，并实现最大可能的公平和成本优化。开展相关研究，如对不同优先级患者的号源分配策略、提高专家门诊等优质资源的使用率、考虑患者爽约的情况下使预约挂号制度的收益最大化、以最小化患者等待时间与最小化医护人员空闲时间为综合目标的排队策略等。实行实时支付和黑名单管理以降低爽约率，对于非急诊患者，将预约挂号制度与医疗保险制度挂钩，实行严格的预约制度，非预约患者只能自费就诊，作为国家就医模式的推进手段，使预约挂号具有一定的强制性。

（二）预约检查

预约检查主要是针对病情不紧急，且当天安排不过来的患者或者等待时间较长的检查项目进行现场或线上预约。经过调查分析可知，B超、CT和MRI等检查项目等待时间最长，而且常常出现当天无法安排的情况，因此，需要进行预约。预约可根据患者实际情况和医院预约情况进行安排，可通过自助机自助预约，预约后给患者打印一张流水号，并注明预约检查科室和时间。患者如约到来时，可直接插入该时间队列，从而减少排队等待时间。医院也可成立集中检查预约中心，患者可通过该中心实现多个检查统一预约。检查报告单可通过自助机打印和查询，同时还可通过微信公众号等方式查询检查结果。

（三）线上自助缴费

探索实现医保账户线上操作，减少排队压力。线上操作能有效地降低窗口排队人数和次数，极大地缓解"三长一短"中排队长的问题。目前线上操作技术已经普遍应用于生活的方方面面，如在线支付业务，然而出于数据安全的考虑，医保账户尚不能实现线上操作。尽管通过增加自助服务可以适当降低窗口服务压力，减少窗口排队人数和次数，但其本质是转移窗口排队人次，变相地增加了收费窗口，而并未改变需要排队等候结算的事实。当自助服务普及后，将势必造成新的排队等候时间长的问题。因此只有真正实现医保账户线上操作，才是彻底解决窗口排队问题的关键。

医院提供自助结算和诊间结算及移动终端结算等结算方式，实现病区间多样化结算方式。利用大数据来识别患者身份等，做到线上、线下均可完成结算，结算方式可采用支付宝和微信、银行卡及现金等途径完成。用户可以通过社保 IC 卡、银行卡的绑定来实现自助缴费。若诊疗过程涉及非社保付费的情况，则通过绑定的银行卡来支付相应的款项。同时，如果用户拥有第三方支付（如支付宝等）账号，可选择使用互联网或移动终端访问自助服务平台缴费，用户确认本次医疗费用的金额后，通过第三方支付系统提供的接口，直接将费用从自己的账户转到医院的第三方支付账户中。推荐将就诊卡和医保卡合二为一成"一卡通"，患者在被叫号系统叫到号后进入诊间，医师接诊自动扣挂号费，诊间医师开出诊疗单或者处方通过卡上扣费后可直接到相应科室诊疗或者药房取药，患者可持"一卡通"卡到结算中心充值退费和打印发票。

(四) 药事服务

提供便利的药物配送、用药咨询等服务。落实慢性病长期处方的有关要求，减少老年患者往返医院的次数。积极推行中药饮片代煎、药物配送、用药咨询等服务，方便老年人就近配备慢性病常用药物。推行门诊智慧药房建设，推动处方系统与药房配送系统对接，通过刷卡患者可在西药房取药，在中药房可实现无纸化抓药等，减少患者取药等候时间。同时，医院可与邮政等快递公司签约，为患者提供送药服务。

(五) 开通线上诊疗服务

在保障医疗质量的前提下，发展"互联网＋医疗健康"，依托实体医疗机构在网上开展常见病与慢性病复诊、康复指导、健康咨询、用药咨询及配药服务等，加快推广远程心电、病理、影像诊断的应用，不断优化互联网医疗服务平台的界面设计和服务功能，简化网上办理流程，提供语音引导、人工咨询等服务，让老百姓在电脑前接受优质的医疗服务。

(六) 分时段就诊

门诊就诊有多个高峰且高峰时段和低谷时段人流量差距大。一般情况下，一年12 个月中会有多个高峰。相比较而言 6～8 月是一年中患者较集中的月份，而其他月份则相对较少，尤其 2 月份是每年的患者量最少的时候。其次是每天的患者流量分布不均，1 周中周一为门诊高峰日，患者的门诊量最大。其中患者流量的分布随着季节和气候而变化，冬季患者到医院就诊主要集中在上午，而夏天由于天气炎热，有很大一部分患者会选择下午到医院就诊，其余时间每天的就诊高峰一个是早上 8:00~10:00，一个是下午 2:00 左右。下午 4:00 之后医院的人流量急剧减少。造成这一现象的原因可能是患者为了避免拥挤、看不上病，往往早早去医院排队，或者想早点结束就诊所以很早来到医院排队等候。一方面医院通过这些规律来合理安排人力、物力和财力，以应对患者集中的情况，逐渐缓解看病难、看病烦的问题。另一方面，基于门诊精细化管理开展分时段就诊，在患者预约挂号时即分配一个看诊的时间段，通过手机或现场屏幕实时观看候诊人数，旨在就诊当天按预约时间到达医院就诊，大大减少了患者在医院的无效等候时间，提高患者就诊效率及就医体验，充分利用门诊优质医疗资源。分时段就诊还可避免人群集聚，严格实行一人一诊，做到严格保护就诊人群的个人隐私。

（七）增加医疗信息自助服务终端和系统

医疗信息自助服务系统是专门针对医院量身定制的软、硬件一体化的医疗自助服务平台，它是将网络、移动终端、自助终端整合在一起，为患者提供诊前、诊中、诊后一条龙医疗自助服务的系统，能够实现自助导医、自助挂号、自助候诊、自助打印、自助查询、自助缴费等功能，可以提高医疗质量和效率，有效避免医疗信息重复采集、患者长时间排队等候等问题。系统采用患者自己操作的方式，一方面可以充分尊重患者的意愿，增强私密性，提供优质的"距离式"服务，有效地提高服务品质；另一方面也有效地把医院工作人员从附加值低的机械劳动中解放出来，提高作业效率，改善医患关系。

根据门诊实际情况、门诊布局、患者就医习惯等来合理布局自助服务机，以方便患者挂号、缴费、查询等。此外，借助"互联网+"来推广手机 app 和公众号，患者可通过 app 和公众号进行挂号、缴费及查询检查报告等。同时还可通过公众号和 app 来查询疾病相关知识及健康宣教知识、疾病预防知识等。

设立自助机志愿者岗位，引导患者使用自助机完成自助挂号、收费、充值等功能，缩短就诊排队时间，为患者提供服务，通过陪伴、引导等方式满足患者精神层面的非医疗类需求。加强自助设备的定期保养，这对保障自助体系的稳定运行、风险防范、服务提升起着关键性作用。完善自助设备保养维护操作细则，强化责任意识，开展定期与不定期设备维护保养完成情况的监督检查，结合实践中遇到的问题，提升设备故障应急处理能力，强化网络支付环节的信息安全防范，确保对应保障措施的有效运作。落实财务部、信息部与设备部等的多方联合，一切围绕最终目

标 "努力为患者提供优质高效的服务" 而开展。

三、强化医学人文关怀，提供有温度的服务

医学人文关怀体现在对患者的关心、爱护和尊重。患者到医院就诊，不仅是为了寻医问药，更需要的是心理安慰和有温度的服务。门诊诊疗中的人文关怀越来越受到大家的重视。沟通是医学人文关怀的一部分，是改善医疗服务的重要手段之一。以关爱和友善的态度，建立相互信任的医患关系。实践证明，良好的医患沟通可以消除医患之间的误会，了解患者的需求，有的放矢地改善医疗服务中的缺陷。同时，在沟通中患者可以感到医院在努力持续完善医疗服务的不足，对于尚存的问题会给予谅解和包容。

（一）做好患者及家属的宣传

介绍就诊指南、门诊特色、专家特长、挂号后就诊前须知、如何与医师有效交流、门诊服务新举措、防病治病科普知识、健康生活方式、如何自我管理、安全用药小常识等。宣传形式包括宣传展板、宣传折页、广播、各种诊疗单上的提示、手机提示、门诊宣传报、病友课堂等。

（二）从患者的视角出发改善服务流程

应从患者的视角，切实感受门诊服务流程是否合理，特别是流程各环节是否能有序衔接。首先依托信息化手段优化流程，"让信息跑在患者的前面"。例如，患者登录医院公众号，在微信上预约挂号；患者取号后，手机推送就诊等候信息；患者到分诊台报到后，信息进入诊室外 2 次分诊屏，显示当前就诊和即将就诊的患者。再如，开展大型检查自助预约或集中预约服务，将检查时间段的选择权交给患者。其次，主动引导患者有序完成就诊过程。在门诊服务中心工作的基础上，医院补充门诊导诊人员，主动为患者介绍就诊流程，解答就诊中的疑惑。诊疗中每一环节的工作人员有责任主动告诉患者下一步就诊的地点、时间、注意事项等，确保诊疗服务的连贯性。

（三）重视并切实做好患者知情告知工作

组织培训，提高认识，以患者为中心，换位思考。一方面，加强医务人员有关患者知情告知制度及医患交流技能的培训，包括尊重患者合法权益、保护患者隐私、邀请患者及其家属参与诊疗方案的制订、尊重患者的选择、对治疗效果的可能性进行分析和预估等。特别是舆情中反馈的重点科室和重点人员，应分析具体问题，切实履行诊疗规范和岗位职责，及时化解医患之间暂时性、不必要的误解。另

一方面，注重实际操作及沟通效果，提高医患沟通质量，让患者安静、明白地完成就诊过程。要求医务人员首先认真倾听患者描述病情，引导患者提供对诊断有帮助的重要病史，仔细阅读患者提供的病历或影像资料，了解患者就诊目的。在此基础上对疾病做出初步判断。向患者详细讲解、分析病情，说明下一步检验、检查的目的，征求患者的意见，选用药物治疗或手术治疗，说明每种治疗方案的利与弊，医患协商，客观评估。同时告知患者下一步诊疗流程，检验检查时间、地点和注意事项，预约复诊时间，如何观察病情，病情变化随即就诊等。医患交流中，医务人员应保持冷静、客观、情绪稳定，切忌简单、主观、冷淡、情绪烦躁。多为患者着想，态度和蔼，语言亲切，放慢语速语调，交流平和，最终医患双方达成共识。为此，医院可开展"诊后多聊5分钟"的活动，增加医患之间的交流时间。医务人员在提供专业服务的同时，为患者答疑解惑，提供健康生活方式指导、合理用药指导等，让患者明白就医，放心就医。

(四) 提供便民服务措施

①为患者提供地图、针线、剪刀等便民用具；②为患者免费提供冷热饮用水；③为行动不便的患者提供推车或轮椅；④为需要的外地患者提供邮寄检查报告服务；⑤为需要的老年患者提供老视镜；⑥为患者提供免费行李代管服务；⑦为盲人提供免费全程就诊陪护服务；⑧为患者提供免费健康教育宣传资料；⑨为患者提供急需的清凉油等防暑降温用品；⑩为患者提供伞具租借服务；⑪为书写困难的患者代填病历封面等；⑫为走散患者提供寻呼服务；⑬为患者提供失物招领服务；⑭为患者提供复印服务；⑮免费测量体重、血压。

(五) 门诊优先服务措施

为特殊患者在挂号、就诊、收费、取药、检验检查等环节提供优先服务，主要对象为70岁以上老人、残疾军人、社区转诊患者、门诊急危重患者等。具体可采取以下措施：①对优先对象进行标识，以便医务人员识别。②在挂号、收费、取药处分别设优先窗口。③护士台根据优先标识或相关证件，按优先规则安排优先对象进入由本院主治及以上级别医师接诊的诊间候诊。④多位优先对象连续到达护士台时，护士台根据规则间隔安排。⑤优先对象实施各项辅助检查时，可凭优先标识或相关证件优先安排检查；但需做检查前各项常规准备的，仍按规定流程进行，以确保检查有效。

(六) 增加门诊志愿者

增加门诊志愿者，进一步做好沟通、解释、指引、协助等工作：①解释就诊流程，维持就诊秩序；②在自助服务机处，为患者讲解自助服务机的使用方法，协助患者进行签到、充值、缴费、预约挂号和检查等服务；③在就诊卡办理处，协助患者办理就诊卡；④在自助打印化验报告单领取处，协助患者打印化验报告单；⑤对不熟悉路线的患者，为其指引路线。

（七）邀请患者参与诊疗过程的评价

在咨询处、挂号室、分诊台、诊室、检查治疗室、药房、收费处等不同环节，接收患者诊后评价。及时了解患者就诊感受和就诊需求，发现门诊医疗服务的缺陷环节，以便有针对性地改进。

第三节　出入院服务

入院管理中心作为连接门诊医疗服务和住院医疗服务的桥梁，其服务效率直接影响着患者住院治疗的意愿和倾向，也影响着医院住院患者的流失情况和住院满意度，同时也与医院整体运营、资源配置、资源合理利用息息相关。国内多家医院在设立一站式住院服务中心之后，实现了"四个减少"和"四个提高"：减少患者办理住院的来回往返环节、出入院办理时间、候床天数、床位闲置和出入院办理的高峰人流量，提高了患者的就医体验、医院优质资源的利用效率、运行效率、有效计划出院率，有效缩短了患者的平均住院日并节约了工作人力成本。自入院管理中心在中国现代医院管理中逐步发展并成熟化运行，全国多家医院都在探索并在精细化管理上迈出了全新的一步。

一、出入院服务的概念

入院管理由来已久，医疗机构只要存在住院部，就有入院流程，有入院流程，就需要对流程进行管理和控制。随着国内各公立医院在提升患者服务体验、强化运营管理等方面的探索不断深入，入院管理开始逐步走向规范化和专业化，但入院管理中心的概念却是近几年才逐步诞生的。首先要明确的是，入院管理中心既是一个负责患者入院前各项前期准备工作、实施院前检查治疗的统筹管理机构，也是一个为患者在入院前提供各项服务的服务性机构。"住院一站式服务"是在传统出入院服务的基础上，将住院服务向"入院前"和"出院后"进行双向延伸，包括检查预约、床位调配、信息登记、评估处置、知情告知、入院检查、健康指导、结算付费、随访转介等功能，为患者提供全过程、集约化医疗服务。换言之，以患者为中心提供集约化服务，对住院患者在主要临床诊疗服务之外的其他医疗和非医疗服务进行整合。医疗机构应当不断优化出入院流程，鼓励有条件的医疗机构建立入院综合服务中心或窗口，统一办理住院所需的信息登记、住院缴费、住院前检查检验预约等各类事项。在病区或住院部提供出院费用结算、出院小结打印等"一站式"服务，让患者办理出入院更便捷。

住院一站式服务形式在国内外相关名称尚不统一，有些地区称为院前检查服务中心、院前准备中心、住院服务中心、出入院服务中心、预入院中心、预住院中心等。尽管叫法不一，但其目的均是不断优化重组入院、住院、出院的服务流程，为出入院患者提供高效、快捷、统一的服务。入院管理中心作为一个既面向患者又面向科室的节点机构，为了有效地衔接患者与入住科室的关键流程点，必须建立简洁、稳定、便捷的信息系统。医院的入院管理系统一般为自主开发，主要具备的功能是信息登记、预约管理，实现与住院医师工作站之间的无缝对接，同时，所有工作数据便捷调取可随时为决策层提供翔实的管理数据。

二、出入院服务的发展历程

床位资源在医院管理中是非常宝贵的医疗资源，为了提高资源使用的合理性，美国的入院管理非常注重细节和院前疾病管理，对患者的入院前评估非常详细，并制订非常严格的限制指标，通过与全科医师和家庭医师保持高度联系从而了解患者的具体病情，严谨对待患者的住院需求。德国与美国的住院流程较为相似，一般得先找社区医师，然后由社区医师转到医院，再由医院根据医院资源和患者具体情况决定安排是否住院，常规情况下不能直接去医院，除非急诊。由于德国社区医师都基本是医学博士，都具备丰富的临床经验，而且对患者个人长期以来的病情比较了解，这种模式非常有利于节约大型医院的资源。在日本，则必须先在门诊就医，待医师开出相关证明后，才能携带相关资料进行登记，这与我国住院流程有相似之处。

由于国外一般不会出现国内"一床难求"的状况，常规入院流程是预约→登记信息→指定医生→按时入住，但院前服务则多种多样。国外部分医院除了常规的入院管理流程，还会作相关的病情评估和入院评估，并针对性地制订护理计划和疼痛管理计划等，同时高度关注保护患者隐私。有的医院还高度关注患者的特殊需求，如美国 Emory 大学医院除一般的入院流程外，还提供翻译服务、疼痛管理咨询、牧师服务、社会服务、患者公关服务等。国外的入院管理流程简单，一般不存在专门进行统筹运营的入院管理机构，但其更侧重院前的病情评估和床位资源的合理利用，同时高度关注患者的病情和服务体验，这对改善我国入院管理和优化入院流程能起到一定的借鉴作用。

我国医疗资源不足，随着社会经济的发展，在人们对医疗保健需求不断增大的背景下，优质医疗资源的供给与民众需求之间的矛盾更加突出。在国内诸多大型综合医院中，医院按照门诊诊疗与住院治疗两大类服务进行业务与区域设置，门诊诊疗与住院治疗既相互联系又相互独立，患者在门诊就诊时由门诊坐诊医师负责，当患者需要从门诊就诊后转到住院治疗时，出入院的计划与安排转为由具体的临床科室负责，医院通常未提供中间服务环节，患者需要依靠自身的主动性来实现这一过程。医院的服务窗口通常按照内部的职能部门分工进行区域规划，导致患者需要围绕以医院设置的单一部门、功能窗口为中心来回往返。按照既往流程，在门诊、急诊就诊后需要住院的患者，通常要围绕在门诊、急诊、临床科室、不同职能部门服务窗口等不同地点，经过登记、咨询、办理相关手续等环节，流程动线复杂，耗时长，患者满意度低。由于没有专门机构为患者讲解如何办理入院手续，致使绝大部分患者需自己去适应医院繁琐的入院流程，延长了办理手续的时间，相应地引发了患者焦躁的情绪，导致了患者的不满。每天大量前往科室登记、咨询的患者在病房护士站聚集，环境嘈杂，潜在安全隐患突出，各个病区的医护人员每天需要大量时间办理出入院手续，影响到医疗工作正常开展。如外科病区由于早晨需应对患者出入院手续，难以准时开始手术；内科病区因需完成繁琐的出入院管理工作导致下医嘱的时间偏晚，影响药房的按时发药及患者的及时治疗。同时，在医疗资源供需矛盾突出的前提下，各临床科室分别独立在处理计划入院排程的过程中，医院、患者与科室之间存在诸多信息盲区，诸如门急诊与转科转院的多种住院需求、具体等待时间、等待人数、入院收治规则等方面的信息均不透明，使得医院、科室在学科规划、资源配置、资源匹配管理、资源效率等方面存在沟通与决策障碍，使患者对医院、科室的满意程度受到严重影响，也影响了医院的运行效率。随着我国医疗体制改革不断向纵深推进，各医疗单位越来越关注患者的就医体验和医院的运营管理，在入院管理方面相应的研究也逐年增多，主要有入院流程优化、床位资源管理、"一站式住院服务中心"等三大类医院整体运营管理模式。

三、出入院服务的开展模式

入院管理就是对入院流程各个节点进行设计、控制、实施，对患者在住院前产生的一系列活动和需求的服务并协调安排工作，是医院运营管理中接触患者人数最多的管理活动之一。其服务模式主要为一站式入院前服务、集约化管理和全程服务、分散式与集约化共同发展。

(一) 一站式入院前服务

建立"院前检查服务中心"，在门诊开展生命体征测量、知情告知、化验采血、心电图检查等入院前服务，可以确保所有检查项目短期内完成，并负责检查报告的汇总与递送。通过住院一站式服务确保患者短期内完成检查、检查完成后短期内收治入院、收入院后短期内完成手术或开始治疗，有效缩短了入院后等待手术时间和平均住院时间，部分降低患者医疗及非医疗费用。医院也可成立"住院服务中心"，通过推进电子化预约登记，整合入院服务流程，提供入院登记、财务付费、入院基本检查等服务，如上海交通大学医学院附属仁济医院。

(二) 集约化管理和全程服务

立足医院层面，充分协调各类资源，把服务范围从入院前服务扩展到入院和出院相关服务，探索一体化、集约化住院一站式服务，即成立"集约化出入院服务中心"。"集约化"理念应用于改进医院服务，其出发点是以患者为中心，以提高医院医疗服务对患者的价值贡献。医院集约化管理中最关键的是强调满足患者需求、转变管理职能。基于智慧医疗的理念，通过虚拟入院系统、智能预约平台、床位统筹调配、物流管理业务一元化药品配送、医保实时结算、移动电子支付等信息化手段，构建一站式住院服务新模式，为患者提供涵盖入院登记、床位调配、检查检验、费用结算、出院随访等诸多环节的便民服务。通过住院一站式集约化管理，规范了出入院宣教、术前检查等诊疗流程，减少了人力资源配置，有效地提高了床位使用率、降低了平均住院时间和术前等待时间及改善了患者住院体验等。

(三) 分散式与集约化共同发展

结合医院内场地受限等实际情况，采用分散式与集约式管理相结合的模式，聚焦于处置医嘱，入院后完善术前检查，并结合加速康复外科理念，通过多部门合作、多环节优化来提高床位周转率和患者满意度。

四、出入院服务流程

以"减少各科室非专业工作量""降低患者手续办理时间"两条原则为指引方针，对入院管理模式进行了改革。

(1) 入院服务流程　患者通过医院一站式服务预约和办理入院手续，通过 app 和微信等功能查询办理进度。患者入院前接到中心通知，并由中心护士进行入院宣教。次日患者空腹直接至出入院服务中心，办理入院手续后，信息系统中预存的各项检查医嘱自动激活，由护士负责审核、执行医嘱，并一站式完成入院登记、评估、宣教、检查（包括进行各类血标本采集、做心电图，安排 X 线片、B 超、CT、MRI 等检查）等相关工作后将患者转送至病房。

（2）出院随访流程 患者出院当天凭病房护士发放的出院结账预约凭条至中心办理出院手续。中心护士根据患者的具体病情针对性讲解出院注意事项、随访时间等，并可协助患者进行门诊预约、报告查询、病史复印等。针对行动不便的患者，中心备有轮椅或平车，护士可协助联系运送人员帮助患者顺利离院。

（3）评估反馈流程 本着"以患者为中心"的原则，定期进行自查自纠讨论，中心人员积极发表意见，讨论集约化服务的优缺点，并积极改善。

五、出入院服务的工作内容

筹建"入院服务中心"，统一调配全院床位资源，优化住院服务流程，整合住院服务窗口功能，实施入院预约登记、咨询、入院排程、签床管理、缴费办理、医保登记审核、常规检查等一体化服务。建立了以患者为中心，整合医院资源为基础的服务模式，节约了患者在医院多点往返的时间，提升了患者的满意度。

（一）入院服务

1. 入院服务中心的设置和服务流程

成立入院服务中心，实现一站式服务。整合原来的"入院登记、入院缴费、院前检查、住院医保审核及证件复印"四类职能。①住院预约窗口，实现全院床位预约一站式服务。②院前检查窗口，实现院前检查一站式服务。③入院办理窗口，实现当日入院一站式办理。④自助取号区域，患者拿着医师开具的住院证，扫描条形码在取号机上取出住院预约、入院办理或院前检查 3 个类别的号条，按照序号到相应窗口办理，同时与排队叫号系统结合，实现急诊入院、日间入院优先办理。安装排队叫号系统，实现舒适候诊有序办理。搭建入院管理信息系统平台，整合入院登记系统、入院收费系统、院前检查系统、医保审核系统等入院信息系统和住院床位预约系统、病区护士工作站，三方互联互通，实现全流程信息化管理。随着流程和信息系统的不断完善，整个流程中仅排队 1 次，带给患者一种全新的便捷体验。

2. 集中职能部门，开展预住院服务

入院服务中心在没有空床无法立即收治患者的情况下，对需要住院治疗且病情相对稳定的患者通过收住虚拟床的形式办理预住院手续，提供预住院服务，提前完成正式住院所需检验检查，评估确需住院后再根据床位情况安排正式入院。入院服务中心将原来分散在各处的缴费窗口、检查预约窗口、静脉采血处、心电图检查室及办理正式住院手续窗口等集中一处，设置缴费处、医嘱处理窗口、检查预约处、静脉采血处、心电图检查室等，对预住院患者实行统一管理，优化预住院管理流程，患者享受"一站式"服务，提高了预住院患者的就医体验，提升了医院的服务质量。

具体工作内容如下：①预住院患者进入入院服务中心即有专职引导员进行流程引导，采用电子取号机取号排队，分为 A/B 两种号，A 为传统住院或预住院转正式住院号，B 为预住院号，将预住院患者与正式住院患者分开在不同窗口办理，减少患者排队时间。②预住院患者持预住院通知书、身份证及医保卡到入院服务中心的缴费窗口办理预住院手续及缴费。③缴费后预住院患者可到医嘱处理窗口由护士进行医嘱的校对审核及处理，由工作人员在信息系统预约各项检验检查项目，并按照检查时间顺序打印指引单，指引单上备注详细的检查地点、注意事项及大概的检查时间。同时，护士再次口头告知上述内容，确保患者清楚明了，患者只需要根据指引单上的提示，在相应的时间做相应的检查。也可构建智能化检查预约平台，开放全号源精准检查预约，对入院患者进行统一检查预约管理。患者在自助终端一次预约多项检查，按照入院要求与检查项目的注意事项，自动集成最优检查方案，入院服务中心根据患者病情及需求个性化安排检查先后顺序，预约成功后，推送预约信息。④预住院期间，集中安排患者完成所有院前检查。由于静脉采血和心电图检查是术前及住院的常规检查，可配备有体重计、血压计、网络心电图机、心电监护仪等仪器设备，为预住院患者专门设立静脉采血处和心电图检查室，与普通门诊患者分开。督促医疗组动态关注、评估检查结果，并优先保证确需住院的患者入院。同时，与各科室紧密配合，不断调整预住院待床患者库病种结构，提高疑难复杂病症及三四级手术患者待床比例，及时电话追踪未按期办理预住院手续的患者和待床未入院患者，为患者提供床位、病情咨询及待床期间自我管理指导、疾病宣教等，促进精细化管理。⑤医师可在住院信息系统上查看预住院患者的检验检查结果，判断患者是否符合正式住院条件。病区有床位即通知符合住院条件的预住院患者前往入院服务中心办理正式住院手续，并由入院服务中心专人护送患者至病区，在预住院期间的相关检验检查项目可由医保报销，不符合正式住院条件的预住院患者则转入门诊结算。入院服务中心可为患者提供在线医保咨询和审批等服务。

3. 床位管理

出入院管理是医院业务流程中的一个重要组成部分，以床位资源为基础的出入院流程优化可提高整体诊疗水平、改善服务流程、优化就医环境，有效解决患者住院难的问题，缩短患者平均住院日并减少住院费用，从而提高患者满意度。

（1）床位管理的概念 床位管理是以病床功能为对象的管理，是医疗卫生单位的基础设施，也是医疗统筹管理的核心资源，其管理质量是衡量医疗机构医疗服务水平的重要因素。目前我国医疗机构中床位多由各临床科室自主管理，受床位使用率、周转率、平均住院日、各科室医护人员配比、设备、学科人才等因素的影响，制约了医院和科室的发展，易导致患者看病难、住院难等问题的出现。医院"一站式"入院服务中心实施医院床位统筹管理，系统统一调配床位，打破以往科室之间的床位壁垒，通过将医院病床由原来的临床各科室自行管理改为医院住院中心统一调配，优化患者住院流程，集中预约、通知，完善入院前准备后方可入院，提高床位使用率。

（2）床位管理的目的 为了充分利用医院现有卫生资源，提高医院整体运行效率，在"一站式"入院服务模式的基础上，建立床位统筹管理系统，将医院现有的病床资源进行最大化利用，突破医院床位管理的瓶颈，实现"住院通知有人管，患者住院有人带，闲置床位有人调，出院患者有人理"，缓解患者住院难的问题，杜绝不同科室间"一床难求"和"病床空置"的现象。通过床位统筹管理减少病房医护人员非医疗服务工作量，提升工作效率和医疗服务质量，明显缩短患者的入院等待时间，提高患者满意度，从而提高医院整体运行效率、经济效益。

（3）床位管理的原则

① 对全院床位进行集中管理，打破科室壁垒，实行统一调配。遵守原则为各科床位相对固定、根据就诊患者情况进行动态调配；秉持"效率优先、安全至上"的原则，对空床进行跨科收治，使医院有限、宝贵的床位资源得以充分利用，各个环节之间无缝隙衔接，充分利用时间、资源。

② 提高病种辨析能力，明确收住优先级别。危急重症患者优先收治，转科、双向转诊患者较普通门诊优先安排，一般患者依序入院，择期患者按需求安排。为急危重症患者及时入院提供保障，使得优质医疗资源真正用于疑难重症患者，从根本上打通双向转诊通道，积极推进"小病在社区，大病进医院"的分级医疗政策。同时，提高疑难复杂病症收治比例，根据各科室特点及各医疗组研究方向，制定并动态调整收治规则。

③ 入院配合手术日。入院服务中心严格掌握患者月经期、抗凝剂使用情况、近期身体状况等，对于外科手术、介入、穿刺等患者，原则上按照医疗组手术日安排入院。

（4）床位统筹管理的实施 开发床位预约信息系统，实现一站式预约。由医院信息中心、医务部、入院管理中心等多个部门共同协作，开发住院预约和管理信息系统，作为全院床位资源管理的载体，覆盖入院全流程，包括电子住院证管理、床位预约管理、床位管理（自动报床）、床位安排、住院办理等功能，使入院流程各相关模块信息系统互联互通。将临床科室、亚专业、医疗组、床位资源、各种需求的候床患者、床位排程管理、入院流程等均纳入系统管理，以医院集中统一的、信息化的手段，替代原有的临床科室自由分散的、人工的床位资源管理模式。

① 电子住院证管理。医院采用电子住院证，舍弃纸质住院证。按照患者病情危急程度将住院证分为 4 种，主要为急诊住院证、院前检查住院证、日间手术/治疗住院证、普通住院证。针对不同类型的住院证在床位预约管理系统中进行床位预约时，排序顺序有所不同。优先安排持有急诊住院证的患者、各临床科室有转科需求的住院患者、有双向转诊服务需求的患者。普通住院证患者依序安排入院。

② 床位预约管理。设置备注功能，基础信息主要包括患者个人信息、病历、检查报告、院前检查完成情况、患者病情评估、住院证类别等，医师还可以备注患者手术安排时间等信息。系统后台根据以上的信息，自动匹配将患者进行排序。系统自动提前 1 天以电话、短信的形式向患者发送信息，信息包括患者信息、报到时间、注意事项（是否需要空腹等信息，便于患者术前常规检查）。

③ 住院办理。患者收到入院通知后，次日携带身份证件和电子住院证到医院院前服务中心进行报到，住院中心医护人员对患者身体状况再次进行健康评估，监测生命体征，符合入院条件或手术者，医护人员对其进行入院宣教并予以办理入院，即到医院住院结算中心办理入院手续并进行缴费，凭住院证及相关手续前往科室指定病房登记入院。

④ 床位安排。所有患者优先在本专科为其安排入院，在床位住满的情况下，院前服务中心遵循专科相近、楼层相近、不跨楼的原则将患者床位安排在其他科室。急危重症患者、"三无"患者不予跨科安排。儿科、急诊科、产科等科室不安排跨科收治的患者。制定"住院分级分类"规则和"借床制度"，实现合理收治全院床位统筹管理，使得收治更合理。一是改变原来未有效区分各类患者的现状，对住院患者类别进行严格分类，使用"住院证建立类别"＋"取号机判断队列"模式，由信息系统根据临床科室床位使用情况和住院证上"入院类别"，自动判断办理类别（住院预约、入院办理、院前检查）和优先收治顺序（分级入院），实现入院分级分类管理；二是改变各科室床位各自管理、部分科室床位资源紧缺、部分科室空床的现象，新管理系统对全院床位资源实现全时段信息化管控，通过"借床制度"合理定义规则和制定计算方法，允许临床科室超过本科室核定床位向医院统筹

借床收治患者，提升全院床位使用率，缓解床位资源紧张。

⑤ 床位管理。信息系统设置床位管理模块，实时更新床位状态信息包括病区、科室、床号、床位类型（急诊、普通、日间）、是否空床。全院床位资源全时段信息化管控、实时智能监测，今日出院、明日出院、转科、换床信息通过差异性色块显示，实现床位动态调配。根据预先设立的收住优先等级，专科床位与待床患者信息自动进行匹配，特级患者红色预警，急诊患者绿色警示，双向转诊患者特殊标记，普通患者按病情轻重缓急及登记的先后顺序排列，实现患者的合理收治，促进医疗资源纵向流动。

（二）出院服务

1. 推行出院计划，提前释放床位资源

推进计划出院管理，即当天下午 4:00 以前完成第二天及以后的出院决策，并在 HIS 系统中做标识，不允许修改，提前释放床位资源，使得预约入院排程可以根据出院时间进行精准预约，减少床位的临时闲置，缓解住院难的问题。

2. 开通医保线上审核与结算

由医保部门与信息中心联合开发设计医保业务线上审核系统，实现医保审核结算与医疗行为同步，实现床旁结算，如病区医师今天开具"明日出院"医嘱，出院结算处自动办好患者结算手续，并将相关材料装订后连同医保卡由入院服务中心专人送回相应病区交给护士，护士再交给出院患者。

3. 出院健康宣教与用药咨询

为住院患者提供健康宣教知识与用药咨询等，以"微电影"形式滚动播放或提供健康宣教链接。

4. 检查报告追踪与资料打印

为出院患者提供各类报告和资料打印服务，为有需要的患者提供邮寄服务。出院患者的检查检验报告，特别是病理报告，由出入院服务中心统一跟进并通知患者，避免部分患者因等待报告而延迟出院等情况。

5. 出院转诊

与区域内其他医疗机构联系协调，帮助已度过急性期的患者转介至康复机构或二级医院，促进分级诊疗，优化资源配置。

六、出入院服务的优化

① 开发专用的床位预约手机 app、自助机办理业务，增加自助设备，使得患者

在无床时可一站式便捷预约，可通过手机 app、自助机等方式自助办理入院预约服务。

② 建立候床时间公示制度，并能自助查询候床等待时间，减少患者等待期间的焦虑，从而提升患者的候床忠诚度。

③ 借助银医系统升级、手机 app 应用和支付宝、微信等支付方式的开通，加快推进自助机、网络等多形式的自助入院办理和自助缴纳住院预交金等功能的实现，还可通过支付宝生活号、医院微信公众号及自助机缴纳住院预缴金、查询住院日费用清单、预缴金剩余情况及医疗电子票据等。在院期间，如遇预缴款不足时，也可随时在移动端实现缴费。实现患者院前、院中、院后全周期管理，使患者全程享受便捷、移动服务。

④ 扩充平台功能。患者不但可以在平台上办理以往必须在窗口办理的事项，更可以获得以前不太容易事先清楚了解又十分想了解的资讯，如入院前准备须知、出院流程、检查须知、用血手续办理、ICU 须知、康复指南、就医导航、活动讯息、门诊排班、专家简介、科室风采等，让医院的服务更及时、更全面，加强了同患者的实时联系，无缝衔接，解决了信息传递迟滞的问题，增进医患间的密切配合与理解。

第四节　日间手术

随着我国医疗技术水平的不断提升，医疗服务模式也在逐步发生变革，突出表现为住院诊疗模式逐渐向非住院诊疗模式转变，日间手术正是这一转变的突出代表。随着医疗水平的提升和麻醉技术的发展，以及医疗服务、需求观念的转变，日间手术在开展规模、涉及的手术术式以及理论实践研究等方面都有了很大进展。日间手术模式通过对手术患者的住院流程再造，既能缩短住院患者的平均住院日，又能提高医院床位的使用效率和加速周转率，降低患者住院期间的总费用，减少国家的医疗保险支付费用，合理有效利用医疗资源。日间手术模式一定程度满足了人民群众享受快速、便捷的医疗服务的期望。

一、日间手术的概念

"日间手术"意译自英文"day surgery"或"ambulatory surgery"。在 2003 年 9 月 27 日的法国巴黎会议上，由 9 个欧洲国家和中国香港地区代表组成的国际日间手术协会将日间手术推荐定义为：患者入院、手术和出院在 1 个工作日中完成的手术，不包括在医师诊所开展的手术或医院的门诊手术。而对于患者术后需要在医院过夜观察的模式，则建议称为"延期恢复模式"。我国自2001年引入日间手术的概念，2012年由卫生部卫生发展研究中心、国内部分卫生行政主管部门、研究机构和最早开展日间手术的部分医院成立了中国日间手术合作联盟（China Ambulatory Surgery Alliance，CASA）。CASA对日间手术的定义是指患者在1天（24小时）内入、出院完成的手术或操作。但是有两点说明，即①日间手术是对患者有计划进行的手术和操作，不含门诊手术；②关于日间手术住院延期患者，指特殊病例由于病情需要延期住院的患者，住院最长时间不超过48小时。

在国外，日间手术的内涵既包括手术也包括化疗、透析，甚至还包括一些有创性的操作等。我国则将日间化疗、日间透析连同日间手术等统称为日间医疗，日间手术仅仅包括外科手术和介入手术。未来我国日间手术将会是以微创手术和介入手术为主，这也是我国与国外日间手术不同之处。日间手术模式实质是通过改变管理和优化流程，使过去需要患者住院几天的择期手术或侵入性操作在1天内完成的手术管理模式。在国内大部分医院，如四川大学华西医院、中南大学湘雅医院、浙江大学附属第二医院等都是将日间手术时限定在24小时内。四川大学华西医院对日间手术的定义是有计划、可择期在24小时内完成入出院的手术或操作。2018年四川大学华西医院在医疗质量安全充分保证的前提下开始尝试将过去需要住院1天的日间手术缩短为当天住院、当天手术、当天出院，称之为"日归手术"（same day surgery）。国外定义日间手术住院的时间是1个工作日，结合我国的国情定义为24小时，完成入院、手术和出院。

日间手术多为创伤小、安全性高的术种，与传统外科治疗将围手术期管理置于住院模式之下不同，日间手术的患者在术后10小时左右即可出院。2020年11月7日团体标准《日间手术中心设施建设标准》（T/CAME 21—2020）（以下简称《标准》）正式发布日间手术不是门诊手术，也不是住院择期手术。《标准》参照了中国日间手术合作联盟在第三届全国日间手术会议上的共识，定义日间手术是"有计划，可择期在24小时内完成出入院的手术或操作"。

日间手术的优势显而易见。对患者来说，在保证手术效果的同时，日间手术相比于普通择期手术，有效减少患者医疗费用、缩短住院时间，降低患者经济及时间成本。对医院来说，住院时间的缩短带来床位周转率和资源利用率的提高，医院经济收益和社会效益随之提高。对社会来说，有效缓解"看病难，看病贵"，保障患者就医的及时性和可及性，符合社会发展趋势及现代医院管理方向。

二、日间手术的发展历程

日间手术起源于 20 世纪初的欧洲，概念早期是由 James Nicoll 医师在 1909 年提出，20 世纪 80 年代受到欧美国家的关注并逐渐发展起来，也被称为 "no-waiting surgery"，意为当天住院，当天手术，当天出院。要实现这个目标，非急诊手术的患者需要在手术前完成术前检查，然后按照预约好的手术时间进行手术，术后以 ERAS 康复理念进行快速康复。这种管理模式使得术前等待时间大大缩短，医疗团队的工作效率大大提升。

随着医药卫生体制改革的深入推进、医疗管理体系建设的逐步完善、医疗技术水平的提高，日间手术在被引进国内以后，受到了不断关注和有效发展。浙江大学医学院附属邵逸夫医院是国内最早引入日间手术和日间病房的医院，后期陆续有成都、上海、北京、武汉和南京等地的多家医院开展了试点工作。我国日间手术虽起步较晚，但香港、武汉、上海、成都、北京等地的日间手术亦发展迅速。随着 2012 年 3 月中国日间手术合作联盟的成立，2013 年中国日间手术合作联盟加入国际日间手术学会（IAAS），2015 年国家卫生和计划生育委员会以正式文件的形式鼓励推进日间手术。日间手术的发展将成为医院建设的重点之一。2016 年，国家卫生和计划生育委员会、人力资源和社会保障部印发了《关于印发开展三级医院日间手术试点工作方案的通知》，2019 年国家卫生健康委、国家中医药管理局联合发布《关于启动 2019 年全国三级公立医院绩效考核有关工作的通知》，日间手术占择期手术比例指标纳入了三级公立医院绩效考核体系。日间手术的推行，一方面大大缩短了患者平均住院日，提高了医疗资源的利用率；另一方面减轻了患者的经济负担和时间成本，有效缓解了患者"看病难、看病贵"的情况，从而使得医患双方形成双赢局面。

我国日间手术的发展经历了三个阶段：

第一个阶段是 2001—2010 年，为政策空白期。其间部分医院开展日间诊疗服务，但是由于国家没有进行相对应的政策扶持，日间手术在医院的推行受到阻碍。

第二个阶段是 2011—2014 年，为政策探索期。我国首次提出要创新服务模式，开展日间手术并将日间手术纳入医保支付范畴。各地政府积极顺应日间手术发展，出台相关激励政策。另外，在 2012 年成立了 CASA（中国日间手术合作联盟），2013 年中国作为国际日间手术学会成员国，首次提出创新服务模式，开展日间手术。

第三阶段是 2015 年至今，处于政策推动期。国家首次在政策层面支持，全面进行推动，各类推动日间手术中心的文件如雨后春笋，且多部门联动发文。其中，

79%的政策是针对积极推进日间手术的相关医保支付和质量控制等配套要求，21%的政策是改善医疗服务和丰富日间医疗服务内涵。

三、日间手术开展步骤

设定日间手术病种，即相关科室的该病种所有手术需在日间住院完成。同时，为了提高医疗服务质量，需基于 PDCA 原则，分为三个步骤进行，即筛选病种、上报病种及反馈意见。具体开展步骤如下：

① 筛选病种。应选择技术成熟、风险较小的病种进行开展，同时在患者选择方面严格把握，充分评估病情并遵循治疗规范、治疗计划的原则下，参照国家或当地医疗保障局、卫生健康委员会已纳入医保或推荐的日间手术病种或日间住院手术排名靠前相重叠的部分病种作为医院首批日间试点病种，如子宫内膜息肉、宫颈息肉、子宫黏膜下平滑肌瘤、取除骨折内固定装置、乳房良性肿瘤、乳腺良性肿瘤、慢性阑尾炎等。结合各科日间手术目标值、科室自身发展情况和医保日间病种推荐目录上报 2~5 个病种。医务部严格审核上报病种，内容主要包括是否有完善且成熟的临床路径，要求各科室制订出该病种术前、术后的 SOP 护理方案、宣教内容、准入制度和应急预案，然后将日间病种目录交予日间手术中心进行审核。

② 上报病种。科室将涉及病种上报至日间手术中心，日间手术中心与科室进行详细沟通。沟通内容包括：设备是否齐全、是否需要集中安排手术日、制订术后护理 SOP 方案、测算该病种全部来日间是否会超负荷运转等。最终将确定通过的病种上报至医务部备案，审核日间手术病种并完善临床路径。

③ 反馈意见。医务部定期对相关病种的实施情况进行考核，至少每个月一次，采用 PDCA 法对试点病种进行质量管理，找出现状与目标之间的差距，不断完善和改进，制定出新的可行性标准方案。

四、日间手术开展模式

门诊日间手术可采用集中管理、分散管理或集中管理与分散管理并存的模式。

(一) 统一收治，集中管理

医院日间手术现为集中式管理，由预约管理中心、随访中心、日间手术室和日间病房组成，拥有独立的日间手术信息系统及专业的日间护理团队。日间中心作为公共平台向全院外科开放，通过医患互选后排队入院，在日间手术室完成手术，术后由专业护理团队安排日常事宜，入住日间病房，各专科医师进行术前和术后访视，麻醉医师进行专科门诊访视。

(二) 统一收治，分散管理

结合医院的现状及某些科室的特点，可实行集中收治为主、分散管理为辅的模式。此种模式下，大部分日间手术可在日间手术中心集中收治进行，但某些科室（如眼科）开展的手术，虽满足日间手术的条件，但日间中心却无法满足手术所需的专用设备，这种情况可在科室单独留出日间手术病床用于收治日间手术患者并进行管理，实现医院整体床位资源的利用及日间手术流程再造。

五、日间手术中心的工作内容

实施院前查、院中治、术后访"三段式"手术管理，日间手术中心的工作内容包括患者预约排程、住院护理、随访工作三大部分。患者术前准备、检查检验、手术预约排程、患者宣教等工作在院前完成，完成后入院，强化手术室、日间病房沟通与交接，加强术后指导，24 小时内即出院，出院后进行延伸康复随访和护理指导。在整个过程中融入加速康复外科理念，保证围手术期安全。

(一) 院前管理——预约排程

门诊医师收集患者基本信息，排除任何可能妨碍手术按时进行的健康问题。筛选患者后开具入院证和相关术前检查，预约护士即开始介入工作，指引患者完成术前检查、麻醉评估，初审检查结果，对患者进行个性化术前健康教育。整个过程中，对于患者的动态变化及时与手术医师沟通，并进行预约手术排程，交代手术注意事项，确保患者顺利接受手术。

(二) 院内管理——住院护理治疗

日间手术院内阶段包括从办理入院到完成手术至出院，通常不超过 24 小时。

1. 入院后再评估

入院时护士需要再次核对患者检查检验结果、当日是否有特殊体征（如血压 /血糖升高、发热、呼吸道感染、服用特殊药物），确保患者按照临床路径收入。

2. 术前准备

合理安排护理人员接收日间手术患者，手术室旁设置等候室，分别于手术前24 小时、1 小时反复确认登记手术，做好入院宣教和心理护理，如在等候区使用音乐、电视或杂志分散患者注意力，可以缓解术前焦虑和减少术中麻醉需求。建立静脉通道，完成术前用药，引导患者入手术室，进行术后并发症防护与宣教。根据ERAS 理念，对全麻手术患者禁食禁饮执行情况（术前 8 小时禁食固体食物、6 小时禁食牛奶、2 小时禁食清流质）进行评估。同时，根据手术排程顺序，指导患者术前 2 小时之前饮清流质，量控制在 4～6mL/kg，对于患儿可术前 4 小时母乳喂养，从而减少术前长期禁饮导致的身体应激反应。责任护士应当与患者建立良好的护患关系，减少患者对手术的负性心理状态。

3. 术后早期康复

全麻手术患者术后清醒若无恶心、呕吐等不适，可在严密观察下试饮水，术后 2 小时开始少量多次进水，术后 4 小时进食流质饮食，术后 6 小时可进食半流质；局麻患者术后返回病房即可进食。术后早期康复还包括早期下床活动，术后根据患者情况指导其进行循序渐进的活动，先进行床上翻身、抬腿等活动，若无不适再进行床旁站立、房间内行走等，确保术后当天下床活动 1～2 小时，叮嘱患者第二日返回家中活动 4～6 小时。

4. 并发症观察与管理

日间手术病房护士应当具备良好的外科专科相关知识，及时观察患者病情变化，全面评估生命体征、各种管道、伤口、尿量、疼痛等情况，及时掌握疾病变化并预见性地进行护理，做到早发现、早处理，确保安全出院。

① 日间手术术后短暂观察与恢复、手术记录、观察室运送等均与住院患者一致，并严格符合 24 小时出院标准：意识清晰；切口无渗血；呼吸、循环功能正常稳定；排尿功能正常；肢体活动与肌力恢复正常；恢复活动，无恶心呕吐、眩晕症状。当患者的出院评估发现不具备 24 小时内出院条件，但 48 小时内能够出院的患者，可以继续留住日间病房，安排延期出院，超过 48 小时则应及时按医疗绿色通道转专科住院治疗。

② 术后护理不当，如引流管滑脱、扭曲、发生碰撞是手术室护理风险的不良诱因；严格制订康复计划、训练指引、紧急事件处理程序、复诊预约证明等，术后 24 小时电话随访、答疑解惑、实施专业康复指导。

③ 对未出院发生肢端肿胀、伤口出血与疼痛等并发症的患者，立即予以延迟出院与并发症管理，已出院患者立即安排提前复诊，确保安全强化术后访视。

（三）院后管理——随访

日间手术患者出院后仍需要在家进行康复，护理随访需要按计划推进。应固定日间手术术后患者随访医护者，维持有效协作和支持；着眼规章制度规范化制定，利于日间手术后续随访管理完善；重视日间手术中心护理人员间沟通，强化访视沟通信心，必要时开设独立绿色通道。加强患者对医院—社区—亲友信息资源的学习，缓解多项事件忧虑，提升患者自身管理依从性，促进访视进展与尽早痊愈。

根据患者病种和手术情况，医护共同制订随访计划：出院后 1 个月内常规完成 3～5 次随访，常规随访在患者术后 2 天、3 天、7 天、14 天、30 天进行，在病情变化等特殊情况下增加随访频次。随访方式有电话随访、社区访视、微信随访等形式。随访内容包括常见手术后并发症（疼痛、恶心呕吐、发热、伤口感染、出血等），以及专科手术后并发症（如腹腔镜胆囊切除术后需要观察皮肤、巩膜黄染情况）。随访是双向的，若患者有任何不适亦可通过 24 小时随访电话进行咨询。随访人员应当及时了解患者病情变化、伤口护理情况、服药情况、术后活动情况、饮食情况、并发症发生情况，提供康复指导。基于《卫生计生委　中医药局关于印发进一步改善医疗服务行动计划（2018—2020 年）的通知》精神，日间手术中心可与医联体内的医院形成双向合作模式，随访过程中，中心医院指导下级医院进行出院后的社区治疗，同时为日间手术患者提供多维度随访后续服务，促进优质医疗资源的纵向流通，实现"社区与医院互联互通，手术在医院，康复在社区"的运营模式。

六、日间手术的工作优化

国内学者调研结果显示，日间手术取消主要原因分为 4 大类：患者疾病进展、患者及家属临时拒绝、术前准备不足、意外。手术取消不仅降低日间手术各个环节医护人员的工作效率，也造成床位利用率下降，相关手术物品的浪费，大大降低日间手术工作人员的积极性。除此之外，患者经历了身体上的禁食、禁饮、灌肠等术前准备，以及精神上的就诊奔波、术前紧张与焦虑。在双重压力下容易引起患者的不满和误解，甚至导致医疗纠纷。国外学者总结的影响日间手术患者满意度最密切的因素为良好的术后疼痛控制、无术后恶心与呕吐、良好的术前与术后教育、手术可及性、手术时间短、优美的就医环境与医护人员良好的态度、患者隐私保护、良好的术后随访。在医药卫生体制改革新形势下，开展日间手术是大势所趋，在保证医疗安全的前提下，需要多措并举，增加日间手术量，同时优化服务流程，提高服务效率，控制医疗费用，减少不必要的手术取消，切实改善患者的就医感受，发挥医院的公益性。

（一）增加日间手术量

① 将各科室"日间手术占择期手术的比例"作为科室的绩效考核指标。在保证医疗质量安全的前提下，在科室日间手术开展历史情况的基础上，结合科室病种情况及其他相关影响因素，充分与科室进行沟通并合理确定目标值作为 KPI 指标，

与科室、医疗组绩效挂钩，切实提高日间手术占择期手术的比例。

② 从绩效角度，给日间手术以政策倾斜。医院外科科室目前实行的是 RBRVS 与 DRG 相结合的绩效考核方案，在确定每个手术点值时，要综合考虑各项手术的疑难程度、风险程度、手术耗时、人力资源投入等相关因素，确定各项手术点值。在此基础上，对应的日间手术点值再乘以 1.5 倍，也就是医务人员做同样的手术，在日间手术的绩效是非日间手术的 1.5 倍，以此提高医务人员开展日间手术的积极性。

③ 多渠道宣传日间手术。推进日间手术，除了调动各临床医师的积极性，还应消除患者对日间相关医疗知识缺乏了解的情况，对患者关心的日间手术问题进行多渠道宣传。首先，要大力推广日间医疗公众号，现有的日间医疗公众号文案内容有限且内容略显乏味，后期建议医院各临床科室医师及护士进行投稿，内容不局限于患者就医感受、病种讨论、术后护理等。其次，要制作日间手术中心科普 PPT，在门诊楼和住院楼大屏幕滚动播放，后期应在各病区门诊放置宣传图。最后，要建议联动社区，给社区居民做讲座、做义诊、发放宣传手册。

④ 将日间手术的开展情况定期公开，并作为手术医师评先评优的一个考核指标。

⑤ "医疗保险费"由政府负担是提升日间手术效用的重要因素，我国住院医疗保险支付比例普遍高于门诊，成为限制日间手术发展的因素，日间手术覆盖病种较少是又一待改善的问题。

（二）减少日间手术取消

1. 加强术前筛查，前移入院服务

由于日间手术具有严格的准入制度，术前筛查是日间手术的重点环节，也是评估患者心理、生理状态的关键。评估时常因语言沟通障碍、文化程度差异，导致患者答非所问，易忽略患者的心理问题，甚至对既往病史含糊不清。因此，对所有预约患者登记时，要核对与既往病例信息是否一致；建议所有预约年长的患者须有子女陪同；对所有预约手术的患者进行血压筛查，血压高于 160/90 mmHg 者建议于心脏内科就诊，必要时按时服药，连续观察一周，血压控制正常后再预约手术；对于初评异常的患者，增加麻醉医师和手术医师双向评估；对既往史较多、慢性病严重的患者建议外科住院手术；同时，在预约手术时要向患者强调术前 3 日要注意饮食清淡、戒烟限酒，术前一日尽量不进行室外工作，注意防寒保暖。全面、细致的评估，不仅能掌握其动态的病情变化，还能有效地进行针对性的健康宣教。日间服务入院前移可以及时对患者焦虑、紧张情绪以及血糖、血压管理等影响正常入院的

因素进行干预，保证患者轻松平稳度过术前等待期及降低手术爽约率。

2. 加强医护沟通，提高合作度

通过与专科医师沟通，制订手术预约单，所有患者在专科就诊后，手术医师开具预约单，患者凭预约单至日间手术管理中心预约手术。护士需在手术前与手术医师进行沟通，了解手术方式和需要准备的器械。通过与手术医师进行沟通，护士可了解患者手术中需要注意的重点，提供的手术部位影像学资料是否符合要求，帮助患者高效完成术前准备工作。同时，通过与麻醉医师进行沟通，护士可了解患者麻醉方面的注意事项，针对患者的既往病史，进行心理安慰和精神鼓励，增强其治疗疾病的信心。

3. 加强术前宣教

提高依从性的术前宣教是手术成功不可或缺的部分，而预约手术是患者进入手术的第一站，大多数患者会产生紧张、焦虑心理，因此，需要改变健康宣教的方式，充分了解患者需求，在预约时提前告知患者手术费用及办理异地就医的注意事项，帮助患者顺利进行术前准备。在患者候诊区滚动播放日间手术的注意事项，并给予纸质的健康宣教单，让患者充分掌握术前健康宣教的注意事项；同时，在对患者进行健康宣教后让其复述一遍，对于年纪较大、理解能力差的患者，通过电话向其子女再详细地讲解注意事项，加深患者及家属的理解和实施。深入细致地讲解相关病情的治疗方法和注意事项，让患者能够放松心情，积极配合，有效地提高患者术前准备的依从性。

4. 加强风险评估

建立小组负责制，明确工作职责，相互提醒监督，将术前准备、术前评估、入院评估三个关键环节作为改进重点，由麻醉医师、麻醉护士进行专人负责监督、检查和指导。当患者进入手术间后，下一台手术的患者进入术前准备，缩短了连台手术的周转时间，节省了医师的手术时间，进一步保障手术安全。同时，要定期对仪器设备进行检修维护，对突发情况制订应急预案，加强医护人员风险预案的培训，以增强医护人员对临床实际问题的预测及处理能力，使得手术顺利进行。

（三）加强反馈

日间手术在院时间短，出院后随访服务质量水平直接影响着患者接受日间手术模式的意愿。因此，日间医疗服务的满意度评价应全面覆盖入院→住院→出院完整流程，及时发现日间医疗服务存在的问题，为后续的持续质量改进提供较为全面的基线数据，不断提升日间手术患者的就医体验。

七、我国日间手术的发展展望

(一) 规范流程

日间手术宜采用临床路径进行规范化管理，每个术式和术中均须经过严格筛选并建立独立完整的临床路径，包括严格的患者准入和医师准入标准、住院前健康教育、通识教育、术前检查、麻醉评估等。整个围手术期的管理、出院后的随访观察等均可做到标准化。通过统一的临床路径规范化管理日间手术流程，从而保证日间手术的质量和安全，达到同质化管理。

(二) 客观评价

日间手术的评价一直被业内人士和政府行政管理部门所关注。日间手术的评价应该是客观和多元化的，涵盖结构-过程-结果的多项评价指标，如效率指标（床位周转次数、当日手术取消率、手术室使用率等）、质量安全指标（并发症发生率、延迟出院率、再手术率、出院后 30 天非计划再住院率、全身麻醉患者术前完成麻醉评估率、术后随访完成率、跌倒坠床发生率等）、手术难易指标（三四级手术占比等）、投入产出指标（日间手术床位数、床护比、日间手术量及占比、床日收益等）、患者体验指标（平均住院费用、患者满意度、手术平均等待时间、术后工作生活恢复时间等）。每个指标均可量化，总体能反映医院日间手术开展的情况。随着研究的深入和要求的提高，将有国家层面统一的、针对不同级别医院的客观评价体系和标准。

(三) 信息化管理

随着信息化的迅猛发展，近几年医疗领域大数据、人工智能也得到快速发展，日间手术的信息化管理也不例外。日间手术的各个环节涵盖大量的信息，如入院前评估、术前教育、手术预约排程、术后评估、随访观察等，通过信息化完善各项管理任务势在必行。今后日间手术将会实现全流程的信息化管理：术前通过智能化检查和评估减少患者往返医院次数，智能化的预约排程提高手术室的使用效率，人工智能语音随访提高随访效率。通过再学习及早发现术后的并发症并进行及时处理，进一步保障日间手术患者术后的安全。

(四) 开设日间手术预约随访专科门诊

日间手术患者院前和院后涉及的健康指导、检查准备和结果审核等内容，是影响手术效果和康复的重要环节，而且具有一定专业性。在以后的工作中，可以考虑培养专业的护理人才，开辟适应医疗发展、满足患者需求的护理门诊，以保健随访工作的形式进行，以专科护士为主导，在法律规范的领域内独立完成护理诊断、治疗，并开具护理处方，完善相应的工作，做到对日间手术患者全程管理。

第五节 绿色通道服务

一、急危重症患者绿色通道服务

门诊集诊疗于一体，范围广、跨度大，涉及科室多，患者的病情复杂，候诊候检排队时间长，在诊疗过程中，突发病情变化时有发生。如何对急危重症患者实施及时有效的救治，最大程度提高门诊急危重症患者的成功抢救率，确保门诊医疗安全，是医院及门诊管理者需研究的课题，因此需要建立完善的门诊急危重症患者抢救绿色通道体系，形成一套科学规范的门诊急救应对策略。

医院门诊是医院的服务窗口，其服务质量直接关系到医院的社会形象。在大量的门诊患者中，经常会发生部分就诊患者在候诊及就诊过程中出现病情突然加重的情况，需要立即进行救治，而门诊生命绿色通道的畅通能给患者提供优质的、安全的服务，使患者得到及时的救治，故医院不仅仅需要提供技术过硬的医护人员、先进的设备，还需要有先进的管理水平和不断优化的服务流程。危急重症患者绿色通道服务流程如下。

（一）完善抢救制度、预案

完善门诊抢救工作管理制度，规范抢救车管理制度，明确门诊急危重症患者"首接"负责制，建立急危重症患者优先处置预案及各诊疗区不同疾病个性化抢救预案、流程，均张贴上墙，并定期培训考核，人人知晓。制订"门诊高峰期工作预案"，实行弹性排班，医护人员均安排加强班和机动班，在患者就诊的高峰时段，随时补充人力资源或提前上班，尽量缩短患者候诊时间；分诊护士随时观察患者病情变化，对老、弱、病残及危重患者给予优先就诊；改善服务态度，优化就医环境，实行分科候诊，多做解释沟通，合理分流、疏导患者；保持环境整洁、安静、舒适、安全、美观。

（二）建立科学的抢救组织架构体系

建立绿色通道系统，由专人协调管理。建立由门诊部、急诊科、相关医技科室人员为核心的应急抢救小组，门诊部主任为组长，成员包括所涉科室主任或/和护士长、出诊医师、抢救站护士、门诊护士、导诊员、电梯工、护工、保安等。小组成员分工明确：抢救组长负责全面组织协调；医师、护士实施对患者的抢救；导诊员、护工负责平车、轮椅等运送设备及时到位，待病情稳定后护送至相关科室；保安维持现场秩序、疏散围观人员；电梯工人负责电梯停靠最近位置等候，保证紧急状况下运送通道的畅通；抢救站护士负责提供、整理、补充抢救药品用物，补写抢救记录等。各专科门诊分诊台护士负责巡视，一旦发现需要绿色通道救助的患者，视情况进行相应的处置；如候诊时患者病情加重，医师立即为该患者诊治、优先检查，病情危重的患者必须给予就地抢救，同时，立即电话通知急诊科并报告门诊办公室，共同完成对患者的施救。病情允许时，直接开通急诊绿色通道送急诊抢救室抢救。

（三）建立常态化培训机制

组织相关医护人员进行培训学习，做到人人熟练掌握就诊流程、绿色通道流程及具体操作方法；同时，加强门诊护士的相关理论及操作的培训，并对基本操作技能进行考核，要求考核合格后方能上岗，并不定时抽查急救技能的掌握情况及相关的应急预案，从而加强门诊护士识别患者病情变化及应对突发情况的能力。做到急而有序、忙而不乱，可为患者抢救生命争取宝贵时间，也可及时为突发事件提供抢救。①培训对象。培训对象为行政人员、护士、挂号员、导诊员、保安、护工等门诊所有人员。其中重要技能及基本常识如徒手心肺复苏、抢救流程、抢救物品放置地点、核心成员电话等实行全员定期培训，专科知识及急救技能主要培训对象为门诊护士。②培训内容及方法。a. 知识讲座。每周邀请专科医师进行常见病、突发疾病的讲座，要求门诊全体人员轮番参加，挂号员每月至少培训 2 次、护士每月 1 次，每季度进行专业知识考核，不合格者进行补考至合格为止。b. 情境模拟训练。每月选择一个诊疗区作为急救场景，根据假定的"突发疾病"，选择性通知参加演练的人员进行现场情境模拟训练。演练只有组织者及医护人员知情，"急危患者"由工作人员扮演，在不影响正常诊疗秩序的前提下进行。每次演练结束后进行讨论、分析，总结经验、查找不足，持续改进。

（四）建立抢救物资供应体系

增加抢救药品和设备，完善基础设施。每层楼在急危重症高发区建立抢救工作站，各诊疗室根据专科特点配备必要的抢救药品及氧气袋。抢救站内配备抢救车、心脏按压板、氧气袋、负压吸引器、输液架、平车、电话等设施，所有物品"五定"管理。抢救车上物品按专科特点规范设置：基本药品、器材，如心三联、呼三联、开口器、简易呼吸囊、空针、插线板等；专科特殊药品、器材，如儿科配备安乃近滴鼻液、抽血室配备口服葡萄糖、耳鼻喉科配备止血纱球等、门诊手术室配备全麻手术设备等。站内护士负责抢救设备、物品的管理与维护，抢救车实行封条式管理，每周例行检查一次，护士长不定期抽查，检查结果纳入质控考核。所有抢救药品、物品实行近效期管理并建立失效单，内容包括药品名称、批号、数量、有效期，并在有效期最短的药品上做好标记，由专职人员提前1个月更换，清点核对后在抢救药品与器械登记本上记录、签名，再贴封条。在抢救室张贴抢救流程，抢救物品定点放置，定期检查急救药品和物品的完好备用状态，保证门急诊工作人员能够及时获取抢救药品及设备。

（五）优化抢救流程，规范转送路径

严格执行"首接"负责制，当患者病情危急时，发现者立即呼救，并根据病情实施必要救治，如采取适当的体位、徒手心肺复苏、观测生命体征、建立静脉通道、给氧、吸痰等，第一个应答抢救的人，立即通知抢救指挥小组，争取最大支持。抢救组长应答后迅速赶往抢救地点指挥抢救，并协同联系相关科室及人员到场。首先发现急危重症患者的工作人员，在医师到来之前不得离开现场，所有到场人员按照组织分工协作抢救。患者病情趋于平稳后由医师发出转送指令，护士和导诊员共同将患者转送到相关科室。转运前要通知相关科室做好接诊和抢救准备，认真评估患者在转运途中可能出现的问题，如病情随时突变需医师陪同。转运途中严密观察患者病情变化，保持静脉输液及氧气通畅，注意患者安全，防止坠床及碰伤。到达接诊科室，应向接诊医护人员详尽交代患者病情及抢救经过，并进行物品、管道交接后方可离开。

（六）完善配套设施的建设

门诊部大厅设置有门诊患者就诊流程、各楼层科室分布图、滚动LED显示器等，让初次就诊的患者能快速掌握就诊流程和科室分布，以减少盲目走动。并且，在每个科室单元都有醒目标识指引患者就医，让患者一目了然，方便患者诊治。在医院洗手间，除有最基本的温馨提示如"地滑，请小心"及水龙头的使用方法外，人性化设置了紧急情况按钮，方便发生意外或出现病情变化的患者呼救，让患者在第一时间得到有效的救治。

（七）保障患者权益，畅通患者投诉渠道

妥善处理各类投诉举报，建立健全投诉处理信息反馈机制，将患者反映的问题集中，将带有普遍性的问题作为整改重点，不断改进医疗工作。绿色通道流程经过优化，使得就诊流程简化、就诊时间缩短，患者无需来回跑，也能在一定程度上降

低意外事件发生。候诊中病情变化严重者可以进入绿色通道得到最快处理，这为患者安全提供了保障。

二、肿瘤患者的绿色通道服务

面对肿瘤发病率的不断上升，迫切需要改善肿瘤患者的就诊流程，将初次就诊的疑似肿瘤患者纳入绿色通道的范围，使患者早诊断、早治疗。建立由外科、肿瘤科、超声科、影像科、病理科组成的多学科团队，建立门诊肿瘤患者的全程管理模式的绿色通道，从而改善了门诊肿瘤患者的就诊流程，缩短诊断时间，使患者能及时治疗。

(一) 绿色通道的步骤及要求

患者通过挂号的方式就诊，由专科医师判断是否进入绿色通道。患者可以通过两种渠道挂号就诊：①网络预约挂号就诊；②由专科护士现场筛查患者的检查报告，如果检查报告符合疑似肿瘤的标准或已确诊为肿瘤，提供现场挂号就诊。专科护士通过定期电话随访追踪、健康宣教协助患者完成诊断前检查及诊断后就诊。

(二) 全程管理模式绿色通道的建立

由外科、肿瘤科、超声科、影像科、病理科等共同建立专科肿瘤门诊绿色通道，由专科护士全程协助患者完成就诊绿色通道的所有检查项目直至入院。

(三) 全程管理模式绿色通道的实施

专科医师为患者填写专科肿瘤全程管理病历，由专科护士采集绿色通道患者基本信息，并在患者的检查导诊单上加盖具有"绿色通道"字样的红章，引导患者预约各项检查。绿色通道检查项目有：彩超、MRI、CT、活检穿刺、病理会诊等。各个预约处的工作人员见到"绿色通道"字样予以优先预约。患者第一时间拿到病理诊断报告返回专科护士处，由专科护士引导患者到肿瘤内科、专科外科专家处就诊。

基于多学科团队全程管理模式建立的绿色通道，不仅使门诊肿瘤患者就诊更便捷、诊断更及时，还为患者从初诊到入院提供了一站式高质量、高体验服务。不仅改善了就诊流程也加强了工作关系，同时团队之间互相合作更加紧密，促进了临床信息的快速传递。

三、传染病患者的绿色通道服务

为保证传染病患者诊疗通畅，做到早发现、早报告、早隔离、早治疗，可建立传染病患者"绿色通道"。

（一）启动传染病防治应急预案

启动传染病防治应急预案，抽调技术精湛、经验丰富、责任心强的医师到传染病门诊。

（二）建立和完善工作流程

建立和完善特殊传染病患者从门诊挂号、预检分诊、专门诊室诊治到病例分流等就诊流程。门诊挂号处设立急诊挂号窗口，设置分诊台，专人负责填病历和登记信息，简化手续，及时分诊。设立传染病专门诊室，医院密切关注传染病患者的就诊情况，及时调整医疗力量，维持好诊疗秩序，最大限度地缩短传染病患者的候诊时间。

（三）建立传染病病房

为了保证治疗，防止交叉感染，制作、发放陪护卡，限制人员进入。对重症患者迅速送定点医院或病房救治；对不符合传染病留院观察和住院指征的患者，及时安排分流治疗。实行传染病门诊随访工作制度，对不符合传染病留院观察、住院指征，又不符合分诊到有关门诊科室的患者，统一制作"门诊随访指南卡"发给家属，落实门诊随访电话和值班医师。

四、药物临床试验受试者绿色通道服务

（一）优先叫号"绿色通道"

将"临床试验门诊"的受试者设为 VIP 优先队列，与 VIP 患者享受同样的等候优先服务。受试者在抽血室、B 超室、放射科等辅助科室签到取号后，所取号码被系统自动优先叫号。这样不仅可减少受试者排队候诊时间，有效降低受试者因此造成的脱落率，而且可避免研究者通过私人沟通的方式为受试者开辟"绿色通道"，减少常规排队等待检查患者的不满。

（二）项目用户管理

试验开展前，根据项目研究团队人员授权情况，将项目名称（通常为简称）和参加该试验的研究医师名单告知信息科，由信息科对研究者进行用户授权。被授权的研究医师用自己的工号和密码登录医师工作站，即可在医师工作站选择进入"临床试验门诊"，在其中看到已被授权的临床试验项目相对应的电子病历模板、检验检查套餐和药品信息等维护内容。当受试者在"临床试验门诊"进行访视时，被授

权医师可为其书写电子病历、申请检验检查、查询检查结果等。

(三) 电子病历模板、检验检查医嘱管理

在临床试验开展前，项目组根据试验方案制订电子病历模板和检验检查医嘱包提交至信息科，由信息科在系统中生成相应内容。病历模板和检验检查包将按项目简称进行标记以示区分。被授权的研究者选择适用的模板书写电子病历和选择适用的检验检查进行申请。受试者点击确认操作后，便可前往抽血室、B超室、放射科等相应辅助科室进行抽血和检查。

五、异地就医患者绿色通道

外地患者异地就诊时，除支付正常的诊疗费用外还要支付来回路费和住宿费，所承担的经济压力和精神压力较大。因此，应在优化服务流程、缩短患者就诊时间的基础上，为外地患者提供更为优先的服务，开辟绿色通道，满足外地患者的需求。

(一) 扩大专家号源，挖掘服务潜能

大部分外地患者来院诊疗时，当地医院已作出初步诊断或疑似诊断，其就诊目的主要是得到确定性的诊疗。因此，我们应该科学配置与整合门诊内部资源，挖掘服务潜能，通过提高服务供给量来缓解"挂号难"的问题。如可采取增加专家出诊次数、严格控制专家停诊、执行专家停诊后补诊制度、弹性延长专家出诊时间等措施，以扩大专家号源，满足外地患者诊疗需求。有研究显示，外地患者由于就诊时间的不确定性和文化水平的差异性，比较倾向于现场挂号，因而在大力推广各种形式预约挂号的同时，也应预留一部分号源用于外地患者的现场挂号。针对来院复诊的患者，开设现场预约挂号和诊室预约挂号。

(二) 发挥导医作用，完善预检分诊功能

外地患者虽然都有相对明确的就诊意向，但到达医院后，还需要做进一步的检查，部分患者并不需要直接请专家诊疗。医院可在门诊开设"外地患者就医服务专席"，由资深医护人员提供专业导医服务，主动询问并帮助外地患者做好"加减法"。如患者各项检查完善、初步诊断明确，则推荐特色专家接诊，专家号源紧张时联系加号；对于辅助检查不完善的患者，引导其先到普通门诊开具检查单，安排优先检查后再指引到专家门诊，避免重复就诊，从而节省患者的医疗时间和等待时间。

(三) 开展"首问跟踪服务"

对由"外地患者就医服务专席"提供咨询服务的患者进行登记。对病情确实危

重的患者，努力协调医院其他科室，提供后续医疗过程的跟踪服务。

(四) 优先检查和入院

通过整合各项辅助检查预约信息系统，为外地患者提供一体化优先检查方案；为急需专家诊治的外地患者提供相对优先的接诊服务；为需要住院治疗的外地患者开辟入院"绿色通道"，避免患者多次往返，让外地患者"一次性"解决就医难题。

第六节　特需服务

1997 年，国家为了满足外宾的医疗需求，批准公立医院开设特需门诊。随着我国经济发展，民众生活水平和健康意识的提高，特需门诊逐渐受到对医疗技术有较高要求且经济条件较好的国内患者青睐。然而特需医疗这种通过多花钱享受更好医疗服务的方式，与公立医院的公平性、公益性相违背，受到质疑。然而普通门诊的开放性和患者数量的众多，使医师在治疗过程中往往不能完全顾及一些细微之处，如患者不便公开的隐疾、患者特殊的身份，或者患者不愿意耗费过长排队等待的时间等。2016 年 7 月，国家发展改革委、国家卫生计生委、人力资源社会保障部、财政部发布《关于印发推进医疗服务价格改革意见的通知》，明确公立医疗机构提供的特需服务及其他市场竞争比较充分、个性化需求比较强的医疗服务，实行市场调节价。严格控制特需服务规模，比例不超过全部医疗服务的 10%。

一、特需服务的概念

特需服务是医院在保证医疗基本需求的基础上，为满足群众的特殊医疗需求而开展的医疗服务活动，包括特需门诊、特需病房等形式，诸多医院的国际医疗服务大多属于特需服务范畴。

国际医疗部，是为满足社会部分特殊群体而设立的特殊病房，服务对象为外籍人士、具备特需医疗服务能力者。其中国际医疗部门诊是其接受诊疗的第一站，预检分诊工作的质量不仅影响患者就诊时机，还直接关系到医院的声誉。患者选择特需诊疗时影响因素的重要性排序为：专家技术水平、门诊医疗水平、排队时间长短、专家服务态度、专家口碑、门诊服务水平等。

二、特需门诊工作的特点

对社会发展和人的生存来说，每一种形式的变革都离不开人们的实际需求，这种特点明显地体现在服务行业。而医院和患者之间的关系，实际上也是一种服务的关系，医院随着患者需求的变化而提供相应的处理措施。特需门诊的患者要求高质量、高效率的特需服务以及高层次的健康保障服务，相较于传统门诊而言，特需门诊有自己的特点。

① 良好的就医环境。为患者提供的是随时随地的就医条件，包括减少排队等候的时间；干净整洁的卫生条件，安置更多舒适的座椅，独立的隔间；提供饮用水、纸杯，让患者感到舒适体贴，提供医学相关的书本杂志、影像等，能让患者或家属了解相关的知识。

② 专家看诊。医院安排经验丰富的专家保证就医的质量。

③ 全程专业护理人员陪护。无论是挂号、就诊、检查还是取药，都有专业的护理人员在旁陪护，并且给出合理的建议和必要的心理疏导。在进门时有护士或者医师主动上前询问和指引；患者挂号时，护士要积极沟通并准确分诊，满足患者要求；在患者看诊时陪护在身旁，准确地导诊和陪伴患者做检查；在细节上，安排导医引导治疗后的患者缴费；合理安排患者的各项检查，并及时关注检查结果，有需要的话提供邮寄检查结果的服务；患者需要复诊时，提供预约就诊，缩短患者候诊时间。

总的来说，特需门诊的优势主要是在于不仅提供了高质量的就医，而且满足了患者的心理需求，做到设施与服务的兼顾。相较于普通门诊，特需门诊的亮点就是在于及时地做到和患者的心理沟通，有效地疏导患者及家属的焦虑情绪，因为患者的心态对于疾病的治疗也起着重要的作用。

三、特需门诊的工作要内容和要求

（1）准确分诊　医院可以设置专业知识过硬、沟通能力强、责任心强的资深护理人员担任预检护士，需要充分考虑患者语言、文化背景、宗教信仰等方面的差异。同时定期组织护理人员，尤其是预检护士进行各类疾病知识的培训，设置规范的预检流程，制订无法准确预检的疾病处理方案。定期对预检护士进行沟通技能的培训，提高预检护士的沟通技巧，避免因沟通不畅导致分诊失误。

（2）优先检查　涉外医疗是特需医疗的一种，根据特需医疗服务需求的特点合理规划和建设医疗流程，规范涉外门诊接诊流程、急诊接诊流程、预约式就诊流程、门诊与入院衔接流程、门诊医技检查流程等。在门诊信息化建设方面开辟优先检查功能，从信息化叫号系统上给予涉外患者适当的优先权，顺畅就诊通道，提高工作效率。

（3）健康教育　特殊门诊可以通过设置疾病知识宣传栏、通过电视屏幕动态播放相关疾病知识、分诊后为患者发放相关疾病知识指导手册、设立专门的咨询服务台等，为患者提供健康教育服务。

（4）就诊后的康复指导　可以设置专门的就诊后康复指导服务台，由专业的护理人员根据患者的疾病情况、主治医师开具的治疗方案等，为患者提供药品的用量、用法、用药注意事项、药品储存方法、治疗期间的饮食、运动等指导，医院还可以通过开通专门的网络平台，为患者提供就诊后的康复指导服务。

（5）个人隐私保护　在门诊对女性患者进行各项妇科检查时，可安排女医师以及护理人员进行。建立完善的患者档案查阅机制，禁止泄漏患者的个人隐私及疾病情况。采用一对一的就诊服务，方便患者主述。

（6）快捷支付　绝大多数外籍患者都持有不同的国际医疗保险卡，在中国享有保险制度下的免费医疗，因此医院要建立完善的涉外患者保险记账缴费流程，为患者提供更快捷的支付流程，缩短等候时间。

第七节　门诊延伸服务

2016 年《"健康中国 2030"规划纲要》的颁布要求牢固树立"大卫生、大健康"的理念，坚持预防为主、防治结合的原则；将健康融入所有政策，全方位、全周期维护和保障人民健康。大健康、以健康为中心的理念已上升为国家战略。根据现行的《"健康中国 2030"规划纲要》在未来的健康管理发展中，我国的目标是"2030 年实现全人群、全生命周期的慢性病健康管理"，这也说明国家加大了健康管理的关注力度。三级综合医院应顺应国家的健康战略，在治病的同时，做好预防和后期维护工作，这也是健康管理中应该重点考虑的内容。

一、患者全病程管理

患者全病程管理中心是依托医院内科、外科、放射科、超声科、病理科等多个学科的专科优势，依托信息平台，依靠区域分级诊疗体系，利用大数据、人工智能、云平台等先进技术做支撑，通过医院互联互通、智慧化分诊系统实现智慧化全链条信息传递，解决患者就诊前、就诊后的服务缺失问题，为患者提供专业、精准、完善的诊前咨询服务和诊后病情跟踪随访服务，将服务延伸至患者就诊全流程，从而对患者实现全病程的持续性、规范化管理。

二、上门医疗

鼓励医疗机构通过医联体、互联网等手段，将服务延伸至老年或行动不便的患者家中。通过家庭病床、上门巡诊、家庭医师签约等方式，结合实际优先开展需求量大、医疗风险低、适宜居家操作实施的技术和服务项目。

三、区域化医疗

与县级医院开展合作办医，建立专科（专病）中心或者专科（专病）联盟。制订疾病诊疗目录，建立转诊信息平台，加快推广远程心电、病理、影像诊断等应用，实现区域检验、影像、心电、病理检查结果共享，做到基层检查、上级医院诊断。

第十二章

门诊服务质量改进

第一节　门诊服务质量管理概述

医院门诊作为整个医院形象的对外公众代表，门诊服务质量的优劣直接影响到公众对其的综合评价。如何进一步针对患者就医存在的问题改善门诊的服务质量，将门诊工作变得更加安全、便捷，为患者提供优质的服务体验，一直都是医院关注的重点。随着新时代下国民经济的飞速发展，社会文明程度不断提升，对患者就医感受的人性化需要对门诊医疗服务提出了更高的要求，建立基于改善患者就医体验的门诊服务管理体系，是从当前社会发展的实际情况出发，是贯彻以人为本理念的必然保障。

一、门诊服务质量的概念

（一）服务质量

服务质量即服务的品质，是以顾客的期望值为标准衡量的，指服务能够满足规定或潜在需求的特征的总和，是指服务工作能够满足被服务者需求的程度。瑞典著名服务市场营销学专家格鲁诺斯提出顾客感知服务质量模型。服务质量模型以全面质量管理理论为基本框架，以"服务质量差距模型"为基本理论，服务质量模型核心为：用户感知与期望的服务水平间的差别程度（又称为"感知-期望"模型），即顾客感知服务质量是顾客的服务期望与实际服务之间的比较。当实际评价高于事前期待时，会得到顾客"物超所值"的高度评价，并成为回头客。当实际评价与事前期待没有差距时，顾客会将此当作是普通的服务感受，不会留下太多的印象。当实际服务绩效小于服务期望时，则顾客感知服务质量不佳，会引起顾客的不满。这时，若处理得当，还有可能留住顾客；若处理不当，则永远会失去这名顾客。服务质量管理的主要目标就是追求最佳的顾客感知质量。用户的期望是开展优质服务的先决条件，超过用户的期望值就能提供优质服务。在服务行业中提出的一种新的服务质量评价体系，评价顾客感知服务质量主要有五个方面：可靠性、响应性、安全性、移情性和有形性。

（二）医疗服务质量

不同的组织和学者对医疗质量的定义有所不同。世界卫生组织将医疗质量定义为"卫生服务部门及其机构，利用一定的卫生资源向居民提供医疗卫生服务，以满足居民明确和隐蔽需要的能力的综合"。美国医疗机构资格认证联合委员会指出医疗质量是：在现今医学专业技术水平下，为患者提供医疗服务时，所能达到的尽可能使人满意的预期效果并减少患者不满意可能性的程度。美国医学研究所认为：医疗服务质量是利用已有的最新医学技术和知识，为个人和居民提供医疗服务，并达到理想医疗结果可能性的程度。国际联合委员会对医疗质量的定义是：面向社会提供与当前医学技术水平相匹配的医疗服务，所能改善健康与预防疾病的程度。美国医师学会对医疗服务质量的表述为：有益于改善和保持患者健康，给予患者及时的医疗服务，患者能够参与与其自身诊断、治疗相关的活动，医院提供的服务应具有人性化且关心患者的感受。朱士俊在《医院管理学：质量管理分册》（第 2 版）一书中，将医疗服务质量定义为"即医疗效果，医疗服务的优劣程度。"从狭义的医疗服务质量来讲，主要是看对疾病的诊断是否正确、快速、完整；对疾病的治疗是否有效，治疗是否彻底、及时；治疗疾病的疗程的长短以及有没有在治疗的过程中给患者造成危害、痛苦或者有交叉感染等。而广义的医疗服务质量，则体现在医疗工作的效率、医疗费用是否合理，患者对医院整体服务功能的满意程度。因此广义的医疗服务质量，不仅包含了医疗技术水平的质量，还强调了患者的满意度、医疗的经济效益、医疗的连续性和系统性等。由此，医疗服务质量的内涵体现了更为广泛的含义，不仅要求提供医疗技术，还要求具备人性化且关心患者。

综上所述，现代医疗服务质量概念不断延伸，医疗服务正从医方主导转变为患方主导，单纯医疗技术的提升不能满足患者对医疗服务的需求，医疗过程中的互动、氛围、情感成为重要环节，主要涉及医患双方人际关系的和谐程度，以及医院机构为患者和医务人员所营造的就诊环境。因此，医疗服务质量可以归纳为医疗服务满足患者需要的程度。医疗服务质量可分为基础质量、环节质量和终末质量 3 种维度。基础质量也称为结构质量，主要为人员、物资、制度、技术、时间 5 个基本要素。环节质量也叫过程质量，包含患者自入院至出院的所有阶段。终末质量即为医疗服务结果，不仅为症状的消除，而且是一种生理、心理和社会功能的全面改善。由此可见，对医疗服务质量的评价，已经从以往单一的医疗技术发展到综合的医疗服务质量评价，涵盖的内容更加宽泛、更加丰富。

（三）门诊服务质量

门诊服务是门诊患者在就诊过程当中最早、最频繁和最直接接触的就诊治疗环节，门诊医疗服务质量是医院医疗服务质量管理的重要组成部分，一所医院的门诊服务流程问题，不仅关系到广大患者对医院医疗服务质量的评价，也会影响到医疗质量本身。门诊的工作具有全局性，涉及医院科室的方方面面，门诊的医疗服务质量不但反映出临床科室的质量，也能反映出医技科室的质量和水平，对医院的整体医疗服务质量具有重要的影响。而长期以来很多医院常常把住院病房的医疗质量放在重要位置，关注病房的医疗服务质量考核和评价，忽视门诊的服务质量考核和评价，导致门诊的医疗服务质量管理相对比较薄弱。

二、门诊服务质量的影响因素

根据美国服务专家 Parasuraman 等提出的服务质量模型，将影响医院门诊服务质量的范畴归纳为：

（1）有形性　指患者可看见的硬件品质，包括门诊建设与环境、标识标牌、各种设施设备、医务人员的职业形象、后勤服务（如餐厅、超市、保洁、停车场等）。

（2）可靠性　指患者可看见的软件品质，即员工准确无误地完成所承诺的服务，如医疗技术水平、服务方式、服务流程、服务效率等。

（3）保证性　指患者看不见的内部品质，如服务愿景、服务理念、服务标准、服务规范、服务考核和奖惩、硬件设备的保养维护、服务人员友好的态度与胜任能力，它能增强患者对医院的服务质量的信心与安全感。

（4）响应性　指服务的时间品质。随时准备为患者提供快捷、有效的服务，如患者在就医过程中的等候检查、取药的时间等。

（5）移情性　服务的心理品质。真诚地关心患者，了解其实际需要，服务中积极、主动、热情和自我约束，使整个服务过程人性化。

三、门诊服务质量管理的内容

门诊服务质量管理包括门诊服务管理和投诉管理。包括预检分诊、挂号、候诊、就诊、收费、检查、取药、预约、投诉等各个环节服务人员的态度、解决问题的能力，以及环节的衔接、流程的便捷性、等候时间的长短、就诊环境等都属于服务质量的管理范畴。

门诊医疗质量的管理注重质量内涵，目的是提高门诊医疗质量，保障门诊医疗安全。提高患者的诊疗效果，具体体现如下。

（1）强化对医疗质量管理核心制度的执行情况

① 认真执行《首诊负责制度》，强调首诊医师、首诊科室的职责，工作中不推诿患者。

② 认真执行《门诊查对制度》，包括患者身份的核查、病史的核查、处方的核查、诊疗措施的核查等，避免因疏忽造成差错事故。

③ 认真执行《门诊预检、分诊制度》，预检、分诊时耐心听取患者主诉，归纳患者最主要、最急需解决的问题，将患者分诊到相应科室诊治。工作中不断学习、总结，努力提高预检、分诊的准确性。

④ 认真执行《门诊会诊制度》，当遇到疑难、危重、诊断不明、治疗效果不佳、有潜在医疗纠纷等的患者，及时提出科室间会诊，必要时可通过门诊部组织全院会诊。

⑤ 注重门诊病史的书写质量。要求门诊医师在日常工作中根据《门诊病史书写基本要求》，认真、细致、全面书写病史。

⑥ 注重门诊处方质量。要求门诊医师在日常工作中依据病情需要，合理检查、合理用药，根据《处方管理办法》开具处方，规范处方的书写。

⑦ 认真执行《告知制度》。门诊医师在日常工作中做好对病情、特殊检查、特殊用药、手术及麻醉等项目的事先告知，必要时签署知情同意书。

（2）强调对诊疗常规、规章制度等的执行

① 各临床科室应根据本专业常见病、多发病，制订规范的诊疗常规，通过强化科内人员业务培训，规范门诊诊疗行为，进而加强门诊医疗安全防范，提高门诊治疗效果。

② 依据诊疗规范指导临床诊疗工作。在门诊诊疗中，做好合理检查、合理用药、合理住院，以减少患者的医疗费用。

③ 为提高门诊质量，规范门诊质量管理工作流程，做好患者退检查、退化验、退药的审核、解释、告知工作，避免延误诊断和治疗。

④ 做好出诊医师的管理，要求高级职称医师占门诊出诊医师的 60% 以上；做好门诊医师带教学生的管理，做到"放手不放眼"。

（3）为提高门诊治疗的管理，加强门诊治疗室、手术室的管理，提高治疗效果，减少差错事故。

（4）门诊医疗质量管理还包括针对门诊医疗质量的科室自查和管理部门督查，前者由科内组织人员定期检查，后者由门诊部组织人员检查。对发现的问题，及时与科室沟通，分析原因，提出整改方案，以利于门诊医疗质量的持续改进。

四、门诊服务质量管理体系

门诊服务涉及医疗、财务及后勤保障等内容，质量管理需由分管医疗、财务、后勤保障的院领导牵头，由门诊部、医务部、护理部、药剂科、临床科室、财务处、后勤保障处等分别负责门诊办公、门诊医技检查检验、门诊护理、门诊取药、门诊医疗、门诊收费、门诊后勤保障等具体服务的质量管理。

第二节　门诊服务质量评价

目前，医学已由生物医学模式向生物-心理-社会医学模式转变，医疗质量的内涵也从单一的临床医疗质量转变为临床疗效、服务、时间、费用等诸方面的综合质量。随着国家医疗改革方案的出台，医疗机构将面临日益激烈的竞争，由于我国医疗服务市场的开放程度将进一步加大，市场结构也将相应发生变化，医疗服务的竞争已不再局限于技术和质量，如何提供最好的服务并使之有别于其他竞争对手已成为重要的竞争因素。实践表明，医院的生存与发展在很大程度上取决于患者对医疗服务的满意度，谁赢得患者的满意和忠诚，谁就将最终赢得市场。这就要求医疗机构将服务模式从"以医疗为中心"转变为"以患者为中心"，而患者满意度分析就是适应医学模式转变的一种新的医疗服务质量评价指标。

医疗服务质量评价指标体系是为了实现对医疗服务质量的评价，由一系列影响医疗服务质量的因素按照系统论方法优化集合而成。评价指标反映医疗服务质量评价的内容，是评价目标的具体化和操作化。常用的评价指标有患者满意度。

一、患者满意度的定义

顾客满意度主要指客户内心期望与实际体验的匹配程度。客户满意度调研是市场营销学领域对服务性行业的顾客满意度调查体系的统称。ISO9000中顾客满意被定义为：顾客的要求被满足程度的感受。顾客满意的定义目前没有定论，现普遍赞同的顾客满意概念是由Oliver提出的，即顾客需求得到满足时的心理反应，同时也是顾客对于产品和服务特性或其本身需求的满足程度的判断。

患者满意度是从顾客满意度的概念衍生而来的。患者满意度，即满意感，是指原始医疗服务期望和实际经历医疗服务后比较形成的认同心理，包含了认知成分，也包含感情成分。患者满意度与医疗水平、医院环境、医务人员服务态度、患者自身需求等紧密相关。患者满意度具有层次性、主观性、易变性和不可预测性等特性。门诊是医院的窗口，患者满意度的高低直接反映了医院门诊的服务水平、管理水平和技术水平，也间接影响了医院的社会效益和经济效益，对门诊患者进行满意度分析是促使服务水平持续提高的一种管理手段。

二、门诊患者满意度的影响因素

在门诊就诊的过程中，每一个环节都存在影响患者最终满意度的因素，有主观的因素，也有客观的因素，有可控因素，也有不可控因素，有医务人员的因素，也有患者本身的因素。从医院角度出发，影响患者满意度因素，一是人员因素，包括医务人员本身的综合素质、医德等；二是技术因素，医疗技术实力雄厚、学科建设在专业领域领先、诊疗技术手段高明都能提高患者的满意程度；三是设备因素，先进的设备能有效提高诊断的速度和准确性；四是管理因素，医疗机构高水平的管理能力能使医疗质量得到持续提升，提升工作效率，从而使患者满意。多项研究显示，影响门诊患者满意度的因素包括服务过程（如服务态度和病情解释）、环境设施、医疗技术、社会评价、收费价格、机构开诊时间、药品种类、等候时间等。

三、门诊患者满意度测评

随着患者保健意识与医疗知识水平的不断提高，患者医疗需求也逐渐个性化、多元化。患者对医院的评价也从单纯的医疗水平转变为医院管理、医疗技术、医疗服务等因素的综合考评。患者满意度是医院分级管理、社会客观评价、医院品牌塑造的重要质量指标。患者满意度测评是基于医疗服务接受者，运用满意度相关理论，对其所接受服务的优劣进行主观模糊评判，从而了解患者医疗服务的总体直观感受，寻求质量改进，改善患者就诊体验，涉及范围主要包括医院环境、服务态度等。

为了持续改进医疗服务，国家卫生健康委医管中心开展了医院门诊满意度调查，不同的学者也根据医院具体情况设计了满意度调查问卷，主要针对门诊服务的态度量表，包括技术水平、服务流程、就医环境、医疗费用、患者感知价值以及总体评价。

四、门诊患者满意度管理的措施

① 医院对门诊患者总体满意度可设定相应考核标准，同时门诊部对于各相关部门及窗口也分别设定相应的满意度考核标准，根据门诊患者满意度考评结果给予

处罚或奖励。

② 每月发放《门诊征求患者意见反馈表》，统计各项患者满意度。调查表中涉及门诊挂号、就诊、收费、取药、检查、治疗等相关就诊流程，以及门诊楼层环境、便民服务措施等相关辅助环节。统计汇总各条目患者满意度打分情况，并将调查结果纳入医院总体满意度考评体系。

③ 门诊部每月根据医院总体满意度及门诊部分满意度打分情况，对未达标的门诊相关部门及窗口进行考核。

④ 门诊部每月召开临床科室门诊负责人及窗口负责人会议，通过每月定期的例会制度来完成上传下达，通报相关科室及窗口满意度打分情况，形成比较，同时集思广益，对共性问题和突出问题寻求系统、整体的解决方案或改进措施。在实践中进一步听取患者的反馈，检验措施的可行性和全面性。

⑤ 门诊各部门及窗口定期召开会议，通报本部门满意度得分情况，总结服务改进措施。门诊各相关科室及窗口应根据每月本部门的满意度得分情况，梳理自己在门诊服务中的薄弱环节。通过部门例会形式最大范围地听取一线工作人员对患者反映问题的实际看法与直接感受，在部门内征求和总结具有可操作性的服务改进措施。

⑥ 将增进医患沟通及提高患者满意度内容纳入门诊培训体系，提高门诊工作人员服务患者的技巧和效果，从而提高门诊患者的总体满意度。

第三节　门诊服务质量改进

随着国家深化医药卫生体制改革的持续推进，人民收入水平的不断提高，人民群众的就医需求已不仅仅只停留在疾病诊治，而是对服务态度、就医便利性等提出了更高的要求。门诊作为医院服务的重要组成，是患者诊疗服务的第一场所，其流程设计是否科学合理、是否便利便捷，对医院的运转效率、患者的就医体验及医院的口碑有着直接的影响。如何通过传统的门诊服务模式的转变，提升门诊服务质量和运转效率，从而提高医院运转效率及患者满意度，近年来成为国内外学者与专家研究讨论的重要内容，门诊流程再造备受关注。

一、流程再造的概念

流程再造是指将企业的业务流程作根本性的思考和彻底重建。流程再造的目的是降低运行成本、提高服务的质量和速度等，使得企业能尽快地适应现代企业经营环境。这个环境是以顾客（customer）、竞争（competition）、变化（change）为特征的。起源于美国的流程再造，在 1993 年，由美国麻省理工学院的 Michael Hammer 教授提出了这一理论。哈默和钱皮合作编著的《再造企业：工商管理革命宣言》里定义了流程再造，这一理论在提出之后便在企业里风行并且获得众多支持。流程再造的核心是不断思考、持续地改进来打破不适宜的旧规则和运作方式。流程再造中衡量绩效的指标包括产品本身、服务的质量、顾客满意程度、企业的成本、员工完成工作的效率等。

二、门诊流程再造的理论基础

（一）全面质量管理理论

全面质量管理（total quality management，TQM）是指组织以质量为中心，以全员参与为基础，通过让顾客满意、组织成员和社会受益从而达到长期成功的管理方式。全面质量管理的 4 个构成要素为：结构、技术、人员和变革推动者；3 个核心的特征为：全员参加、全过程、全面；4 个阶段为：计划（plan）、执行（do）、检查（check）、处理（action），简称 PDCA 循环，又称"戴明循环"。

（二）持续质量改进理论

持续质量改进（continuous quality improvement，CQI）理论是以全面质量管理为基础，演化成更注重过程与环节质量控制的新质量管理理论。持续质量改进注重全员参与，号召群策群力，重点在于事前控制，预防问题发生。主要实施步骤为 FOCUS-PDCA：

F（find a process to improve）发现问题；

O（organize team that know the process）组建团队；

C（clarify current knowledge of the process）了解情况；

U（understand sources of process variation）找出原因；

S（select the process improvement）制订策略；

PDCA 在 FOCUS 基础上通过反复管理循环提高医疗质量。

（三）结构-过程-结果三维质量评价理论

对医疗服务的全方位评价，将医疗服务质量分解为基础条件质量、工作过程质量和服务结果质量三个部分进行评价。结构维度主要为医疗机构资源静态配置效率，如诊室数量、人力资源、设施设备、服务项目、范围及服务量等。过程维度包括医疗机构运行的质量与效率，如临床治疗路径、各项活动检测和评价、员工培训和教育等。结果维度是对医疗机构运行的测评，包括患者满意度测定、治愈率等。

（四）价值共创理论

价值共创的理念源于企业鼓励顾客参与服务生产过程的营销策略，最早在1970 年提出。根据 Prahalad 和 Ramaswamy 的观点，价值共创是指顾客与企业互动，创造满足顾客个性化需求和体验的过程。根据价值共创理念，消费者和企业不再是单纯的买卖关系，而是互惠共赢的合作伙伴。消费者的角色随着外部条件变化而不断变化，消费者从一个被动的购买者变成一个主动的参与者，通过对企业的开发生产、设计、制造等环节的参与，消费者在消费过程中扮演了不同的角色，拥有更多的贡献及更加满意的体验。这说明价值不仅可以来自生产者，更可以存在于消费者参与的过程中，即生产者与消费者共同创造价值，消费者最终确定价值。价值共创的理念具有极为重要的意义。通过企业与消费者的价值共创，一方面能使企业的服务质量及效率提升、成本降低、产品得到创新及改进、品牌知名度及品牌价值得到提升，从而大力提升企业的核心竞争力；另一方面能使消费者在获得自己满意的产品的同时，能获得成就感、满足感以及荣誉感，拥有更为独特的体验。

价值共创的理念更多被用于商业领域，因医疗领域对人生命健康的重要性，更值得将价值共创理念运用其中。Mc Ewen 提出让慢性病患者参与治疗决策，强调患者参与的行为要有利于预防、诊断、治疗和康复。患者参与价值共创是为了加强患者与医护人员之间的互动，使患者感到轻松，与医护人员的关系更加密切。患者可以将自己参与价值共创的过程和经验与亲朋好友分享；医护人员也可以通过多了解患者的想法，改善自己的工作方式，从而提升患者的体验，提高医疗服务质量。

在医疗服务中，患者的满意度是医疗服务质量的评价依据。Sweeney 等采用问卷调查的方式，对某医院的慢性病患者、癌症患者及心脏病患者是否参与医疗价值共创进行调查，发现积极主动参与价值共创的患者有更高的就诊满意度。患者越能深入参与医疗价值共创，就越能提高其就诊满意度，他们会更加认同该医疗机构的治疗方案。这对医疗机构取得患者的拥护，营造良好口碑极为有益。患者作为医院的消费者，实际上与医院共同创造着价值，医院的医疗服务需要医患双方共同来完成。面对患者不断增加的就医需求和服务要求，医院应该从"以疾病为中心"向"以患者为中心"转变，关注患者需求，从患者角度出发，与患者共创价值；从患者的角度，患者应该学习新事物，主动了解医院的服务，不断适应，提出建议。

（五）流程再造理论

流程再造理论满足了诸多企业变革的需求。企业流程再造是在亚当·斯密的分工理论、泰罗的科学管理理论和法约尔的一般管理理论的基础上逐渐发展而形成的一种新的管理理论。至今，流程再造这一理论仍处于发展和完善之中，是众多管理专家和学者共同努力的结果。主要经历了三个不同的发展阶段：第一阶段为萌芽阶段（自20世纪初到90年代末）。这一阶段诞生于泰罗的科学管理理论，他的方法和过程分析为企业管理作出了巨大贡献，在他的理论指导下诞生了福特公司操作流水线，丰田公司的精益生产理论也在这时段兴起。面向企业的单一环节职能管理为这一阶段的特点。第二阶段为流程再造的初级阶段（20世纪90年代到20世纪末）。在哈默提出流程再造这一理论之后，流程再造受到越来越多的关注，其作用也被更多的企业所重视，越来越多的企业进行了相关的实践。第三阶段是流程再造的成熟阶段（20世纪末到现在）。随着信息技术、流程建模语言以及电子商务的发展，流程再造在企业中的运行已经实现了标准被系统化和平台化。在这一阶段，人们越来越意识到合理的分工是企业流程再造的核心。

(六) 顾客满意理论

兴起于20世纪70年代的顾客满意理论研究，最早的研究文献可追溯到Cardozo在1965年发表的"顾客的投入、期望和满意的试验研究"。著名的营销理论专家罗伯特·劳特朋是整合营销传播理论的创建人之一。1990年，罗伯特·劳特朋《4P退休4C登场》一文中提出了顾客满意理论，他强调企业应该要以顾客为中心，消费者的需求为组织的导向，这一新的营销模式被称为4C理论，即顾客（consumer）、成本（cost）、方便（convenience）、沟通（communication）。这一理论指出组织应该把顾客需求放在首位，要以关注和满足顾客需求为目标，其次要致力于降低顾客的购买成本，还要关注顾客购买产品的便利性，而不是从企业的角度出发来制订组织产品的销售渠道策略，最后还应关注与消费者的有效沟通。1992年，罗伯特·劳特朋和美国西北大学教授Don E. Schultz、Stanley I. Tannenbaum合著了《整合营销传播》，该书强化了顾客满意理论。德鲁克曾说目前企业的竞争已经从原来的商品竞争上升到商业模式的竞争，这一说法运用到医院上同样适用，这就意味着目前医院之间的竞争已经进入了医院服务模式竞争的时代。对于医院来说，多样、体贴的服务模式要比硬件设备的改善更重要。医院的服务模式就是以患者为中心。虽然从20世纪90年代起"以患者为中心"这一概念提了很多年，但很少有医院真正践行了这一理念。患者付出时间、金钱、精力成本去医院，却得不到安全、高效、高质量的医疗服务，"看病难、看病烦"的情况依然严重。要想提高患者满意度，就要简化和整合医院就诊流程、转变医院的服务模式、改善患者就诊体验、规范医院管理行为，真正实现以患者为中心。

（七）社会正义理论

美国哈佛大学教授约翰·罗尔斯在《正义论》一书中提出的正义观认为社会基本结构就是正义的主题，正义就是依据主要的社会体制来分配社会合作的基本权利与义务。罗尔斯整理并且归类了西方现存的主导的社会正义理论：直觉主义的正义观、功利主义的正义观。罗尔斯对这两个正义的观点均不赞同。为此他提出了自己认为的正义的两个原则：第一，人人都应该享有最广泛、全面的自由平等的权利。第二，关于在社会和经济上产生的不平等的现象，罗尔斯提出了两个细化的原则：一是在坚持正义原则的前提下，保证最少数人的最大利益（差别原则）；二是在机会平等的前提下工作机会和社会地位向所有民众开放（机会平等原则）。罗尔斯认为正义是至高无上的，他认为正义的目的是制订社会运行所需的原则，从而决定人们应该享有的权利和需要履行的义务。医疗卫生服务作为公共物品其发展状况与民众的切身利益关系密切，医院作为卫生服务的主要提供者，其提供服务的质量及效率关系到全体民众基本的生存环境和身体健康，关系到整个国家的现代化建设和民主的进程。给予民众安全高效、高质量的医疗卫生服务既是政府职能的重要义务和责任，也是医院卫生服务工作的核心和重点。在医疗卫生领域保障民众的健康和生命的权利，是实现社会公平正义、共享社会主义建设成果的重要体现。近些年，随着我国经济建设的高速发展，国家在保障医疗卫生服务方面作出了诸多努力，由于供需结构的问题，医疗卫生服务的需求和供给不平衡，卫生资源的分配不均等导致大医院人满为患、小医院无人问津，为了经济利益而争夺患者资源，从而使得双向转诊难以完美实现，挂号时间长、"托关系"和插队等问题依然存在。

三、门诊服务流程再造的原则

以患者为中心来进行医院的门诊流程再造是建设现代医院的必然要求，新的流程应该区分关键环节和非关键环节，然后将关键环节尽可能地简化，非关键环节进行合并和删减是行之有效的门诊流程再造方法。医院里涉及医疗的诊疗环节是核心环节，需要投入足够的时间来保证质量，而对于排队挂号、取药、缴费等非医疗的非核心环节应该尽量优化重组。医院门诊服务流程再造应遵循以下几个原则：

① 以患者为中心原则。医院医疗卫生服务的主要对象是患者，医院门诊的核心环节就是患者的就诊环节，打造以患者为中心的门诊服务流程是提高患者满意度的必要途径。利用流程再造理论，将患者满意作为门诊服务流程再造的首要原则和

未来医院管理的走向，借助信息化技术手段对患者就诊流程进行结构的调整和功能的优化，重新构建患者便利的门诊就诊服务流程，使得医院在医疗服务质量、运作效率、患者满意度和管理成本方面得到显著改善。

② 保证质量的原则。门诊服务流程要坚持质量保证的原则，为患者提供安全、高效、高质量的门诊服务，尽可能地让患者在门诊就诊的过程中少排队、少等待、少奔波，缩短或者去除在检查过程中浪费的无效时间。通过构建便捷、高效、优质、安全的门诊就诊新流程，减少患者用于非医疗环节的时间，充分分流集中看病的患者，合理有序地引导门诊的患者流，提供稳定和高质量的医技流和保障流。

③ 充分运用信息化技术原则。医院管理专家陈肖鸣提出，很多非医疗的问题是患者在门诊就诊的过程中遇到的普遍问题，比如排队缴费、检验检查、找停车位等，信息化的手段有助于解决这些问题。门诊服务流程再造应借助互联网的优势和特点，充分依托信息化技术来实现门诊服务流程的再造，使门诊服务流程的结构扁平化和功能优化。流程再造的方案应该尽力地可能地将信息的作用发挥到最大，让流动的信息来帮助患者减少排队、来回奔波的时间，从而提高门诊服务的效率。

④ 持续改进原则。门诊服务流程再造不是一蹴而就的事情，需要在日积月累的不断改进中提高医疗技术、加强医疗装备、提高服务水平和服务质量，才能使医院一直保持向上的活力。从最开始的大方向入手，在打造完成门诊服务整体流程的基础上要持续地对门诊的硬件设置、配套环节、服务手段等精雕细琢。同时使医院的医疗、教学和科研形成一个完整的体系，将门诊中的信息逐一记录下来，实现患者的完整病史记录，同时可以进行患者相关信息的纵向和横向的对比研究，实现患者患病的原因分析、病史的变迁、治疗方法及健康管理等系统的工作。

四、门诊流程再造的步骤

渐进性模型和革命性模型是目前在理论界获得普遍认同的两种企业流程再造的模式。医院在进行实际的流程再造过程中可以根据自身的特点选择不同的流程再造模型。流程再造需要持续改进、反复试验、逐渐推进，需要医院根据现有流程的情况实行多次、持续修正和改进。运用流程再造的理论、方法实现对门诊流程的再造，对现有的门诊服务流程进行结构调整和功能优化，合并重复的环节、删减无效的环节、重组功能相似的环节、使用机器代替人工的环节，实现门诊服务流程顺畅、安全、高效的目的，提高医院管理的绩效，最终服务于患者，让患者看病不再烦不再累，保障患者的权益和生命安全，提高患者满意度。

医院门诊服务流程再造需要经历以下五个阶段：

① 准备阶段。构建团队，确立目标。首先，建立一个负责流程再造的团队，院长牵头，分管院长负责，由门诊部、信息科、总务科等各部门组成，明确职责。让这个团队拥有足够的权力来实行流程再造，同时要有完善的项目进度汇报制度和问责制度。其次，寻找门诊服务流程优化的真正目标，主要包括方便患者挂号，提高患者得到的医疗诊治服务的质量和安全，提高患者满意度，降低医院运营成本，提升医院绩效等。再次，在经济飞速发展的当下，患者的医疗需求是多样化的和个性化的，医院需要实时了解患者的需求内容和需求程度。通过医院目前已有的信息系统和数据库来分析患者选择某家医院的原因、患者对医院不满意的方面、患者的不同需求层次、满足患者需求的方式和方法等。

② 分析阶段。是流程再造的自我检查和自我分析阶段。首先，要根据各类患者的医疗需求的满意度和满意率检查医院目前的门诊流程目标和宗旨是否达到，如果发现存在差距则对医院的战略宗旨进行调整。其次，对需要优化的流程和涉及的人员、部门、设备、物资，以及各流程的耗时、用料进行调查分析和数据统计，对各部门职责、人员素质进行实地考察，调查目前医院的门诊服务方式，并且检查目前的医院管理模式，将目前医院运行、管理以及门诊服务的方法和流程用流程图或者表格的形式展现出来。由于患者多元化的医疗卫生服务需求，医院也需要及时地调整自己的管理模式来应对这种变化，从而提供更加符合患者需求的医疗卫生服务。依据目标管理模式和方式对现有管理模式的方式、手段、目标和效果进行分析，确定其问题所在。再次，学习其他医疗机构的先进做法，对现有流程进行分析。鼓励内部流程再造团队和医院的医护人员全员参与，对现有的流程进行分析和梳理，发现其中影响效率和质量的环节及问题，并进行筛选和识别，确定核心流程和非核心流程，初步形成门诊流程问题分析报告并发送给全员审阅。

③ 设计阶段。流程再造的方案设计阶段，打造流程再造理念，设计流程再造方案。首先，要树立以患者为中心的全新医院管理理念，在流程再造开始之前就要把所有的设计构想、步骤、方法都公示出来，让全院的员工对于将要进行的流程再造有清晰的认识，同时从理念上树立全新意识，统一全院员工的思想认识，推动医院文化理念的变革。全员参与可以让员工清楚地知道目前门诊流程存在的问题，消除一切会影响流程再造的阻力，让流程再造方案有一个强大的群众基础，这样可以使方案在推行的时候少一点阻力。根据已筛选出的问题及原因，完成流程再造的环境营造，并结合先进的互联网技术，利用大数据的辅助，搭建科学合理、符合实际的流程模型。替代、缩减和合并非核心流程，合理整合核心流程是医院门诊就诊服务流程优化的重点。门诊流程再造主要采用移除、简化、整合和替代的方法：移

除——移除非核心的和非医疗的环节以及步骤；简化——非核心的环节运用信息化技术来替代和合并；整合——将相关和相似的环节、步骤和区域进行整合来使整个流程运行通畅，使患者就诊便利、安全、高效；替代——利用技术手段对门诊流程中的非核心环节和流程进行改造。通过以上一系列的手段，门诊流程得以彻底改造和优化，搭建最为合理、科学、高效的新业务流程模型。其次，设计再造方案。分析目前医院门诊服务流程存在的问题，撰写问题分析报告，然后发送给相关领域的专家，在此基础上完成本院的流程再造方案设计，建立新的门诊流程并进行实施和运行。

④ 实施阶段。先试点实施，检验试点再造情况，查漏补缺，听取多方意见，及时修正，再以点及面全面实施。首先，将新的门诊服务流程再造方案在比较容易接受的部门先实行，以此来验证方案的可行性和操作性，通过足够数量的数据来发现新流程可能存在的不足和问题。其次，对方案进行完善。在试验的基础上对所收集到的数据进行分析，然后根据分析的结果对已经设计好的方案做一定的修改和调整，让新方案更加符合本院的现实情况。再次，建立高效的意见表达渠道和机制。因为门诊流程再造涉及每一个员工职责分工和利益的调整，需要足够的公开透明才不会产生误解和不满，完善的沟通可以最大程度上获得员工的支持，减少方案实行的阻力，同时也让新方案的实施处在全院职工的监督之下，及时地发现新方案的问题所在。最后，短期内迅速完成新旧流程的转换，避免新旧流程出现混乱。

⑤ 评估阶段。这是流程再造的效果评估阶段，也是新流程的调整规范阶段。对修改后的业务流程优化方案进行效果评估，确定是否能够达到预期目标，能否彻底解决原流程中存在的问题，并在实施过程中进行持续的跟踪，进行数据积累，及时修补漏洞，不断改进，对新的流程进行规范和完善。首先，新流程在实施一段时间之后要对其进行效果评估，让利益相关者对新流程的各个环节打分，根据对打分结果的分析再次调整和完善新流程。其次，要推进信息化建设。在设计新的流程时要充分考虑到后期所需要的信息化设备及手段，在流程再造实施之后要同时跟进相关的信息技术手段，进一步稳固流程再造的实施效果。再次，运行新的评估体系。流程再造实施以后，由于医院管理模式及运行方式的调整，相关的薪酬和绩效考核评估体系需要重新设计并且同时跟进，这样才能与新的流程运行相匹配，实现对新流程的推动作用。接着在新的流程出台后，要对其进行宣传和推广，让管理者、医护人员、患者对新流程给予评价。新流程经过几次试验、修改、完善、运行之后，逐渐地走向稳定和成熟，在得到全院员工的认同和支持之后，要以正规的文件、流程图、规章等形式对其进行规范。最后，坚持新流程的持续改进。流程再造不是一

蹴而就的事情，需要反复验证、逐渐推行、不断调整才能达到完美的效果。医院要根据新的门诊服务流程运行情况，对其进行反复纠正和持续改进。

五、门诊流程再造的方案

门诊流程再造不应该只着眼于单个环节的优化，而是应该寻求流程的整体优化效果。流程再造过程中寻找标杆并且注重标杆的作用，统一员工认识，建立畅通的沟通渠道，充分整合现有资源，选择相对容易和更可能成功的环节进行流程再造，不可生搬硬套。在流程再造实施后及时匹配新绩效评估体系，保证流程实施的效果。常见的流程再造方案有以下几种：

1. 门诊流程的彻底再造

通过借鉴和运用流程再造理论，医院将与企业相关的业务流程再造的方法和手段融入医院流程再造中，持续不断地对医院的流程进行改善，以此来达到降低医院管理成本、提高医院管理绩效的目的。医院的流程再造以患者为中心，从患者的角度出发来设计相关流程。医院的流程再造首先需要识别关键流程并使这些流程尽量便捷、高效。其次，对于多余和非医疗的环节进行删减和整合，从而实现医院门诊服务流程的整合优化。

2. 局部优化原有门诊流程

大多数患者不满意的和耗费时间的门诊流程主要集中在几个环节上，并不是所有的流程都有问题，医院在门诊流程再造的过程中只需要对部分环节进行改进即可，不需要花费巨大的人力、物力和财力来彻底地改造整个门诊流程，而且这样的局部改造更容易被接受和被认可，更易推行。

3. 先更新理念后更新设施

目前很多医院门诊现状堪忧并不是因为门诊流程本身出了问题，而是在门诊服务等软件上出了问题。很多医院在硬件设施方面已经做得非常成功，比如宽敞的门诊大楼、先进的自助设备、舒适的就诊环境等，但会存在医师迟到、医护人员态度冷淡、导诊工作失误不断等服务方面的问题。这种情况下医院在进行门诊流程再造之前的一项很重要的工作是仔细调研当前阶段门诊流程存在的问题，并从软件方面着手来完善门诊流程。

六、医院门诊服务流程再造的措施

(一) 重组门诊业务流程

目前医院大多将挂号、分诊、初步诊断等环节单独划分，患者在门诊就诊阶段依然需要经过挂号、看病、检查、取药、治疗等多个环节。患者在门诊中的所有流程及流动方向都是根据医院设定好的规则来运行的，患者完成一次门诊就诊需要在医院的不同科室和不同楼层来回穿梭。患者在医院就诊过程中产生的病情信息大多数靠人工来完成传递，比如病历的书写、检验样本的运送、检验报告的拿取，这不仅浪费时间、效率不高，还可能造成失误，数据的利用度也不高，信息不对称现象严重。为了解决医院拥挤、患者看病烦、就诊时间短、医师负担重的问题，运用流程再造理论，坚持以患者为中心的原则，实现让患者满意的门诊服务目标。通过更新管理流、加强保障流、引导患者流、保障医疗流、打通医技流，逐渐转变门诊服务的模式，打造贴近患者的门诊服务，让医院能在门诊服务质量、医院运行效率、患者满意度等方面产生显著的改善。

建立新型门诊服务模式，重组门诊业务流程主要包括以下几种手段：

① 简化门诊流程。对医院的资源进行合理的分配和统一调度，实现医院资源的共享、统一调度和管理。对于非医疗环节进行清除、简化和整合，尝试不同的技术手段和调整方法，如提前预约、自助缴费、自助查询检验检查结果等，运用多种手段控制患者移动的盲目性和随机性。同时，从患者的角度出发来设置门诊的流程环节，以减少门诊流程中的非医疗环节和患者无效的等待，让患者有更多的时间集中在诊疗上，在一定程度上有助于缓解医院拥挤的现状。

② 转换门诊服务的方式，合理有序地引导患者分流。发挥"一站式服务中心"的作用，培训合格的导医来指导门诊患者就医，为患者解答相关的疑问；对于年老、体弱、残疾患者要尽可能地做到主动帮助、尽力服务，提供相关的设备和设施。对医院内的标识、标志重新规划，使这些标识标志清晰、醒目、易辨认。从患者的角度出发，切身地为患者着想，设置独立的诊室来保护患者的隐私。

③ 改革目前的缴费方式。目前，患者到医院就诊需要在不同的检查项目和环节多次排队和缴费。采取先看病后缴费的措施，加强信息化手段的使用，采用充值一卡通模式、银行磁条卡模式、银行 IC 卡模式、银医一卡通模式，整合挂号和收费系统；流程再造后只需要在做完诊视、检查、治疗、取药之后刷一次卡划去相应的金额即可，减少患者排队次数，缩短就医时间，有效地提高诊疗效率。

④ 检查检验系统流程优化。医院通过引进电子申请单和检验条形码系统，运用数据库技术，实现检验项目和患者诊疗信息的网络存储。用条形码的方式将检验标本进行唯一索引，在标本流通的各个环节，通过条形码扫描枪读取该号码，然后从服务器的数据库中下载相应信息，从而实现患者各种信息的网络共享。在标本送达检验科室后，接收人员可以通过扫描条码进行标本的签收、入库和上机检测。检

查完成后，可以直接将报告发布，医师在诊间通过报告调阅系统即可查看患者的检查检验报告，从而做到检验标本的无纸化，进一步实现标本流通的快速、高效，同时也可以进一步降低标本和报告的人为差错率。

⑤ 门诊发药流程优化。患者在收费处缴费后，药房立即在后台打印配药清单，药剂师即可进行处方的调配。调配完成后送到指定发药口，再由发药人员核对检验后通过语音系统呼叫患者到相应的窗口取药。这种优化措施，使得患者在缴费后前往药房的时间里，药房的药剂师已经将该处方调配完成，待患者到达药房后，只需要核对发票即可进行发药工作，从而大大缩短了患者取药的等候时间。

(二) 构建门诊服务云平台

通过构建医院门诊服务云平台来建立医患即时沟通的平台，使医患的沟通不再受到时间和空间的限制。患者通过云平台可以实时查看医院的医疗卫生资源和相关信息，从而实现线上交易、线下体验的新型医疗服务模式。移动互联网门诊服务云平台包括的系统功能如下：

（1）医院信息　介绍医院历史、科室信息、专家及医师的特色、医院地址、来院导航等基本信息。

（2）智能导诊　患者输入自己的年龄、性别、基本症状等，系统给予模拟问诊和初步的诊断。

（3）预约挂号　在线挂号和支付之后患者会收到排队序号、就诊时间及就诊诊室楼层位置等就诊信息。

（4）医院导航　包括来源路线导航和院内导航。

（5）智能候诊　患者的诊室排队序号、等候时间、当前位置等都可通过手机发送。

（6）门诊支付　患者收到医师推送的检查报告和处置单后完成在线支付。

（7）药品查询　在线查询药品的名称、功效以及适用症状。

（8）服务评价　患者结束就诊后对医师的诊疗服务进行评价和打分，给出改进意见和建议。

（9）健康服务　建立电子档案、在线查看检查检验报告、查询患者病情病史档案等，了解患者的健康状况和检测结果。

（10）健康资讯　医院可以实时地提供一些健康知识普及、疾病预防、饮食规划、减肥健身、心理健康、中医药宣传等信息。

（三）预约挂号及患者分流

1. 设立预约系统，实现信息共享

为了满足医务人员高效工作的需求，医院应将目前所拥有的信息系统进行整合，设立预约系统，将门诊相关的信息整合到这个系统中来，消除信息孤岛现象，使得医师和患者对于医疗信息都可以实现共享，从而为患者提供安全、高效、及时的服务。预约系统应该包括与患者相关的所有医疗资源的相关信息，多个科室及部门的信息整合等，然后实现与医院其他信息系统的连接和共享，检验检查信息系统也实现与医师工作站的信息共享。当患者进行预约的时候，医护人员就可以根据当天的坐诊医师情况、检查设备等的使用情况为患者安排其满意的就诊时间。患者预约挂号成功即可收到就诊信息预约单，其上注明了具体就诊时间。同时，已经预约的患者的相关信息会推送到相应的医技科室，电脑会根据患者的检查需求而自动对患者进行排队，患者在完成医师问诊之后就可以直接去做检查了。医技科室可以根据患者的病情描述将患者在检查前的相关注意事项发送给患者，使得患者避免了因违反规定而需重新做检查的问题，让患者的整个问诊过程简洁、顺畅和高效。患者根据收到的信息准时到医院的相应科室就诊，这样可以实现分时段就诊，很好地分流了患者，也避免了患者浪费时间。患者在本次就诊结束后还可以预约复诊的时间。

2. 合并一些初诊前的步骤，将简单的患者病情进行预处理

患者在线预约之后会把自己相应的病情描述以及病史输入到信息系统中，医护人员根据这些信息做初步的筛选和归类，按照诊治的紧急程度、可能的治疗方案分类到信息系统中。当患者完成在线预约挂号之后，门诊的工作人员通过分类整理将患者的就诊信息传送给相应的医师和检查科室，同时完成对患者就诊的在线指导。医师可以在患者到达医院之前熟悉患者档案资料，包括患者的病情、病史，然后预诊断并且预估治疗方案。这样不仅可以为患者提供个性化的诊治方案，还能节省患者和医师双方的时间。另外，医院也可以主动联系患者，让患者在医院指定的时间内到医院复诊。通过云平台监测系统，医护人员可以实时监测患者的治疗效果和康复情况，然后再次根据患者的具体情况给出进一步的指导和医嘱，如果是需要复诊的患者，医院可以以打电话或者短信的方式通知其再次到医院的时间。这对患者和医院来说都是周到且高效的方法，还可以让患者接受更具有针对性的治疗，也可以及时避免出现患者挂错科室而进行无效或错误治疗的问题。

（四）提高初诊阶段的效率

1. 完善候诊室的排队叫号系统

建立科学高效的排队叫号信息系统是保证患者高效就诊的必要环节，运行良好的叫号系统不仅可以让门诊运转有序，还能提高门诊运行的效率，提高门诊服务质量，也可使门诊的信息透明化，减少医患矛盾，提高医疗服务水平。为了让患者可以根据自身的需要选择合适的医师，在门诊大厅和医技科室可以设置叫号大屏幕来显示患者就诊的诊室、诊号、前面等待患者的数量等，语音系统可以同步广播目前的排队情况，对前来接受诊治的患者进行自动编号和排队，让患者在候诊区的流动更有秩序，同时又能让患者清晰地了解自己目前所在的位置，不会认为自己在盲目地等待。病情较轻的患者在候诊区依次等待叫号，而对于病情比较严重的患者可以让其进入绿色就诊通道，而不需要按叫号系统排队。此外，系统可以对使用系统的患者进行归类分析，综合考虑该区域的日、月、年门诊情况，据此来科学合理地为医师排班，从而减轻医院和医师的负担。

2. 使用电子病历

患者就诊时医师将患者相关的信息输入到医院的电子信息系统，包括患者的疾病信息、需要的治疗方案、用药情况等，将这些信息存储于门诊信息系统。医师可以随时在数据库中看到患者完整的病史并提取所需要的患者信息，省去多次询问患者的麻烦和避免字迹难以辨认的情况，节省医师和患者双方的时间，同时也可以帮助医师制订更加适合患者的个性化治疗方案，提高医疗质量，还能解决患者忘记带病历本的问题，帮助医院梳理患者的相关信息。

（五）保持公共通道通畅

对医院的各项资源进行合理的分配，对不同的诊区实行规范化的管理，将诊室的位置尽可能集中安排，将功能相似或相关的检查检验科室安排在邻近的区域，尽可能地保证医疗服务功能、患者就诊流程、医技科室以及后勤作业程序能够顺畅和连续运转，避免患者来回奔波、盲目和无序流动，从而提高门诊服务的效率、质量和安全；不同的诊室所占的面积和其门诊量应该是成正比的，医院需要合理地规划和利用门诊的空间，为门诊量大的科室分配更多的诊室，将患者合理分流，以此保证患者的隐私；将功能或者服务对象相近的协作科室近距离安排，将检查检验、缴费等功能集中设置，也需要将后勤保障和医院维护功能相近的部门集中设置；对于公共通道，医院需要根据患者流动的规律来合理地设置。设计的门诊流程新方案应该尽量使患者的就诊流程符合患者在医院的就诊习惯；采取一定的措施来规范患者在门诊过程中的行进路线以及流动的方向；将挂号、缴费、发药窗口分散布置，设置更多的发药窗口，合理地分流在挂号、缴费和取药窗口的患者流量，缓解门诊拥挤的现象。

（六）加强保障流程的建设

1. 打造便捷舒适的门诊环境

门诊大厅应该设立休息等候区域，设置电视屏幕，患者在等候的时候可以查看专家的信息、坐诊时间等。门诊大楼里的引导标识、标志应该清晰、易懂，并且位置显眼。各门诊科室的布局示意图、楼层示意图、引导标识应该要设置在医院最显眼的位置。导医应该经过培训才能上岗，并且还应该定期培训和考核，让他们能及时地更新和保持应有的知识储备。每个诊室都必须有一名医师坐诊，每次也只能有1名患者进入医师的诊室，保护好患者的隐私。在门诊大厅设置一站式服务中心，为患者提供便民指导和帮助，比如门诊预约、科室的询问、失物招领、热水的供应、发票的开具、简单纠纷的处理等。门诊大厅的环境设置也应该尽量柔和、温馨、轻松，摆放绿色植物，搭配相关的饰品和摆设，配套小咖啡厅、超市、卫生间、无障碍设施、茶水间、休闲中心、图书站、花店、便民中心等，方便普通患者的就医活动，同时也要设置残疾人通道来方便、保障残疾人的就诊。将排队叫号系统运用到医技科室检查、取检验结果等流程中，方便患者合理地安排自己在各个流程的时间。改造老医院的格局，除在地上设置停车位外，在地下也应该设置停车位来满足越来越多的患者，地下停车库的出口可以直接通到医院门诊大厅，以此来缓解地上交通的压力，同时还可以节省患者的时间，提高门诊就诊的效率。

2. 实现信息数据共享

实现挂号收费系统、医技科室、药房以及医学影像科室等与医师工作站互联，借助互联网技术和信息技术，建设现代化的医院。患者预约挂号之后，接诊的医师可以直接在自己的工作站信息系统中查看患者的病情描述、病史等信息，医师可以直接点击要接诊的患者的诊号进行接诊活动，语音系统同时播放医师接诊的患者的诊号，医师可以在自己的工作站输入患者的电子病历、开出检验检查单、查看患者检查结果、开出处方等。这可以有效地节省患者和医师双方的时间，提高门诊的效率和门诊服务的水平。建立运行良好的信息共享系统可以很好地简化门诊流程，可以将患者的信息进行合理的归类，让医护人员清晰明确地了解患者的就诊信息，还可以在一定程度上解决患者处置单的遗失等问题，改善门诊中的逃费和插队的现象。

（七）门诊后的辅助措施

1. 推进互联网远程医疗

远程医疗是医师为相隔一定距离的患者诊断疾病，实现在远距离的情况下医师和患者通过技术手段来相互传递和交流信息，达到为患者诊治病情的目的。医师可以通过互联网、医院信息系统等接收患者传递过来的病情描述、病史描述、检验检查报告、心电图和超声波图像等，医师根据这些数据资料来诊断患者的病情，然后给出合理的处置方案，再通过相同的路径传回给患者本人。在患者接受远程医疗的过程中，两地的医师或者医师与患者本人也可以通过视频电话、软件电话等实现病情的讨论和治疗方案的分析完善。通过这样的方式为异地的患者诊病。将与患者的身体健康相关的数据通过移动互联网终端来进行收集、分析、整合，然后通过互联网设备进行传输，患者在收集终端可以查看这些数据。这些数据的呈现形式可以是多种多样的，区别大小、颜色和字体，让患者可以清晰地辨认不同的图像所代表的含义，由此来检查自己的健康状况。与患者生命体征相关的这些信息也可以以特色各异的电子报告的形式呈现然后直接传送到患者的邮箱，患者可以通过手机端来接收自己的检验检查报告，医师也可以通过工作站信息系统来接收患者的检验检查报告，以此为依据来为患者诊病。患者省去了去医院的麻烦，不需要再反复排队、缴费和来回奔波。今后，社区卫生服务机构和私人诊所将会扮演医院门诊的角色，一些大型的手术可以去大医院做，而一些小型且简单的手术可以在大医院专家的远程指导下在社区和诊所完成。

2. 社区首诊及双向转诊

社区内患者流量给医院带来的压力是巨大的。加强与社区内卫生服务机构的紧密合作，是解决出入院患者流量问题的有效手段。合理配置医疗资源，建立合理的区域分级诊疗格局，完善分级诊疗制度，将医院的功能做外部延伸。探索社区卫生服务新模式，社区医疗机构应该发挥自身优势，在服务内容和方式上，积极推行多样化和主动性的服务。尤其是对多病、行动不便的老人，应该尽可能做到随传随到、上门服务，使老人能够享受到方便而低廉的医疗服务。社区医疗机构提供预防、保健服务，可以改变居民的疾病意识，可以使居民走出有病才到医院治病的误区，使一些处于亚健康状态的居民在较方便的情况下，就可以享受到家庭医师、健康咨询、个人健康顾问等医疗保健服务，避免重病才到医院就医。同时完善双向转诊制度，实现小病进社区、大病进医院、康复回社区的新型城市卫生服务体系。实行社区卫生服务机构与大医院的多种多样的合作，建立分级医疗和双向转诊制度，探索开展社区首诊制，承担门诊、康复和护理的服务。

3. 集成区域内的医疗群

以医院作为"互联网＋"的主体来构建移动互联网医疗群服务平台，将区域的医疗资源整合，打造从社区到医院、从门诊到住院、从医疗到健康的全流程服务体系。多家医院连接起来集成区域医疗群，打破医院与患者之间的隔阂，去除各医院之间的信息壁垒，将医院及社区健康中心自身的服务延伸到移动互联网，既开放医疗群系统的统一入口，又开放各医院独立入口，降低市民获取医疗与健康服务的门槛，实现信息互联互通、医疗卫生资源共享、普惠区内百姓。连接患者、区属医院与社区、医护工作者，帮助医院将自身的服务延伸到移动互联网，实现区域资源共享，患者只需在微信公众号关注区域医疗群移动平台就能连接所需的医院，也可单独关注各医院，获取社区初诊、智能导诊、预约挂号、门诊支付、检验检查报告、服务评价、健康咨询等信息，实现从社区到医院、从门诊到住院、从医疗到健康的全流程服务。

首先，经过门诊业务流程重组，门诊云平台系统集成预约挂号、预约检查检验、报告查看、门诊缴费、服务评价等功能，充分借助门诊叫号系统、电子病历，建设有序的患者流、高质量的医疗流、通畅的医技流以及优越的保障流，再辅以先进的远程医疗体系、共享的区域医疗群以及完善的社区首诊制及双向转诊制度，可以将就医环节前移而不进入医院或者减少进入医院的患者数量，将医院的核心和重点放在医疗活动上，为患者提供良好的就医体验，患者不用来回在科室之间奔波、反复排队、暴露隐私等，更重要的是可以减少误诊概率，提高患者满意度。其次，门诊流程合理化，实现信息连续流动，减少患者排队等候时间，增加患者有效就诊时间，提高了门诊整体运作效率，医、护、技等不同岗位同步运行，消除了流程衔接不合理带来的怠工、等待现象。最后，实现患者流、医疗流、医技流、保障流同步运行，门诊流程标准化，管理更加规范化，提供贴心多样的服务，门诊服务质量提升，患者满意度提高，医院绩效改善，医院核心竞争力增强。

参 考 文 献

[1] 李钟仁.上海大型公立医院门诊服务流程优化对策研究［D］.上海：上海师范大学，2014.

[2] 蒋芬芬.基于患者满意度的门诊医疗服务质量改进对策研究［D］.上海：华东政法大学，2017.

[3] 朱会耕，沈平.现代医院门诊管理指南［M］.上海：复旦大学出版社，2014：127-128.

[4] 施从先.大型综合性医院门诊就诊流程优化问题研究［M］.苏州：苏州大学出版社，2014：1.

[5] 王翠玲，刘冰新.JCI理念下的患者安全与护理服务标准［M］.太原：山西科学技术出版社，2016：56-58.

[6] 张平，马伟杭，俞新乐，等.浙江省医疗卫生服务领域深化"最多跑一次"改革实践与探索［J］.中国医院管理，2019，39（04）：1-3.

[7] 金占勇，田亚鹏，康晓辉，等.基于一站式服务的医院后勤管理模式研究［J］.中国医院建筑与装备，2018，19（12）：81-82.

[8] 彭宇竹，杨永林.对医院集约化管理实现途径的探索［J］.现代预防医学，2008（04）：706-707.

[9] 刘丽华，戴小榕.一站式服务在改善患者就医体验中的应用［J］.中医药管理杂志，2021，29（11）：244-245.

[10] 张靖，王小合，钱宇，等.杭州市提高医疗服务效率实践与成效［J］.中华医院管理杂志，2019（06）：473-478.

[11] 谭明英，罗敏，王萍，等.精细化管理在门诊分时段就诊的实施现状与对策探讨［J］.中国医院管理，2016，36（04）：45-46.

[12] 李萍，刘明敏，贾云，等.集约化服务模式在患者出入院服务中心的应用效果评价［J］.上海护理，2017，17（02）：76-79.

[13] 申文武.从外循环到内循环破解出入境服务困局［J］.现代医院管理，2017，15（01）：2-4.

[14] 曾耀莹.特需医疗渐剥离公立医院访北京医师协会副会长兼秘书长许朔［J］.中国医院院长，2013（07）：30-31.

[15] 贺哲.基于大数据的慢性病管理价值及其关键影响因素研究［D］.武汉：华中科技大学，2019.

[16] 国家卫生和计划生育委员会.《"健康中国2030"规划纲要》辅导读本［M］.北京：人民卫生出版社，2017.

[17] 程杨杨，曹志，侯洁，等.中国中老年人群慢性病现状调查与共病关联分析［J］.中华疾病控制杂志，2019，23（06）：625-629.

[18] 张冉，路云，张闪闪，等.中国老年人慢性病共病患病模式及疾病相关性分析［J］.中国公共卫生，2019，35（08）：1003-1005.

[19] 张伟.构建全生命周期的新时代中国特色健康服务模式［J］.中国循证医学杂志，2019，19（12）：1379-1387.

[20] 闫伟，路云，张冉，等.基于CHARLS数据分析的我国老年人共病现状研究［J］.中华疾病控制杂志，2019，23（04）：426-430.

[21] 中华人民共和国卫生部办公厅.卫生部关于在公立医院施行预约诊疗服务工作的意见[EB/OL].（2009-9-

30)[2021-12-11]. http://www.nhc.gov.cn/bgt/s9514/200909/fe1e60fab1a0456cae8a70cadd42ef57.shtml.

[22] 中华人民共和国医政医管局.国务院办公厅关于印发2011年公立医院改革试点工作安排的通知[EB/OL].2011-03-07/2021-12-11. http://www.nhc.gov.cn/yzygj/s10005/201103/8b7b1107bf314c7f93aa20dcdf40e03c.shtml.

[23] 中华人民共和国医政医管局.卫生部办公厅关于进一步推进预约挂号服务工作的通知[EB/OL].2011-08-18/2021-12-11. http://www.nhc.gov.cn/yzygj/s3573/201307/cac78732de154b1b8db8806913ffb6e2.shtml.

[24] 姚峥,王蕾,李小宇,等.基于建立网络舆情反馈和处置绿色通道的改善门诊医疗服务实践[J].中国医院,2019,23(08):16-18.

[25] 田刘钧.出入院一站式综合服务的优化——自助服务实践经验的总结研究[J].现代经济信息,2018(04):35-36,60.

[26] 余江,胡琳,王琦,等.信息化下入院服务全流程再造[J].解放军医院管理杂志,2017,24(07):648-650.

[27] 曾紫伊,吴莺燕,张彩霞,等.床位统筹管理系统在"一站式"入院服务流程中的应用[J].中医药管理杂志,2021,29(16):93-95.

[28] 张露莎.关于改善三甲医院入院患者体验和医院运行效率的实践和思考——以浙江大学医学院附属第一医院为例[J].国际公关,2019(09):219.

[29] 李敏华,李燕华,张狲旎.门诊急救绿色通道体系的建立及效果评价[J].中国医院,2014,18(09):38-40.

[30] 黄金姣,梁金清.持续优化门诊病人生命绿色通道流程及应用研究[J].护士进修杂志,2012,27(07):587-588.

[31] 戴燕,黄明君.日间手术护理管理的实践[J].中国护理管理,2021,21(06):951-956.

[32] 张雪,陈华英,吴绍勇.多学科团队全程管理模式建立门诊乳腺癌绿色通道的实践[J].西南国防医药,2020,30(05):479-482.

[33] 何高丽,曾涛,张炜,等.药物临床试验受试者就诊"绿色通道"及信息化建设[J].中国新药与临床杂志,2019,38(06):340-343.

[34] 蒋丽莎,宋应寒,马洪升.中国日间手术未来发展愿景[J].华西医学,2021,36(02):141-143.

[35] 项霙,田静静.日间手术室护理风险管理措施的文献汇总分析[J].护理实践与研究,2021,18(02):195-198.

[36] 张文彦,赵巧芬,杨萍,等.医院优质服务的实践与探索[M].兰州:甘肃人民出版社,2017.

[37] Hammer M, Champy J. Reengineering the corporation: a manifesto for business revolution [M]. Harper Collins Publishers, 1993.

[38] 任真年.现代医院流程再造[M].北京:清华大学出版社,2009.

[39] 陈虹.医院门诊服务流程再造研究[D].汕头:汕头大学,2020.

[40] 张雪梅.医院门诊服务流程再造研究[D].苏州:苏州大学,2016.

[41] 赵国光,姚峥,刘力松,等.应用患者流管理理论改进三级综合医院门诊管理[J].中华医院管理杂志,2012,28(11):834-837.

[42] 杨晓慧.医院如何玩转移动互联网[J].中国医院院长,2015(05):68-69.

第五篇

智慧门诊

第十三章

智慧门诊的概述

第一节 智慧门诊的背景

随着日常生活水平的提高和人们健康意识的增强，医院传统的服务流程和模式造成患者在就诊过程中排队次数多、等候时间长、付费不便捷、报告不及时等诸多问题，诊前、诊中、诊后"三长一短"（即挂号预约周期长、等待时间长、候诊时间长、看病时间短）的问题日益凸显。

随着我国信息技术的不断发展，在线咨询平台、医药电商、移动支付等多种新形态的医疗健康服务层出不穷，信息技术也快速渗透到医疗领域的各个方面，"智慧医疗""智慧门诊"应运而生。"智慧门诊"综合运用互联网、云计算、大数据等新一代信息技术，为患者提供在线预约、自助挂号、便捷结算等一系列新功能，以此优化门诊流程、提高服务效率、及时地服务患者、满足患者更多的医疗需求，解决就诊过程中"三长一短"的问题，缓解"看病难"的矛盾。

通过制订智慧门诊的目标，设计智慧门诊的运行指标体系，落实智慧门诊具体实施路径，加大技术和经费保障，实行就医流程全过程智慧化，提高自助效率，缩短患者等候时间，提升门诊服务效能，改善患者就医感受，提升患者满意度。

第二节 智慧门诊的内涵和现状

智慧医疗（smart health-care）这个概念起源于 IBM 公司在 2009 年向大众提出的共建"智慧地球"战略思想，IBM 公司致力于建立集成医疗系统，通过丰富的临床数据，快速帮助医师建立最佳诊疗疗程，节约医疗保险资源，改进管理效率。

2013 年，国务院颁布的《关于促进健康服务业发展的若干意见》首次以政策的形式提出要推进健康服务信息化。文件指出要积极发展网上预约挂号、在线咨询、交流互动等健康服务。发展远程医疗，建立公平竞争的药品和医疗器械电子商务平台。

2015 年，李克强总理在十二届全国人大三次会议上首次提出"互联网＋"行动计划，自此成为了各行各业产业创新、转变发展方式、促进跨界融合、实现经济和社会创新发展的新动能，成为了推动"大众创新、万众创业"的中国经济提质增效升级新引擎。在智慧城市的建设过程中，智慧医疗的建设是涉及民生的、尤为重要的发展领域。同年，国务院办公厅印发《全国医疗卫生服务体系规划纲要（2015——2020 年）》，在文件中首次提到"智慧医疗"这个概念，进一步强调了在今后 5 年内，要开展健康中国云服务计划，到 2020 年，实现全员人口信息、电子健康档案和电子病历三大数据库基本覆盖全国人口并信息动态更新。

门诊作为医院的"窗口"，是直接对外提供医疗服务的第一站，是医院重要的职能部门，其提供服务的效率和质量直接影响后续的医疗环节和患者对医院的满意度。智慧门诊作为"智慧医疗"的一项重要内容在各大医院上线实施，通过自助一体机、智能机器人等智能化设备及信息化手段为患者提供在线预约、自助挂号、便捷结算等服务，以优化门诊流程、提高服务效率，解决患者诊前、诊中、诊后"三长一短"的问题。

随着人们对医疗服务需求的增大，医院门诊量日益增加，智慧医疗系统的应用以及终端的产品逐渐成熟完善，越来越多的智能系统被运用到医院的运作之中，传统就诊方式将被先进互联网信息技术取代，智能、精准预约挂号是发展的方向。智慧门诊的使用可大大缩短患者候诊时长，合理调配医疗资源，提高就诊效率，减少在就诊过程中缴费、预约检查等环节产生拥堵的可能性，解决就诊环节"瓶颈"问题，提升医院整体服务能力。

智慧门诊，智慧就医是科技发展、医疗进步等因素下的产物，对方便患者就医、合理调配使用医疗资源具有重要意义。智慧门诊建设不仅优化了就医流程，还提高了服务效能和服务质量，减少人力成本。

第十四章

智慧门诊的建设

第一节 智能问诊、分诊与预约

一、智能问诊

随着互联网医疗的发展，电子病历正日益扮演着重要的角色，所以如何快速准确地记录电子病历，是提高现代医疗效率的关键。在诊疗之外，医师可以采用多种医疗服务手段，比如远程医疗和移动医疗。目前，随着智能手机的不断普及，通过便捷的智能医疗服务，医师可以较好地掌握患者的病情并提早进行干预。医师可以在患者就诊前定制问诊服务，允许患者将自己的健康状况和相关的病情数据添加到病历中，这样医师能更准确地做出判断，这就需要诊前问诊和电子病历相结合。

预问诊系统就是诊前问诊和电子病历的结合。一般的预问诊系统采用固定问卷式的方法采集信息，设置的题目千篇一律，非常不灵活，患者只能生硬地回答预设好的问题，有些问题甚至与患者的病情毫不相关。智能预问诊系统的优势在于采用了智能问诊模型，该模型能够模拟医师问诊，根据患者的年龄、性别、主要不适等不同特征生成不同的问题，并通过引导的方式全面采集患者的患病信息，包括患者的主诉、症状，患病时间、部位、频率和诱因等，是否有伴随症状，还有既往史、过敏史、家族史、近期用药和检查情况等信息。

(一) 智能预问诊系统的应用方案

将智能预问诊系统嵌入微信公众号中，因为现在微信公众号的使用相当便捷和广泛。患者关注微信公众号后，可以进行诊前问诊，即在微信公众号平台预约挂号后可以填写诊前问诊的信息。当患者来医院就诊时，患者病情信息会在医师接诊患者后加载到门诊电子病历中供医师查看、编辑。

(二) 智能问诊关键技术

1. 搭建医疗知识图谱

大量的医学文献、书籍和电子病历中的医疗信息都是非结构化的数据，将这些数据进行结构化处理。信息覆盖性别、年龄、体征、疾病、症状、患病时间、发作部位、发作频率、伴随症状、疾病诱因、病史、用药、检查和科室就诊等多种类别，然后将得到的结构化数据用于搭建知识图谱。

2. 构建智能问诊模型

智能问诊模型就是模仿医师问诊的流程，医师问诊会根据患者的具体情况询问不同的问题，并且层层深入，最后得出结论。智能问诊模型通过贝叶斯网络决策模型和知识图谱推理技术来模拟医师问诊，依据不同的状态信息生成不同的问诊问题，从而让智能问诊模型具备推理能力。

3. 自然语言理解与生成

对于普通患者来讲，医学术语的门槛极高，医师在接诊过程中不会直接使用医学术语跟患者交流。同样地，智能预问诊系统利用自然语言的理解与生成与患者进行交互，通过学习现有医患对话来训练语义理解模型，达到将患者语言与医学术语转换的目的，从而生成问诊问题与规范的病历报告。

(三) 智能预问诊系统的使用流程

系统询问患者的年龄、性别，然后根据患者常见症状推荐挂号科室，患者还可以自行输入一些其他症状，系统自动把患者输入的信息转化为标准的医学术语。

系统询问患者的详细情况，包括发作时间、发作部位、发作频率和诱因等，并根据患者已有的症状，询问相关的伴随症状。同时，系统还会询问患者当前的用药情况和其他治疗情况以及效果。系统还会询问患者的既往病史和过敏史，根据问诊内容自动生成病历。

二、智能分诊

门诊智能分诊是医院依托信息化的人工智能医师平台，借助智能终端的分诊系统，提供智能化的分诊服务。

(一) 门诊分诊挂号

1. 按专科科室/医师分诊挂号

患者根据自身就诊需求，自助选择专科科室/医师预约挂号就诊，智能分诊提示患者前往专科科室就诊。预约成功后官方平台、医院 app 或微信/支付宝小程序对患者进行信息提示及推送。

2. 按躯体症状分诊挂号

随着医学的专科化发展，各个专业划分越来越细，缺乏医疗专业知识的门诊普通患者很难第一时间精准地找到所需就诊专科。智能分诊通过人工智能医师平台以患者提供的具体躯体症状为判断依据进行智能化预检和分诊，提示前往相应科室就诊。预约成功后，医院 app、微信、支付宝等小程序对患者进行信息提示及推送。

3. 智能分诊挂号

通过对话式交互，模拟医师询问患者病情，获取患者信息，而后基于医疗知识图谱，给出疑似疾病，推荐就诊科室，并且提供路线查询、就医流程引导、医院信息传达等服务，解决患者不知道挂哪个科室、盲目就医的问题。

（二）智能导诊

进入页面点击"智能导诊"标志；人机互动描述自己的症状，可接入 PC 端、手机端，患者不必去医院，动动手指就可以清楚知道预约哪个科室，避免排长队仍挂错科室的尴尬与焦虑，就诊看病更从容，提高患者满意度；根据描述症状提供相应科室，选择医师挂号。

三、门诊预约

门诊预约挂号是患者通过有效的就诊信息为即将进行的门诊就诊提前预约号源。门诊预约减少了患者现场挂号的排队等待时间，解决了患者就医过程中的挂号等待时间过长的问题。目前，门诊预约挂号包括医师诊间预约、电话预约、网络预约、微信/支付宝/app 预约、自助机预约、现场预约等多种方式。根据医师基础排班表自动生成预约总表，患者可提前查看两周内各医师出诊时间及各分时段预约数量并进行实名预约。

1. 诊间预约

医师根据患者复诊预约情况提前在门诊医师工作站为患者预约复诊时间。诊间预约可预约本科室同一位医师，也可预约本科室的其他医师，让患者知晓复诊时间，按时复诊。

2. 电话预约

针对无法使用智能机的老年患者，为其提供方便，可拨打全国预约电话：（95169）或本市预约电话通过语音提示进行人工台预约。

3. 网络预约

患者可以通过各省市的挂号网址或各医院官方网站预约挂号，还可以通过"好大夫"等在线医疗网站找到想要问诊的医师，直接找医师预约就诊。

4. 微信/支付宝/app 预约

患者可通过微信关注医院公众号，在申请线上就诊卡后进行线上预约。此外支付宝/app等多渠道也提供线上预约服务。

5. 自助机预约

患者可借助多功能自助机在任何时候前往医院使用电子就诊卡进行自助预约挂号。

6. 现场预约

传统的门诊窗口现场预约为特殊人群提供预约挂号服务。

第二节 智能导航

一、智能导航的概述

目前医院访客、患者人流量居高不下，而医院面积较大，门急诊、医技各科室的通行路径比较复杂，经常出现患者找不到目的地的情况。据统计，每日门诊患者中约有1/3的人会前往咨询台或随机找医护人员咨询求助，其中接近一半的问题与地点位置相关。

现有医院室内导诊标识和指示牌是静态的、离散分布的，只能告诉患者目的地的大概方位，并且这些标识提供的信息是不连续的，导致患者在寻找目的地的时候，需要不停地寻找医护人员进行询问，平均一位患者找到目的地往往需要询问3~5次。医护人员每天都要多次重复回答问路和流程的问题，付出了相当大的服务成本，同时增加了制造医患矛盾的风险。

因此，针对医院的现状及实际需求，特定制门诊智能导航技术方案，以移动应用配合导诊大屏的方式，支持患者使用，使患者更快速地找到目的地。

二、智能导航的目的

① 智能导航产品实现线上、线下互联互动，为患者提供移动的、一对一的、精准的智能导航服务，提高就诊中的到达效率，为患者提供一种更好的服务模式。

② 患者及家属可方便、直观、清晰地了解医院信息，为患者及家属提供贴心的陪诊、提醒、导航服务，缩短就医时间，使之获得不一样的医疗体验。

③ 医院可以有效降低其导医投入，可以有效疏导及分流，维持门诊秩序，缓解公共设施忙闲不均。

④ 医院可以延伸其服务窗口，通过互联网提升医院形象，搭建医患沟通桥梁，

提高门诊满意度。

三、智能导航的应用

(一) 基于患者就诊流程的自动导航

通过室内定位导航 SDK 与医院现有 app 或微信公众号进行对接开发，并结合医院 HIS 系统，可实现基于患者就诊流程的自动导航。根据患者的就诊环节及流程，向患者推送下一步的就诊提示信息（例如内科诊室、抽血处、影像科、药房等），无需患者主动输入。基于推送的就诊提示信息，患者点击后进入地图，为患者提供基于移动端的精准的院内实时导航服务，能有效解决各类型医院就诊流程繁琐、就医效率低下的问题，减少"三长一短"现象，优化资源配置，提升服务质量。

(二) 基于患者就诊流程的扫码导航

导航系统与医院线下场景结合，可以实现基于就诊流程的扫码导航。将室内定位 SDK 与医院自助挂号缴费机对接开发，医院的自助挂号缴费机的缴费凭证也提供导航目的地二维码，患者只需用微信的"扫一扫"功能，即可进行院内实时导航，快速抵达就诊科室。

(三) 文字/语音自搜索导航

导航系统提供细致的 POI 分类数据，用户可直接从 POI 分类列表中点选常用的目的地进行导航，也可以手动输入目的地关键字进行搜索，对于不习惯打字的用户，还可以通过语音输入地址的方式进行自搜索导航，导航系统自带的搜索联想功能，可帮患者快速找到相关的 POI 兴趣点进行导航。

(四) 智能导航大屏机

智能导航大屏机可供患者浏览全院区 3D 高精地图，关键节点位置的 $720°$ VR 全景图，在地图上点选或搜索 POI 地址之后，系统能自动生成最佳路径规划给患者预览，或观看模拟导航。在查询目的地时，系统还能提供目的地二维码，患者使用手机微信扫描二维码，即可将大屏机上查询的目的地同步至手机微信小程序，并自动规划路径，完成实时动态导航。

通过大屏的分屏显示功能与医院的相关信息系统联动，可对医院的相关信息进行发布和展示，如医院科室专家介绍、播放宣传视频、通知信息发布等，对于有多台大屏的部署环境，可以采用大屏集中管控系统进行统一管理和控制，减轻运维人员的工作量。

(五) 刷脸导航

1. 手机刷脸导航

患者到达医院之后，通过导航小程序上的刷脸功能进行身份验证获取就诊目的地。系统采用人工智能和人脸识别技术，通过比对人脸特征，关联患者就诊信息，人脸比对成功之后，医院 HIS 系统将患者就诊科室位置信息实时推送到手机端，点击"导航"按钮即可开启实时导航，同时，导航全程伴有语音播报和文字提醒，引导患者快速抵达就诊科室。

2. 大屏机刷脸导航

患者到达医院之后，可通过大屏机刷脸功能进行身份验证，获取就诊目的地，人脸比对成功之后，医院 HIS 系统将患者就诊目的地信息实时推送到大屏机上，患者点击就诊目的地信息就可以在大屏机上观看模拟导航，也可以通过手机微信扫一扫功能扫描大屏机右下方的就诊科室二维码，开启手机端实时动态导航。

(六) 智能服务机器人

智能服务机器人是一种可移动、可语音的智能终端机。患者通过人脸识别或触感互动登录查询目的地，为患者就医提供方向指导。

(七) 医院室内外智慧标识

智慧标识与智能导航系统完美融合，微信扫描导航二维码，在手机端自动规划导航路线，实时开启手机端动态导航。

(八) 院内位置发送

患者在医院打开导航系统成功定位之后，可通过微信将自己当前位置发送给陪诊好友，好友在微信中点开此位置信息之后，一键导航到位置的发送点，实现院内一键找人。

(九) 院内位置实时共享

患者在医院成功定位之后，通过位置实时共享功能让身处院内不同位置的人在地图上快速查看到对方的位置，并且彼此的移动轨迹也能实时展现，点击对方图像之后还可以实时导航到对方身边。

(十) 智能停车寻车

通过将众寻导航系统的定位 SDK 嵌入到停车场服务系统，可有效解决医院找车位难、寻车难的问题，完美实现停车场的空车位监测引导，反向寻车导航等多种功能。一方面可以帮助车主快速找到空车位，消除车主寻车烦恼，提高车主对停车场的体验感、满意度。另一方面可以加快大型停车场的车辆周转能力，提高停车场的使用率和经济效益。最终提升停车场管理水平以及企业对外形象，降低人工成本、减轻人员收费的压力。

第三节　排队叫号系统

一、排队叫号系统概述

医院门诊排队叫号系统是指在医院各门诊候诊区域所使用的智能化排队叫号管理系统。该系统综合运用计算机、网络、多媒体、通信控制的高新技术产品，用计算机系统代替患者进行排队。系统根据分诊结果，按照一定顺序，利用智能显示设备显示排队信息，并通过现场叫号、远程查询使患者候诊心中有数，真正做到分时段候诊及就医，减少候诊时间，解决患者就医过程中等待时间长、候诊时间长的问题。

二、排队叫号系统构成及功能需求

排队叫号系统通常由主机、自助机/签到机、窗口显示屏、呼叫器、语音控制系统等几个方面组成。排队叫号系统包括以下三个子系统：门诊排队子系统、检查检验排队子系统、药房排队子系统。

(一) 门诊排队子系统

主要对候诊区的患者进行有效的管理：引导患者到相应诊室使用电子就诊卡在自助机签到确认就诊；对叫号方式进行管理；在特殊情况时就诊秩序的调整，查询统计等服务工作。诊区的分诊候诊单元，可实现多功能前台对业务的管理和操作。患者按预约时段到对应诊区签到，排队叫号系统整合患者信息以及每个患者对应的候诊分诊单元和对应的医师工作站的工作情况，根据门诊排队规则智能设置叫号顺序。患者的排队信息反馈给排队叫号系统，通过现场屏幕显示及叫号或者远程查询了解患者自己的排队信息。

1. 初诊排队规则

患者第一次问诊称为初诊。根据患者的属性按一定规律设计排队叫号顺序。

① 当患者为同一属性时，按预约的前后顺序进行排队叫号。

② 当有特殊类型的患者时，设置混排的规则进行排队叫号。如预约号1→预约

号 2→特殊号 1→预约号 3→预约号 4→特殊号 2。

2. 复诊排队规则

当日挂号后第二次问诊称为复诊或回诊。复诊在门诊排队中，可采取复诊优先规则或者混排规则。为避免冲突，排队信息显示上可标注"回"。

3. 过号处理机制

由于分时段预约，患者未按规定时间就诊，或者签到后医师叫号未按时就诊，可根据具体情况设置排队叫号规则，比如从队伍最后重新排队或采取混排规则排队。

4. 医师选择叫号

医师根据患者情况，自主选择被叫号的患者序号，即"选叫模式"。该模式通过医师在叫号机上自主选择患者序号。

(二) 检查检验排队子系统

患者就诊完成后，医师会根据问诊情况对患者下医嘱开药或者进行相应的检查来帮助进一步确认诊断结果，患者可凭借开具的检查单前往集中预约中心或使用自助机进行预约检查以及缴费操作。检查检验科室通过系统直接调取患者需要进行检查的项目，根据预约情况或者现场等待排队情况及患者自身情况进行排队叫号。所有患者采用签到确认排队信息，其余同门诊排队。检查检验排队叫号系统可根据各窗口及设备的情况设置不同的排队规则。

1. 银行式排队叫号规则

患者签到后，排队系统按存储的号码递增并生成序号，将此序号在无线空闲状态下发送给主机。主机根据现有各窗口、各设备使用情况，如一旦空闲，则立即指派任务。如果有患者在前面等待则让最新的序号加入排队队列。该叫号规则采取大队列方式，签到后系统显示整个检查检验的排队人数。

2. 分诊排队叫号规则

患者签到后，系统随机将患者指定于某固定窗口或者检查诊室。该叫号规则采取小队列方式，签到后显示某一固定窗口/检查诊室的排队人数。当有些诊间检查患者较少、检查速度比较快时会出现无等待患者的情况，工作人员可结合实际情况在系统内调整，将其他候诊人数较多的诊间患者转移到该诊间。

3. 回呼及优先排队规则

当出现部分患者不能达到检查所要求的指标时（例如某些彩超需要患者憋尿达到膀胱充盈，当充盈状态达不到检查要求结果将会不精确，此时就需要患者继续饮水直至达到检查指标），医师可将这类患者在呼叫工作界面上设置为"回呼"，当该患者达到要求后可继续进行检查。当有特殊群体患者需要检查，例如急诊患者或者老幼患者，此时可将该类患者叫号顺序调整为优先叫号。

（三）药房排队子系统

医师为患者开具用药医嘱，患者缴费后，具体药品信息会自动传送到药房管理端。当药房取药完成，与此同时排队系统接受到叫号指令，显示屏或语音引导患者前往对应窗口取药。如果患者在报到后没有及时前往窗口取药，系统会保留该患者，等待该患者来指定窗口取药。

第四节　移动支付

一、移动支付的概述

移动支付也称为手机支付，是允许用户使用其移动终端对所消费的商品或服务进行账户支付的一种服务方式，分为远程支付和近场支付两种类型。目前，移动支付技术与就诊流程融合后，通过其方便、快捷、服务推送个性化等优势解决了传统门诊排队缴费等问题。目前的移动支付手段包括微信/支付宝支付。

二、移动支付的应用

（一）在线支付

患者通过微信公众号、支付宝生活号或官方 app 进入医院网络平台，线上完成各种医疗费用的缴纳。该类支付方式，除可以通过微信/支付宝支付外，还可以通过绑定医保卡实施医保支付。该类支付方式为手机远程支付。

（二）自助机支付

患者登录自助机，查询应缴纳的医疗费用，通过微信或支付宝扫码完成支付。此外，若患者医保支付已录入指静脉信息，还可以通过指静脉识别设备实施医保支付。该类支付方式为手机近场支付。

（三）诊间支付

在医师工作系统上开通了收费端口，为患者开具医嘱后，患者在诊室的收费端口完成缴费。缴费方式可通过微信/支付宝扫码支付，也可通过指静脉识别设备实施医保支付。该类支付方式为手机近场支付。

（四）线下窗口支付

医师开具医嘱，患者持处方单至线下窗口进行移动手机支付，支付方式可为微信扫码支付，也可为医保支付。该类支付方式为手机近场支付。

第五节 集中预约

一、集中预约中心概述

随着智慧门诊的发展，预约挂号、预约检查、预约取药等已逐渐替代了传统的线下排队模式。早期的预约系统仅对就诊的先后顺序进行排序，现在随着计算机更精准的计算分析，分时段预约更大程度地缩短了患者的候诊时间。提前预约虽然节约了一定的候诊时间，但各部门的独立预约不仅使患者往返于各部门进行排队和预约，还由于独立的预约系统不能整合各部门资源，无法真正改善患者的就医体验。为进一步缓解就医过程中存在的"三长一短"现象，借助智能系统，集中预约中心应运而生。集中预约中心是通过医院信息系统整合挂号处、检查检验科室、药房、缴费处等多部门的预约信息，将原有各部门信息化的独立管理升级为一体化的统一管理，形成资源的高度共享及合理分配，避免患者往返各科室进行排队和预约，解决患者就医过程中等待时间长、候诊时间长的问题。在提高患者就医效率的同时，还可以保障医疗资源的高效利用。

二、集中预约中心的工作原则

以根据患者的需求、医技科室的能力、检查的需要为原则，按照最优时间、最优顺序为患者预约相应的科室，尽量让患者在同一天完成各项检查。此外，每天每项检查预置若干缓冲检查号为特殊患者（急诊、重症、特需患者）使用。集中预约中心的工作模式见图 13-1。

三、预约方法

（一）集中预约中心人工预约

集中预约中心的选址应以患者为中心，兼顾医院布局。医师在门诊为患者开具电子申请单，患者缴费后，申请单信息发送至预约系统平台。预约中心的工作人员根据患者的基本信息及申请单信息，结合患者需求（时间等），通过预约系统平台

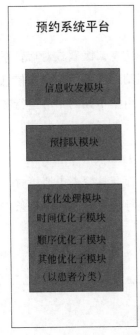

图 13-1 集中预约中心的工作模式

为患者进行预约安排。患者有多个检查项目时，预约系统平台对各项目进行整合，通过各优先子模块合理为患者安排各检查项目的先后顺序，如多个部位的超声检查可以安排在同一检查设备的同一时段。

(二) 自助预约

门诊各楼层分布多台自助服务终端，患者在就诊时可以快速、便捷地享受自助服务。医院将检查预约系统平台与门诊自助服务系统进行了数据对接，将患者的申请单信息及预约号源信息全部开放给自助服务系统。患者缴费后，可以在自助服务终端上进行检查预约。通过读取患者的就诊卡，显示出患者的基本信息和申请单信息。申请单列表中的每一项检查项目都可以自主选择时间，也可以选择一键预约。当患者选择一键预约，系统会根据前面设置好的规则为列表中所有的检查自动选择最优的检查时间。患者具有多个项目时，自助预约终端会为患者进行自动项目整合。

(三) 诊间预约

医师为患者开具检查申请单，在门诊医师工作站直接预约检查时间（默认为最近的日期及时段）。当有多项检查时，系统自动整合各项目信息一键预约。如果患者想更改预约时间，可以到集中预约中心、自助服务终端及检查科室进行改约。此外，诊间预约还可以预约下次就诊的时间。

（四）住院预约

住院医师开具检查医嘱，向预约系统平台发送医嘱信息。医嘱核对后，系统会自动根据提前设置好的排班信息与规则信息生成检查预约回执信息。回执信息会返回病区工作站。若医师撤销医嘱或提出修改预约信息，由集中预约中心进行统一更改后，再将预约信息返回，重新打印预约回执信息。

（五）特殊患者预约

特殊患者如急诊患者、重症患者、特需患者。当医师开具检查申请单时，将患者基本信息及申请单发送给预约系统平台，系统平台执行最优等级的约束条件，优先安排检查时间（预置若干缓冲检查号）。

第六节 智慧药房

一、智慧药房的概述

智慧药房是通过对医院药房药品管理、发药流程、整体布局、药品分拣特性的分析，突破基于图像信息的自动检索和分类、时间最优的快速出药方法控制算法和整数规划出药自动化优化设计等关键技术。智慧药房采用人性化设计通过智能化设备与医院信息系统连接，实现从以往"人找药品"到现在的"药品找人"模式的转变。

二、智慧药房的应用

智慧药房的工作主要包括用药医嘱审核、药品分发、药品发放、药品咨询等。

（一）用药医嘱审核

医师为患者开具用药医嘱，并生成处方号。医嘱首先通过智慧药房系统发送给药师进行审核，合格医嘱通过信息系统传送至药房管理系统。药房管理系统对药品处方中的药品进行分类，经与医院药品信息管理系统核对之后计算药品费用。

（二）药品分发

患者完成药品缴费后，药品信息发送至药房发药机，发药机核对各项重要信息（患者姓名、药品处方号、药品种类、药品数量等）。核对完成，发药机完成处方药品的出药，药品出药完成后被发送至出药口传送带运送到指定窗口，同时药房排队系统接收到叫号指令，引导患者前往指定的窗口拿药。出药完成后，发药软件自动进行药品销库。

(三) 药品发放

出药完成后，药师打印处方清单及用药指南（药品使用方法及频次等），核实无误后等待患者在指定窗口取药。通过智能识别患者处方号快速为患者发药。

(四) 药品咨询

患者取药完成以后，可以通过药品处方号经手机、自助一体机进行药品咨询，了解药品作用及使用方法。

第七节　智能排班

一、智能排班的概述

智能排班通过计算机提前对门诊医师进行排班，设置好医师排班号源和每个号源对应的时段，是门诊预约挂号有效实施的保证。合理的排班设置既能保证足够的医师配置又能避免消耗不必要的医疗保健服务成本。

二、智能排班系统功能设计

负责对系统的整体组织结构进行管理，包括系统管理员的添加、权限划分，发布点的分组设计，显示模版的设计，显示播放内容的统一设定，发布医师排班内容模版。

采用 B/S 架构，任意在线管理人员均可通过浏览器登录系统后台，即可对周期排班、当天排班、医师信息、分诊排队这几项功能进行操作管理和维护。

当 HIS 系统中有排班信息时，直接同步 HIS 排班数据，而后由终端一体机设备显示排班信息。

三、智能排班的实现

(一) 患者流的精准预测

患者流是指在诊疗过程中，患者从一个行为（步骤）到下一个行为的系列过程。计算机通过前期对门诊患者流进行计算分析，对门诊患者流做出精准预测。

（二）医师排班决策

根据患者流的规律预测，结合医院的医师人员配置情况预测医师需求，在此基础上实施医师排班决策。系统根据排班决策设置排班出诊计划，并自动执行排班出诊计划。

（三）排班管理

模板班、周末班、临时班及排班的核对。

（四）号源管理

1. 号源类型的管理（基础号、增号、减号）

所有门诊号源实行非急诊全预约制和现场挂号制，取消现场加号。其中，专家门诊额定号源量根据去年各专家实际看诊平均值决定，专家门诊额定号源量的10％用于转诊预约。普通专科门诊额定号源量不受限制。

2. 号池管理（类型、权限）

调整系统设置，使退号及爽约号由系统随机放入号池，不给"号贩子"留有生存空间。

规范医院内部绿色通道管理，院内职工使用爽约号源须填写申请单，部门/科室负责人签字确认方可申请。门诊部定期对院内号源使用情况进行统计分析。

建立重点岗位的轮转机制，尤其加强挂号窗口人员的定期轮岗，并加强对相关人员廉政风险的培训，增强意识。

调整管控号池的使用规则，采取相应举措，以实现既能满足绿色通道患者需求，又能提高管控号池号源使用率的目的。例如完善绿色就医通道建设，增加重大疾病患者、罕见病患者就医绿色通道，由管控号池号源为该类需求提供解决渠道；调整 HIS 系统功能，使主管医师能在出院结算时为患者预约医疗组长本人 1 个月内的门诊号，不受该门诊号源限额控制；增加诊间复诊预约功能（基于就诊记录），让接诊医师能在诊间为当次就诊的患者预约，不受门诊号源限额控制，较好地解决复诊患者的就诊问题。

仅保留单一窗口权限，进一步缩小管控号池使用人员范围，并每日严格登记使用情况，每月定期上报。

各病区要对不属本专科伴有其他慢性病的患者门诊诊疗进行预约。

3. 预约号源管理

所有门诊号源全部开放预约，包括专家门诊、专科门诊和普通门诊号源。医院可根据患者实际情况调整预约号源分配比例，划分预约号源时段。预约号源适用于初诊、复诊和转诊的患者。

为避免医托倒号等情况发生，挂号须实名制。如就诊本人与就诊卡信息不符，医师有权拒绝看诊。门诊办公室负责预约挂号的监督工作。门诊排班及号源管理组负责门诊排班管理、号源管理及统计工作。

开展多种形式的预约挂号渠道，提高门诊预约挂号的比例。目前，各医院主要的预约挂号渠道：微信预约、自助机预约、支付宝预约、114电话预约、窗口现场预约。

其中，114电话预约成功后，上午的号源在就诊当日上午根据医院情况定取号时间。

根据预约号源周期长短将号源划分为短、中、长三类。短期号源指预约号源周期小于7天（包含第7天）的号源；中期号源指预约号源周期大于7天、小于30天（包含第30天）的号源；长期号源指预约号源周期大于30天、小于92天（包含第92天）的号源。依据挂号渠道的不同以及专科性质的不同，为患者提供不同周期的预约号源。比如，儿科患者起病急，病情变化迅速，因此，为儿科患者提供近7天内的号源进行预约更为合理。而慢性病（高血压、糖尿病、重大精神疾病、冠状动脉粥样硬化性心脏病、慢性阻塞性肺疾病、恶性肿瘤等）患者更需要长期随访、复查，为其提供3个月内的预约号源也是不错的选择。

同一预约就诊者，同一就诊日的预约总量不得超过2次，且在同一医疗机构的同一科室只能预约1次，每次只限预约1个号。同一预约就诊者，同一科室连续7日内的预约总量不得超过3次。

复诊预约是指由门诊接诊医师或病房主管医师根据病情在患者就诊或出院当日予以预约，并嘱咐患者于自助机上取号。

转诊预约是指经社区医师诊疗，对确需转诊的就诊者，按照相关程序，为对口社区卫生服务中心提供双向转诊的预约诊疗通道，提供专科门诊预约号的方式，由社区医疗科具体负责。就诊者通过转诊方式进行预约的，享受优先预约——对口医疗机构于3日内安排其就诊的优惠政策。

4. 取消号源及爽约号源管理

患者预约后欲取消预约者，请提前1天取消预约挂号，否则不予办理退费手续。

患者预约后未取消预约且未来院诊疗则记违约1次。一个月内3次违约者，将列入黑名单，列入黑名单者半年内不能进行预约挂号。

对于恶意预约者（随意预约、贩卖专家号），将取消其预约资格。

取消号源、爽约号源将放在当日挂号窗口，以满足现场患者的需要。

5. 突发事件号源管理

（1）号源总量控制

① 重点科室保障。经医院多次研究，门诊部多方调研并与科室充分沟通后，在疫情形势不明情况下，维持新冠肺炎相关重点科室如呼吸科、感染科号源总量不变，满足特殊时期患者就诊需求。且从开通网络门诊新冠肺炎免费咨询的情况下来看，确有一部分患者需要到发热门诊以及呼吸科、感染科门诊及时就诊，而不能在家自行服药。

② 高风险科室停诊。保留急诊科室以满足患者需求。

③ 中风险科室限制。为了满足患者必须看诊或慢性疾病用药的需求，采取限号，将原 40＋10 个号设定为 20 个，同时，全面取消加号。

分流后的专科医师号控制号源量，待疫情情况得到控制后根据患者需求和医院的工作安排逐步有序恢复门诊。

（2）挂号渠道　微信预约、支付宝预约、医院 app 预约、114 电话预约、自助机预约、诊间预约。

（3）分时段挂号　利用预约平台号源实行统一管理，采用分时段预约、放号，放号周期实时动态调整，通过各个渠道宣传最新挂号信息。

（4）退号方式

① 已线上预约挂号的患者可以线上申请退号。

② 现场挂号的患者，保留好挂号凭证，疫情结束后，到挂号室专窗办理退号。

（五）排班信息公示

根据医师排班出诊计划，智能化生成排班数据，并将医师信息及出诊信息同步在手机 app、医院自助机等智能终端设备上。

停（换）诊经审批同意后，排班及号源管理组利用预约诊疗平台，取消该出诊医师的预约安排。对已预约的患者立即通过各预约平台、电话、短信进行通知。同时，及时将停（换）诊信息通知分诊护士做好工作安排。

（六）排班决策的调整

智能排班系统统计分析各医师号源使用情况，以及应对各临时突发情况调整排班决策，调整医师排班出诊计划，或手动执行更新排班出诊计划，实施停诊、替诊、假期管理。

第八节 刷脸就诊

一、人脸识别的概述

人脸识别是指利用分析比较的计算机技术识别人脸。人脸识别技术属于生物特征识别技术，通过生物体本身的生物特征来区分生物体个体。

二、人脸识别在智慧门诊中的应用

（一）刷脸就诊的实现

人脸识别技术通过现场人脸和身份证照片的比对，可以快速高效地辨别挂号人身份。信息系统后台通过建立基于医院内网的人脸识别库，登记患者、代挂号人的信息并一对一绑定，有效限制了抢挂、代挂的可能。此外，通过人脸识别技术，可以为无身份证患者线上预约提供均质化的预约服务。医院人脸识别系统，通过人脸建档、人脸识别和人脸比对，实现患者从挂号、签到、缴费、检查、治疗、报告及票据打印到住院等就诊过程全脸通。

（二）智慧医疗人脸识别服务系统

1. 窗口人脸识别服务

窗口主要通过对接 HIS 系统窗口程序，点击 HIS 建卡，调用人脸识别注册接口，通过人证核验终端一体机设备刷身份证和采集现场人脸照片，完成人脸建档，对于复诊患者可以直接进行人脸识别。

2. 自助人脸识别服务

是自助服务渠道，增加人脸建档和人脸识别两个入口，进行人脸服务集成。自助人脸建档，调用人脸服务模块，通过刷身份证后采集现场人脸照片，核验比对通过，完成人脸建档。

3. 工作站人脸识别服务

门诊医师站、检验检查科、药房、财务室等工作站，可以增加人脸识别接口入口，进行人脸业务无缝集成。

4. 报告查询人脸核验服务

患者自助刷脸查询报告，可以在报告自助设备终端程序增加人脸核验接口入口，进行人脸业务无缝集成。

5. 无证刷脸就医服务

针对无证患者就医，自助机可以增加无证办卡入口，患者输入姓名和身份证号码，通过系统连接公安部全国人脸底库，采集照片，核验通过生成虚拟就诊卡，实现患者无证就医的目的。

第九节　互联网门诊

一、互联网门诊的概述

2018年颁布的国办发〔2018〕26号《国务院办公厅关于促进"互联网＋医疗健康"发展的意见》，指出医疗机构可以运用互联网技术提供安全适宜的医疗服务，在线开展部分常见病、慢性病复诊，为部分患者实现足不出户完成就医过程的体验。为了确保患者的医疗安全，互联网医院只能对在线下诊室初诊过的患者开具治疗类处方。

二、互联网门诊的业务流程

（一）预约挂号

医院开放互联网门诊医师就诊信息，患者使用微信/支付宝、app、网站等方式进行预约挂号后，生成就诊二维码。患者挂号信息同步在互联网门诊医师工作站或医师智能终端设备上，引导医师开展线上医疗业务。

（二）线上问诊

医师看诊前，患者云端病历已授权医师浏览，医师及时通过智能终端设备与患者进行文字或语音视频互动，此外视频互动还可以满足医师对患者的远程面诊。医师根据问诊结果，结合患者病情书写问诊病历、开具检查类处方。

（三）病历信息传递与支付

根据医患沟通情况，通过互联网医院平台可为患者开具电子处方，签开处方时应同时完成医师CA签名。医师在互联网医院除签开药品处方外，部分医院也开展了检查、检验项目的在线签开，并支持在线的直接预约。这样患者只需在约定时间前往医院完成检查即可，极大地方便了患者。

医师签开了电子处方，患者可以在互联网医院平台完成支付，多数医院都面向自费及医保患者提供了在线脱卡结算功能。

（四）检查与结果查看

患者按预约时间来医院进行检查，检查信息实时推送给患者，患者可以通过手机等查询检查结果。

（五）线上复诊

对于复诊患者，线上交流的方式，为医师和患者搭建了互联通道，提供了交流手段。在线复诊常见的有音视频实时交流模式和在线图文咨询模式。根据《互联网医院管理办法（试行）》，目前医院开展的是部分常见病、慢性病患者的复诊服务，会对患者是否复诊进行识别。同时，会根据医院信息系统留存的数据或患者上传的过往就诊病历，为医师提供患者的病历资料。

（六）诊后关怀

通过互联网门诊系统，医患之间可以在看诊结束后进行线上病情沟通，了解患者的治疗结果。

（七）满意度调查

患者在就诊过程中，可通过手机等对诊疗过程中的部门与医师进行满意度评价。

（八）全程智能就诊指引

在患者从挂号到看诊结束期间的就诊过程中，互联网门诊实时推送信息指引、提醒患者完成就诊全流程。

（九）药品快递

患者完成在线支付后，互联网医院都提供了药品配送服务。目前，常见的药品配送模式有医院从院内药房发药自行组织配送，医院从院内药房发药并委托第三方物流配送，医院与药品供货企业签订协议由其代为配置药品并配送等。最后一种模式已逐渐成为多数医院的选择，在这种模式下，互联网医院平台将电子处方自动流转到第三方药品供货企业，建立快速供应链，由药品供货企业安排药品配置和配送，并为患者提供物流情况的实时跟踪。

第十五章

智慧门诊的管理

第一节　门诊信息化建设团队的管理

根据《三级医院评审标准（2020 年版）》要求，三级医院需建立以院长为核心的医院信息化建设领导小组，有负责信息管理的专职机构，建立各部门间的组织协调机制，制定信息化发展规划，有与信息建设配套的相关管理制度。

一、门诊信息化建设团队的组织构架

门诊信息化建设团队的组织构架见图 15-1。

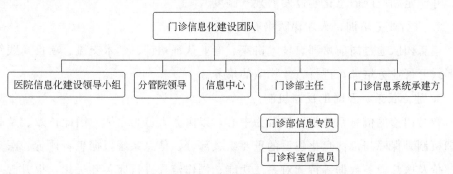

图 15-1　门诊信息化建设团队的组织构架

① 医院信息化建设领导小组是门诊信息化建设的决策机构和最高机构，制定门诊信息化建设的发展规划及相关管理制度。

② 分管医院信息管理的院领导具体领导和督促门诊信息化建设活动。

③ 信息中心是门诊信息化建设的实施部门和技术管理部门，中心成员需责任明确。信息中心根据门诊信息化建设需求划分为软件组和网络组。软件组负责系统开发、引进、管理、维护、指导、培训及监督，同时优化与重组业务流程，实现医疗信息和资源的互通与共享；网络组负责信息安全、网络综合布线、终端故障处理，并详细划分负责分管的区域，保证系统正常运行。

④ 门诊部主任是门诊信息化建设的第一责任人，全面负责门诊信息化建设的

具体实施。

⑤ 门诊部信息专员是科室与信息中心之间的联络员，在信息中心指导下负责管理、维护本部门软硬件设施设备，培训和指导门诊科室信息员正确使用信息系统功能，收集、整理科内相关信息系统的需求及建议并递交信息中心，督促信息中心修改完善系统功能，排查、处理系统使用过程中的常见故障。

⑥ 信息系统承建方是门诊信息化建设的具体实施者，是将所有功能及应用具体呈现的建设者。根据医院门诊信息化建设需求，在信息中心的指导下完成系统平台建设，遵守医院信息中心的管理制度及保密协议，同时系统功能建设完成后有驻场人员协助完成系统的运维及优化工作。

二、门诊信息化建设团队职责

1. 拟定发展规划，制定规章制度

为提升医院门诊信息化水平，门诊信息化建设团队需根据医院的发展要求、患者的就医需求等，拟定符合医院发展路线、提升患者就医体验的信息化建设发展规划，并制定相应的信息化建设发展规章制度。

2. 进行业务培训，人才梯队培养

信息团队通过岗前培训、技术讲座、专业认证培训、学术交流、项目实践等多种形式开展业务培训，进行人才梯队的培养。

3. 建立长效、及时的反馈机制

智慧门诊的信息系统是以患者为中心，以医务人员为主体，因此长效、及时的反馈机制是保障门诊信息化建设的重要组成部分。信息系统根据患者评价、医务人员评价及医疗业务数据等持续对系统功能、操作流程进行完善和优化，提升服务水平和质量。

三、门诊部信息专员职责

① 负责门诊部信息化建设工作的筹划，协助医学信息中心开展信息化建设工作；检查信息化建设项目实施情况，并督促落实整改；对信息化建设工作中的重大问题进行收集、汇报。

② 对门诊信息化工程具体建设项目进行策划、调研、论证、实施和监控，协助信息中心统筹规划和协调各部门的信息化建设工作，负责项目进行可行性研究、立项、预算管理和支出等。合理配置资源，督促和保障门诊信息化工作的顺利进行，保证各项工作按合同要求保质保量完成。

③ 对门诊信息化建设工作进行宏观管理，督促各项规章制度落实，对跨部门的各种合作关系进行统一协调。对各阶段的完成情况进行检查、评估和验收。

④ 对各部门操作人员进行信息化知识技术、新系统、新功能、问题处理等培训。

⑤ 参与信息中心的日常联系工作，参与信息化建设交流与协作。

⑥ 定期组织协调相关部门对本科室信息化设施设备进行常规维护、检修。

⑦ 代表科室提出设备维修和更换申请。

⑧ 根据信息化建设需要，提交信息化建设工作的相关预算，并督促、落实项目实施。

⑨ 与各门诊相关科室沟通协调，疏通、改善就诊流程，提高患者满意度。

⑩ 督促信息中心完善科室及人员提出的合理化需求。

⑪ 协助完善微信、支付宝等网络平台相关功能，优化已有功能，开发新功能，优化各操作流程及显示界面。

⑫ 处理、回复因门诊信息系统导致的问题投诉。

四、门诊科室信息员职责

① 处理部门内的信息相关日常事务及患者就诊过程中遇到的信息相关问题，医师看诊过程中遇到的系统功能相关问题（患者就诊卡信息修改、医师病历书写、历史医嘱打印、挂号信息核对、患者签到、门诊特殊疾病审核、医嘱缴费、病历复用、检查检验报告查询、医嘱开具等）；如遇不能自行处理的问题可反馈给门诊部信息专员。

② 处理、排查硬件设备常见故障，如打印机故障、硬件设备的网络接口及电源松动或脱落。

③ 收集科室提出的需求，统一整理上报门诊部信息专员。

④ 宣传、培训科室人员操作应用新功能。

⑤ 分诊管理系统签到科室维护，温馨提示内容维护等。

第二节　门诊信息安全管理

一、门诊信息安全管理的概述

在智慧医院建设过程中，需强化信息安全管理，从组织架构到制度落实，全方位提升安全防范、管控意识和能力。智慧门诊不仅缓解了患者就医时存在的"三长一短"问题，还提高了医院的内部管理效率。门诊信息系统一旦遭到破坏，可能造成患者隐私信息泄露，同时还可能造成门诊的各种数据档案受到严重损害，数据资料无法复原，因此，加强门诊信息的安全管理是智慧门诊高效、安全运行的重要保障。根据《三级医院评审标准（2020年版）》要求，需要建立信息安全管理制度，依法依规建立覆盖患者诊疗信息管理全流程的制度和技术保障体系。

二、门诊信息安全管理的要求与措施

（一）主机系统安全

主机安全侧重于从系统平台的运行操作管理上进行防范，主要是在操作系统和数据库一级采取措施，防止越权访问、窃取数据，对系统的访问（尤其是非法访问）进行审计跟踪。

对系统管理员权限控制、审计和监督，分离系统管理员和应用系统管理员的权限；审计和报警功能，根据设置，实时记录和告警越权注册及非法文件访问。

（二）物理安全

物理安全是指网络系统中的各种服务器、路由器、交换机、工作站等硬件设备和广域网通信链路的安全，对重要的网络设备采用 UPS 不间断稳压电源，对重要的设备如数据库服务器、中心交换机、路由器等采用双机热备份。

智慧门诊背景下，对门诊信息系统需实施内外网一体防护。除实施对内网的病毒防护，还需实施网络访问控制、完整性检测、入侵防范及安全审计等安全风险防护。此外，为应对风险，系统随时对档案数据进行备份处理和灾难恢复机制等，防止档案数据的遗失。

（三）网络系统应用安全

应用层的安全主要体现在应用系统的安全，以及工作站电脑本身的安全上。

（1）权限管理　在应用系统中，设置各用户的访问权限，用户的权限与功能模块相对应。

（2）引用身份认证　通过网页登录或信息申报方式来判断人们真实的身份信息，登录时设置一道有效的身份检测屏障，实际访问系统时，通过验证身份保证门诊档案信息安全性。患者客户端数据连接采用数据安全加密、身份智能识别技术，工作人员端采用 CA 认证和人脸识别及数据加密技术，在保证数据同步的同时，保证信息安全。

（3）工作站安全　在工作站电脑上只开放最小使用功能，拆除光驱、软驱，关闭 USB 端口，添加 CMOS 密码，并且使用多种方法对工作站做一些限制和监控。

（四）对外发布信息安全

（1）电子显示屏　对门诊候诊区域、药房、医技检查科室等的电子显示屏中的敏感信息进行脱敏处理，保护患者隐私，保证信息安全。

（2）短信平台　医院短信平台推送信息时须进行脱敏处理后方可发送。

（3）移动端　互联网医院、微信公众号、app 等平台在患者个人信息、医疗记录、检查报告等方面采取数据安全加密、身份验证等技术，保证患者信息安全。

第三节　门诊多平台一体化管理

一、门诊一体化信息系统的概述

门诊一体化信息系统是指通过管理支持平台以医院门诊服务内容为依托，将门诊基础流程和医院管理内容的各信息系统进行一体化统一管理，实现信息互联互通、交互共享。

二、门诊一体化信息系统的实现

（一）构建患者主索引唯一标识

患者通过实名认证获得唯一数字化的就诊卡号，并与电子健康码关联，以此为主索引成为唯一识别患者信息的标识，最终能有效地形成以电子健康码为载体的患者全部信息统一集成，实现患者在挂号预约管理、门诊收费管理、分诊叫号管理、门诊医师工作站、电子病历系统等所有模块的就诊活动记录信息的整合，满足患者在门诊就医时从挂号、就诊、缴费、检查、取药到完成就诊后评价等流程的所有需求。

（二）建立全门诊同步的数据字典

建立全门诊各平台同步、统一的数据字典以保证数据来源的一致性。在门诊一体化信息系统中，大量基础信息，如部门、人员、职业、基础费用、检查部位、采集方式等在不同的应用模块中得到统一，以保障多平台多模块调用基础信息时，数据同源并可以反向追溯。

（三）建立全门诊相关功能的规则库

建立门诊相关业务的规则库，保证门诊各平台的功能应用实现同质化管理，同时也支持相关平台的个性化管理，如放号时间、放号周期、科室挂号年龄、科室/医师排序、缴费时间、报告查询、退号时间、检查要求等规则，实现包括预约诊疗平台、自助系统、手机端应用（微信公众号、小程序、app 等）、导诊排队平台、诊间预约支付平台、微信/支付宝支付平台等功能应用规则的统一和同步，改善患者体验。

（四）设定用户权限

根据门诊基础流程和医院管理内容将门诊系统的用户划分为管理员用户、工作人员用户、患者用户三种类型，不同类型对应应用子系统，子系统按照不同类型用户的实际工作进行分析，使其满足系统功能与现实工作相符合，从而进行相应的各个科室专属系统的开发，完成各子系统间的数据通信及实时同步。

1. 管理员模块

管理员模块包括基础设置、医师值班管理、就医人员挂号、收据发票、数据处理、科室整合以及安保等几大板块。

2. 工作人员模块

工作人员模块分为医师模块、护士模块、门诊模块。医师模块是由医师进行操作的，可以进行医师工作站平台的操作，查看需要接受门诊的患者信息。在此模块上，医师还可以进行患者基础信息修正和编辑病历及一系列诊间操作。在护士模块上，工作人员能够查询就医人员挂号情况、主诊医师及相应诊室。在门诊模块上，工作人员能够进行卡的管理，开展患者挂号、收款等一系列工作。

3. 患者模块

患者模块主要针对就医人员。由来院的就医人员操作，能够实现一站式服务，包括查询、挂号以及交款等。

（五）数据信息同步

门诊信息系统存放各种信息数据，为实现各模块信息之间无缝连接，需要进行信息同步，包括患者信息的同步、医疗业务数据的同步、对外公开信息数据的同步。

1. 患者信息的同步

门诊一体化信息系统以患者就诊卡号为患者的唯一标识，自患者挂号后，实现信息同步传递。信息系统根据患者就诊需求及医院患者流量，建立以患者为中心的智慧就诊服务模式，为患者提供人性化的就诊信息导引，尽可能减少患者各环节的无效等待时间。

2. 医疗业务数据的同步

门诊一体化信息系统将医疗业务数据进行信息同步，了解患者流量、医师号源使用率、看诊效率、药占比、患者就诊评价等，并以此作为对医师工作质量的考核及持续改进门诊工作的依据。

3. 对外公开信息数据的同步

门诊对外公开信息数据主要包括排班信息、须知、医师简介、医院通知公告等。通过门诊一体化信息系统将对外公开信息数据进行同步管理，保证各系统平台信息的一致性，便于信息数据的管理、维护、更新，保证患者获得信息的准确性、及时性。

第十六章

门诊医疗大数据的分析及应用

第一节　医疗大数据的概述

一、医疗大数据的内涵

随着移动互联网及物联网的高速发展，加之人工智能、传感设备等高科技技术逐渐融入医疗行业，产生并积累了大量结构化和非结构化的医疗数据。医疗管理信息系统的发展和完善将医疗机构各部门或各医疗机构间分散的数据整理汇总，方便了医疗数据的存取、分析和共享，为提高医疗机构诊疗效率以及现代化管理水平发挥了极大的作用，成为医疗活动中必不可少的技术手段。

医疗大数据的应用和发展有利于节约医疗成本、提升医疗服务水平，并对经济、社会、人民生活等各方面产生极大影响，在临床辅助诊疗、健康管理、精准医疗和传染病监测方面起着重要作用。医疗大数据不仅具备传统意义上的大数据特性（大量性、多样性、快速性、价值性），同时也具有医疗行业的特殊属性（多态性、时间性、不完整性、敏感性和封闭性）。

二、医疗大数据的发展现状

医疗大数据的应用发展给医疗模式带来巨大改变，在深化医药卫生体制改革的同时，提升了健康医疗服务效率和质量，扩大了医疗资源供给，不断满足了人民群众多层次、多样化的健康需求。

自 2009 年发布《中共中央国务院关于深化医药卫生体制改革的意见》以来，近 10 年国家相继颁发了针对医疗行业健康大数据的行业政策及指导文件。2015 年颁布的《促进大数据发展行动纲要》明确了关于数据使用的总体要求，2016 年国办发〔2016〕47 号文件《国务院办公厅关于促进和规范健康医疗大数据应用发展的指导意见》中明确表示"健康医疗大数据是国家重要的基础性战略资源"正式被纳入国家发展规划当中。纵观全球发展形态，医疗大数据成为了推动经济产业发展的新兴产业，更为科技创新提供了原始的资源库，成为了保障民生与发展经济的双重战略需求。

随着医疗信息化程度的加深，医疗健康大数据主要包括患者就诊时产生的数据，如医院临床诊治和管理过程中所产生的以患者为中心的数据，如体征数据、化验数据、患者描述数据、手术数据、费用数据等；可穿戴设备采集的数据，如血压、心率、呼吸节律等数据；临床研究和科研产生的相关信息和数据以及生物科学和制药在实验中产生的数据、药品成分及作用等相关药品数据、实验对象临床反应及症状改善表象等数据、基因组相关数据等。

三、医疗大数据的发展趋势

健康医疗大数据的应用发展是催生健康医疗新技术、新方法、新手段、新模式、新业态发展的强大动力，对于提升经济发展新动能起到了巨大的促进作用，并助推健康产业早日成为国民经济的重要支柱产业。2019 年中国卫生信息与健康医疗大数据学会会长金小桃首次提出"全息数字人"，并将其定义为人能全面自如地对自我健康稳态进行维护和管理的科学化阶段。

在"全息数字人"时代，人的一切信息都可数字化、全息化，人人可享受全面而终生连续的健康管理和医疗服务。"全息数字人"包括健康医疗的电子化、行为心理的客观化、网络世界的真实化、社会环境的人性化及自然环境的智能化。"全息数字人"引领的健康医疗大数据的应用发展有可能推动健康产业成为国民经济的重要支柱产业，推动我国健康医疗大数据的研究水平向国际领跑的方向发展，以落实国家的战略部署。

第二节　门诊三级绩效指标数据分析

一、门诊三级绩效指标数据的概述

为进一步深化公立医院改革，推进现代医院管理制度建设，国务院办公厅于 2019 年印发《国务院办公厅关于加强三级公立医院绩效考核工作的意见》（以下简称《意见》）国办发〔2019〕4 号，在全国范围内启动三级公立医院绩效考核工作。《意见》指出，三级公立医院绩效考核指标体系由医疗质量、运营效率、持续发展、满意度评价等 4 个方面的指标构成，包含一级指标 4 个，二级指标 14 个，三级指标 55 个（定量 50 个，定性 5 个）。通过指标数据的横向分析，进一步督促医院从"以治疗为中心"的粗放式规模增收要效益，向"以人民健康为中心"的内涵质量提升要效益转型。

二、门诊业务相关指标分析

门诊业务相关的关键指标涉及医疗质量、服务流程，分别是门诊人次数与出院人次数比、下转患者人次数（门急诊、住院部）、特需医疗服务占比、门诊患者基本药物处方占比、门诊患者平均预约诊疗率、门诊患者预约后平均等待时间、门诊收入占医疗收入比例、门诊收入中来自医保基金的比例、门诊次均费用增幅、门诊次均药品费用增幅及门诊患者满意度评价。

为对相关指标进行监测，门诊部可建设门诊电子化管理平台，与排班系统、医联体转诊系统、病案系统、财务系统、排队叫号系统对接，实现信息数据互通共享，并按相关要求梳理、调取、整合、分析数据，最终呈现各项目指标数据的多维度分析比较，为数据填报提供方便，为门诊管理者提供决策支撑。

（一）门诊人次数与出院人次数比

1. 计算方法

$$门诊人次数与出院人次数比 = \frac{门诊患者人次数}{同期出院患者人次数}$$

2. 指标数据来源

门诊人次数是通过门诊排班系统，将患者分为门诊、住院、急诊、体检及免挂号就诊几种类型进行数据统计，根据指标要求，急诊患者、健康体检者不计入数据。出院人次数包括医嘱离院、医嘱转其他医疗机构、非医嘱离院、死亡及其他人数，通过病案系统进行数据统计即可。指标通过排班系统和病案系统，实时呈现门诊人次数与出院人次数比。

3. 指标的含义

本项指标为定量指标，比值的高低反映医院住院医疗服务能力高低；与病床设置有间接的联系，对于区域卫生规划具有重要的决策参考价值。过高的比值，可以为医保监管提供决策参考依据，如是否存在过度治疗、低门槛收治入院的问题；过低的比值，可以反映医院在精细化管理方面的能力，如反映部分医院中存在不挂号的门诊人次，或者不收取挂号诊查费的情况，促使医院细化管理。

（二）下转患者人次数（门急诊、住院部）

1. 计算方法

下转患者人次数＝门急诊下转患者人次数＋住院部下转患者人次数

2. 指标数据来源

下转患者包括向医联体内的二级医院、基层医疗机构下转的患者，不包括出院患者在下级医院门诊复查以及三级医院间相互转诊的人次数。医院通过医联体转诊系统平台和病案系统统计病案首页"离院方式"选项中，选择"医嘱转社区卫生服务机构/乡镇卫生院"的出院患者和通过住院系统向二级医院、基层医疗机构下转患者信息。通过门诊电子化管理平台与医联体转诊系统和病案系统以及住院系统对接，调取相关数据进行整合分析。

3. 指标的含义

三级医院在医疗服务体系中处于龙头地位，应当根据功能定位，重点收治疑难复杂疾病和处于疾病急性期的患者，将适宜患者向下转诊，以提高医疗资源利用效率。在三级公立医院绩效考核中设置下转患者人次数指标，倒逼三级医院下转患者，推进分级诊疗制度落实。三级医院下转人次数指标的设置有助于推进医联体建设，有助于分级诊疗制度的建立，有助于功能定位，发挥三级医院龙头作用。根据指标数据监测，实时调整门诊患者结构，通过采取相关措施以提高普通门诊下转人次数，重点收治疑难复杂疾病和处于疾病急性期的患者，将适宜患者向下转诊，以提高医疗资源利用效率。

（三）特需医疗服务占比

1. 计算方法

$$特需医疗服务量占比 = \frac{特需医疗服务量}{同期全部医疗服务量} \times 100\%$$

$$特需医疗服务收入占比 = \frac{特需医疗服务收入}{同期全部医疗服务收入} \times 100\%$$

2. 指标数据来源

指标数据包括特需医疗服务量和特需医疗服务收入两部分。通过门诊电子化管理平台，统计属于门诊特需医疗服务的门诊量及收入，实现实时监测，以分析特需医疗服务的业务开展情况。

3. 指标的含义

放宽非营利性医疗机构提供的供患者自愿选择的特需医疗服务的指导价格，以满足不同层次患者的需求，但特需医疗服务的比例不应超过全部医疗服务的10%。指导门诊管理者根据指标数据，采取相应的措施协调特需医疗服务的业务量。

（四）门诊患者基本药物处方占比

1. 计算方法

$$门诊患者基本药物处方占比=\frac{门诊使用基本药物人次数}{同期门诊诊疗总人次数}\times100\%$$

2. 指标数据来源

同一门诊患者一次挂号就诊开具的处方中只要含有一种及以上基本药物，按 1 人统计。所使用的基本药物不包括仅作为药物溶剂使用的葡萄糖、氯化钠等溶液，不包括急诊患者、健康体检者的处方药物。通过门诊电子化管理平台，调取门诊使用基本药物人次数。

3. 指标的含义

门诊管理者应当科学设置临床科室基本药物使用指标，提升基本药物使用占比，基本药物使用金额比例及处方比例应当逐年提高。

(五) 门诊患者平均预约诊疗率

1. 计算方法

$$门诊患者平均预约诊疗率=\frac{预约诊疗人次数}{总诊疗人次数}\times100\%$$

2. 指标数据来源

系统中抓取门诊患者采用网络、电话、双向转诊等各种方式成功预约诊疗的人次数。同一门诊患者一次挂号就诊，进行预约挂号、预约检查、预约治疗中的一项或多项，按 1 人统计。

3. 指标的含义

按预约方式统计预约量、预约率，以分析大众对各种预约方式的接受度。根据这些指标分析，指导门诊管理者优化预约方式、科学合理分配渠道号源量，增加预约诊疗服务比例，为患者提供多元化的预约服务。

(六) 门诊患者预约后平均等待时间

1. 计算方式

$$门诊患者预约后平均等待时间=\frac{\sum\left(\begin{array}{l}进入诊室诊疗的时钟时间-到达分诊台或通\\过信息系统（自助机、app 等）报到的时钟时间\end{array}\right)}{预约诊疗人次数}$$

2. 指标数据来源

患者进入诊室后医师点击叫诊系统的时钟时间减去患者到分诊台或通过信息系统（自助机、app 等）报到时的时钟时间累加求和。通过门诊排队叫号系统统计患者预约后平均等待时间，时间记录精确到分钟，统计按预约时间到达医院就诊的患者占比。

3. 指标的含义

门诊患者预约后平均等待时间反映的是医院推行分时段预约诊疗和集中预约检查检验的情况。门诊管理者根据该指标可扩大分时段预约诊疗和集中预约检查检验比例，力争预约时段精准到 30 分钟，缩短患者按预约时间到达医院后等待就诊的时间，优化预约诊疗流程，避免多次预约导致重复排队的情况，缩短患者预约后平均等待时间。

（七）门诊收入占医疗收入比例

1. 计算方法

$$门诊收入占医疗收入比例 = \frac{门诊收入}{医疗收入} \times 100\%$$

2. 指标数据来源

门诊收入是指医院开展门诊、急诊、健康体检等医疗服务活动取得的收入，主要包括挂号收入、诊察收入、检查收入、化验收入、治疗收入、手术收入、卫生材料收入、药品收入、药事服务费收入、其他门诊收入等。通过门诊电子化管理平台，调取门诊收入相关数据进行整合分析，在平台实现实时监测。

3. 指标的含义

监测比较门诊收入占医疗收入的比例，用于反映医院合理诊疗情况。门诊管理者通过分析门诊医疗服务的业务开展情况，促进逐步落实分级诊疗制度，采取相应的措施促进业务量的提升。

（八）门诊收入中来自医保基金的比例

1. 计算方法

$$门诊收入中来自医保基金的比例 = \frac{门诊收入中来自医保基金的收入}{门诊收入} \times 100\%$$

延伸指标：

$$医保基金回款率 = \frac{从医保基金收到的款项}{医疗收入中来自医保基金的收入} \times 100\%$$

2. 指标数据来源

"门诊收入中来自医保基金的比例"可用于医院自身纵向比较，而不在医院之间比较。通过门诊电子化管理平台，调取医院为医保患者提供门急诊服务取得的收入中，应由医疗保险机构直接支付的部分，不含个人账户部分收入以及相关数据指标进行整合分析。

3. 指标的含义

门诊管理者可通过该指标及延伸指标了解医院门急诊收入中，医保患者费用占比情况以及医保基金对医院的回款情况，体现医保制度对医院经济运行的影响程度。

（九）门诊次均费用增幅

1. 计算方法

$$门诊次均费用增幅=\frac{（本年度门诊患者次均医药费用-上一年度门诊患者次均医药费用）}{上一年度门诊患者次均医药费用}\times100\%$$

$$门诊患者次均医药费用=\frac{门诊收入}{门诊人次数}$$

2. 指标数据来源

该指标为定量指标，是衡量患者费用负担水平及其增长情况的重要指标。通过门诊电子化管理平台调取门诊收入、门诊患者人次数、相关数据进行整合分析。

3. 指标的含义

通过指标监测，医院管理者采取控制次均费用增幅的措施，如对门诊次均费用高的科室进行重点监控，精简处方量（如慢性病处方、特别的长处方）等，以此控制门诊次均费用增幅，配合国家的医疗改制，减少"看病难、看病贵"的问题，促进医疗行业的发展与进步。

（十）门诊次均药品费用增幅

1. 计算方法

$$门诊次均药品费用增幅=\frac{（本年度门诊患者次均药品费用-上一年度门诊患者次均药品费用）}{上一年度门诊患者次均药品费用}\times100\%$$

$$门诊患者次均药品费用=\frac{门诊药品收入}{门诊人次数}$$

2. 指标数据来源

通过门诊电子化管理平台统计门诊药品收入、门诊人次数，从而分析门诊患者次均药品费用增幅情况。

3. 指标的含义

患者次均药品费用是衡量患者药品费用负担水平及其增长情况的重要指标。门诊次均药品费用增幅的控制需规范药品采购，执行基本药品目录，结合医院实际，把合理用药列入质量控制管理内容，提高医疗质量和医疗安全。

（十一）门诊患者满意度

门诊患者满意度调查得分，由国家卫生健康委医管中心系统直采数据。指标内容多分为一级指标及二级指标。一级指标包含就诊流程、硬件环境、技术水平、服务态度等方面，二级指标则是进行细分。例如，就诊流程细分成预约挂号、候诊时间等。

门诊患者满意度是国家监测定量指标，是指患者在门诊就诊期间对医疗服务怀有的期望与其对医疗服务的实际感知的一致性程度。该考核指标仅考查医院可控的部分（医院本身的绩效），故不包括患者就医体验的所有方面，比如服务价格。门诊管理者根据门诊患者满意度评价对门诊各环节、各业务进行持续优化改善，如挂号流程、医患沟通、环境与标识等，以动态变化呈现出医疗服务改善情况。

门诊患者满意度评价作为提升医疗服务品质的有力工具，是加强内部运行机制改革、促进自身健康发展的有效抓手，管理者有针对性地持续改进服务，着力构建患者满意度调查长效工作机制，以提升医疗机构的服务水平及质量，为患者提供人性化服务和人文关怀。

第三节　门诊医疗数据的应用

医疗健康大数据通过与新一代信息技术大数据处理关键技术、人工智能、云计算、物联网等融合突破，在门诊医疗服务的多个方面（如临床辅助诊疗、医学影像诊断、药物研发、健康管理等领域）有着广泛应用。

一、临床决策支持系统

临床决策支持系统（clinical decision support system，CDSS），指运用相关的、系统的临床知识和患者基本信息及病情信息，加强医疗决策，提高医疗质量和医疗服务水平的计算机应用系统。通过机器学习技术对医疗数据进行收集、整理、分类、过滤、加工并建立逻辑关联知识点，采用警告提醒、信息按钮、医嘱组套以及相关数据的表达形式，对疾病进行诊断、治疗、护理、手术、合理用药等方面的决策支持；为临床医师和其他卫生从业人员提供建议、提醒、报警、计算、预测方面的决策支持。CDSS以精准问诊、诊断、治疗服务于患者，主要实现覆盖诊疗、检查、处置、用药、患者指导、健康教育等诊疗关键环节。

CDSS应用主要包括诊前决策、诊中支持、诊后评价三大场景。

（1）诊前决策　CDSS根据临床医师针对患者的症状的描述，在诊断、检查、用药和手术之前，按照标准诊疗指南提示医师诊断要求、鉴别要点并提供相关诊疗方案，包括手术诊断时提示手术操作要点及术前检查等。

（2）诊中支持　CDSS为医师提示药品适应证、药理、药效等，以及手术并发症常见症状和术后综合治疗及评估方案等。

（3）诊后评价　CDSS挖掘患者与其既往医疗信息、临床研究之间联系的资料，以便于预测患者将来的健康问题，存储并分析不符合《临床诊疗指南》以及《临床技术操作规范》的治疗方案，为医疗质量评估提供依据，规范医疗行为，提升医院管理水平，同时也为循证医学提供科学的证据。

CDSS的应用为患者提供安全、舒适的环境，提供同质化、高质量的医疗服务，尤其是对基层医疗机构来说，能为医师提供参考和指导，迅速提升医师的诊疗水平，减少基层医疗的误诊、漏诊以及医疗纠纷等问题，同时还能形成标准化的智能医疗模式。

对医院而言，CDSS是衡量、判定医院电子病历等级的重要指标。在电子病历六级评审要求中，对医疗机构电子病历明确要求，要具有针对性别、诊断、以往检验检查申请与结果等检验检查申请合理性的知识库，同时在下达门诊检验检查申请时，能够针对性别、诊断、以往检验检查申请与结果等进行申请合理性自动审核并给出不同的提示方式（如禁用、慎用等）。

二、AI医学影像诊断

医学影像是人工智能技术在医疗领域应用最为广泛的场景之一，随着智能信息技术、现代物理学、电子学等与传统放射学科的结合，医学影像在临床疾病的筛查与诊断方面的作用日益凸显。影像科室的数字化、智能化是打造现代化智慧医院的重要部分。

AI医学影像诊断是采用人工智能技术，能够基于海量的影像数据，利用医学影像与图形学、深度学习、强化学习等前沿的技术，通过建立深度学习神经元数学模型让计算机学习和模仿医师阅片诊断逻辑，分析图像特征，精准定位肉眼难以识别的病变细节，实现癌症等病情的早筛，提高疾病早期诊断率。与传统专家诊断系统相比，基于深度学习的医学影像智能诊断实现了量化经验增加而逐步进化，并通过系统策略网络和价值网络对医学影像信息逐层分析提取，无需人类逻辑和知识的干预，机器可自行从诊断经验中实时学习。因此影像诊断智能化能按照深度神经模型进行影像信息分析，并不断提高临床诊断决策能力。在影像数据较为充足的病种，如皮肤癌、肺癌、乳腺癌、甲状腺癌和胃癌等肿瘤性疾病已实现影像诊断智能化。

三、智能化精准医患匹配

智能化精准医患匹配是通过互联网信息平台，以医疗数据为基础，根据患者需求智能化为其推荐医师进行诊疗或将患者分类并进行转诊分流。医患匹配包括患者疾病自诊和医师推荐两部分内容。根据患者对疾病症状的表述及个人偏好，信息系统为其推荐适合的医师进行诊治。将患者的咨询内容与医师个体信息进行相似度比较，为患者推荐专业匹配度较高的医师。精准的医患匹配从患者和医师的角度进行双边匹配。

智能化精准医患匹配应用于线上挂号、诊前导诊、患者招募、互联网医院等不同线上线下医疗场景，可根据医师的个性化需求进行快速配置，也可根据医院、科室的需求为患者进行精细化引导服务，解决优质医疗资源浪费、医院黄牛号贩屡禁不止、患者挂不上号或挂错号等医患资源错配问题，大幅度提升综合医院智慧门诊服务质量，提高医患双方效率及精准匹配度，提升问诊的效率和效果，缓解医院压力、缓和医患矛盾，做到对医疗资源的高效利用。

四、智能化管理监控

智能化获取门诊指标数据，围绕门诊开展全方位的实时动态运行监管，覆盖候诊及预约、诊间坐诊、病种分析等，通过大数据关联分析探索，并实现科研转化。智能化管理监控作为医院精细化管理的重要应用，以管促建，优化门诊流程，提升医疗质量，实现门诊现代化管理，推动医院全面实现智能化。

（一）医疗数据监控

通过关联患者历史健康数据、检查治疗数据、治疗结局数据，对诊疗过程中患者的医疗数据进行全流程、闭环管理。主要体现在危急值管理、异常指标数据报警，利用可穿戴设备实现远程血压、心电等指标监控等方面。通过对门诊运行数据的综合挖掘和分析，发现医疗质量问题的真相，准确定位原因和指导改进，持续提升门诊医疗质量。

（二）业务数据监控

根据门诊工作日志，实时监测门诊指标数据。围绕院区、科室、医师就门诊业务量、预约情况、号源使用情况及诊室使用情况等，形成门诊关键指标、工作量数据的自动化管理及多维度数据统计，实时监测分析，掌握门诊业务开展情况，以持续优化门诊工作流程，为提升门诊及科室管理水平提供有效的数据化决策支持。

按国务院办公厅于 2019 年印发的《关于加强三级公立医院绩效考核工作的意见》国办发〔2019〕4 号文件要求，实现相关指标数据的自动采集、分析，对比门诊三级绩效指标数据，持续提升医院运营管理能力。

五、智慧教学平台

为满足医学生、低年资住院医师等临床医学人才的培养要求，提高其临床实践能力，利用大数据平台，研究开发了智慧虚拟教学平台。以实际病例为载体，通过对同病种不同患者的诊疗方案、路径进行数据挖掘，按照临床病例仿真模型要求生成虚拟病例库；同时，通过收集特定病种临床指南、文献等数据，利用自然语言处理技术，构建疾病知识图谱。用户基于虚拟病例库、标准临床操作库，可在手机、电脑端进行现实医学情景模拟，从病历的完成度、基本技能的准确性、病例诊疗的逻辑性等方面进行综合评价，从而为医学人才提供准确、具有指导意义的评价结果。

六、临床科研

在大数据背景下，云计算、分布式存储、自然语言处理等大数据应用技术日趋成熟。医疗大数据规范应用，结合数据挖掘、智能化分析方法，为临床科研有效建立了基于真实世界数据和数据挖掘技术的科研思路和科研方法。医疗大数据科研应用平台，为解决数据互联互通、数据结构化、数据检索、数据深度挖掘、开展单中心/多中心临床研究等问题提供了有效途径。

在医疗大数据科研平台基础上，搭建专科疾病数据库，帮助专科疾病的科研设计、数据收集、既往成果查询、跨科室跨医院协作等科研流程的实现，快速收集和高效利用专科疾病相关数据，节约了开展临床科研的人力成本，缩短了科研数据的获得周期。

参 考 文 献

[1] 储爱琴，司圣波，徐冬，等．以患者为中心的智慧门诊建设体系及运行成效分析［J］．中国数字医学，
     2019，14（01）：67-69．

[2] 万振，孙昕，刘鑫．智慧门诊下预约挂号实现及发展现状综述：第三十三届中国（天津）2019'IT、网
     络、信息技术、电子、仪器仪表创新学术会议论文集［C］．天津：天津市电子学会，天津市仪器仪表
     学会，2019：309-312．

[3] 付秀，陈麒麟，李杰，等．基于智能预问诊的全景多学科会诊平台的设计与应用［J］．中国数字医学，
     2021，16（10）：79-82．

[4] 陈玉慧，田梦佳．基于健康医疗大数据的智慧门诊发展现状与对策研究——以合肥高新心血管病医院
     为例［J］．江苏科技信息，2020，37（10）：21-24．

[5] 计虹．大数据在智慧医院建设中的应用实践［J］．中国卫生信息管理杂志，2020，17（06）：706-
     709，743．

[6] 吕婉瑜．"互联网＋"形势下的医院网络与信息安全［J］．电子技术与软件工程，2019（24）：
     170-171．

[7] 向炎珍，王爱青，陈隽，等．如何通过建设三位一体化管理信息系统提升公立医院精细化管理水
     平——以B医院的实践为例［J］．中国总会计师，2018（03）：42-44．

[8] 高景宏，翟运开，李明原，等．精准医疗领域健康医疗大数据处理的研究现状［J］．中国医院管理，
     2021，41（05）：8-13．

[9] 王艺．基于医疗大数据的可视化算法研究与应用［D］．天津：天津工业大学，2018．

[10] 刘珺，蔡迎，张向阳，等．医疗大数据分析技术在临床医学中的应用［J］．中华医学图书情报杂志，
     2021，30（05）：39-43．

[11] 汪鹏，王飞，王红迁，等．大数据驱动的临床决策支持系统设计与实践［J］．中国数字医学，2020，
     15（07）：7-10．

[12] 周盈怡．基于互联网医疗大数据的医患匹配方法研究［D］．上海：上海大学，2020．

[13] 高扬．基于ASP.NET的医院信息管理系统的设计与实现［D］．北京：北京交通大学，2020．

[14] 庞晓燕，尹思艺，蔡秀军，等．构建基于大数据的人工智能临床辅助决策系统方法与效果研究［J］．
     中国数字医学，2020，15（09）：49-52．

[15] 李振．多源医疗数据的智能分析与应用研究［D］．郑州：郑州大学，2018．

[16] 刘亚伟．大数据技术在个性化医疗服务中的应用及平台设计［D］．大连：大连交通大学，2020．

[17] 马翔明，穆炜，董文清．大规模医院门诊信息化网络安全态势感知方法［J］．信息技术，2021（06）：
     91-95．

[18] 刘献．四川电力医院医疗信息一体化集成平台设计与实现［D］．成都：电子科技大学，2016．

[19] 王海星，张靓，杨志清，等．医疗大数据在临床科研中的应用探讨［J］．中国医院，2020，24（07）：
     63-64．

[20] 金小桃，王光宇，黄安鹏. "全息数字人"——健康医疗大数据应用的新模式 [J]. 大数据，2019，5 (01)：3-11.

[21] 廖子锐，田雪晴，刘远立. 日本医疗大数据法对我国健康医疗大数据发展应用的启示 [J]. 中国数字 医学，2021，16 (07)：88-93.

[22] 辛杨. 一种医疗大数据隐私保护方法 [D]. 昆明：云南财经大学，2021.

[23] 耿明菲. 基于医疗大数据分析的门诊辅助诊断模型 [J]. 自动化技术与应用，2019，38 (10)：51-55, 84.

[24] 李汉民，商建国，肖辉. 医疗机构互联网门诊系统总体架构设计与应用分析 [J]. 中国数字医学， 2019，14 (07)：55-57.